Pour être tenu au courant de nos publications,
envoyez vos coordonnées à :
info@laplage.fr
www.laplage.fr

© Éditions La Plage, Paris, 2016
ISBN : 978-2-84221-468-5
Conception graphique : David Cosson – dazibaocom.com
Lecture-correction : Clémentine Bougrat

Imprimé sur du papier issu de forêts gérées durablement,
à Barcelone, sur les presses de Beta (ES), imprimeur labellisé
pour ses pratiques respectueuses de l'environnement.

Toute reproduction, intégrale ou partielle, par quelque procédé que ce soit, de la présente publication, faite sans l'autorisation de l'éditeur est illicite (article L/122.4 du Code de la propriété intellectuelle) et constitue une contrefaçon. L'autorisation d'effectuer des reproductions par reprographie doit être obtenue auprès du Centre français d'exploitation du droit de copie (C.F.C.) – 20, rue des Grands-Augustins – 75006 Paris – Tél. : 01 44 07 47 70.

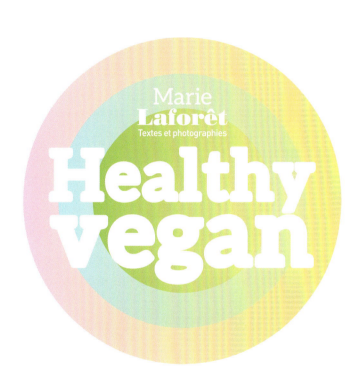

Sommaire

Pour une cuisine plus éthique et plus saine   8

Manger vegan & *healthy*... en pratique   11

10 conseils pour une alimentation plus saine   12

Mémento, une alimentation vegan équilibrée   19

Quel matériel pour cuisiner sainement ?   20

Les ingrédients   25

Explorer de nouveaux horizons   39

Les recettes stars de la cuisine *healthy*   40

Découvrir des ingrédients sains   48

Les techniques de la cuisine saine   53

    Cuisiner vegan   53

    Cuisiner sans gluten   60

    Cuisiner cru   66

    Cuisiner avec un blender   72

    Cuisiner avec un extracteur de jus   78

    Cuisiner avec un déshydrateur   84

    Cuisiner avec une mandoline et un spiraleur   92

Cuisine vivante : fermentation, germination, et probiotiques   98

    La fermentation : ce qu'il faut savoir !   109

Réinventer la cuisine du quotidien

Réinventer la cuisine du quotidien	111
Petit déjeuner	112
Lunchbox et déjeuner	126
Salades-repas	126
Tartines, croques et sandwichs	132
Bols-repas	138
Recettes faciles à emporter	146
Snacks et goûters	156
Snacks salés	156
Snacks gourmands pour refaire le plein d'énergie	160
Goûters réconfortants	166
Snacks aux fruits frais	172
Goûters express	176
Desserts pour tous les jours	180
Boissons	191
Sauces et condiments	199

Diners et repas à partager

Diners et repas à partager	211
Apéro et *finger food*	212
Entrées et salades	222
Dîners pour tous les jours	234
Plats uniques	234
Recettes aux céréales	240
Recettes aux légumineuses	246
Soupes	252
Recettes aux légumes	260
Recettes de pâtes	266
Tartes salées et pizzas	272
Junk Food façon *healthy*	278
Pains	284
Fromages vegan	288
Plats festifs et recettes pour recevoir	293
Gourmandises et desserts élégants	306

Index alphabétique des recettes	317
Index par ingrédients	320

Marie
Laforêt

Passionnée par le végétal et engagée pour une cuisine éthique, saine et gourmande, Marie Laforêt partage ses découvertes et expérimentations culinaires sur son blog « 100 % Végétal ».

Également photographe, elle illustre ses recettes et s'implique dans la promotion de la cuisine de demain, qui sera une cuisine végétale, inventive et gourmande.

Elle est l'auteure,
aux **Editions La Plage**, de :
Coco
Desserts gourmands sans œufs ni lait
Vegan
Fromages vegan
25 Assiettes vegan
25 Desserts vegan
25 glaces vegan
Noël Vegan
Barbecue Vegan

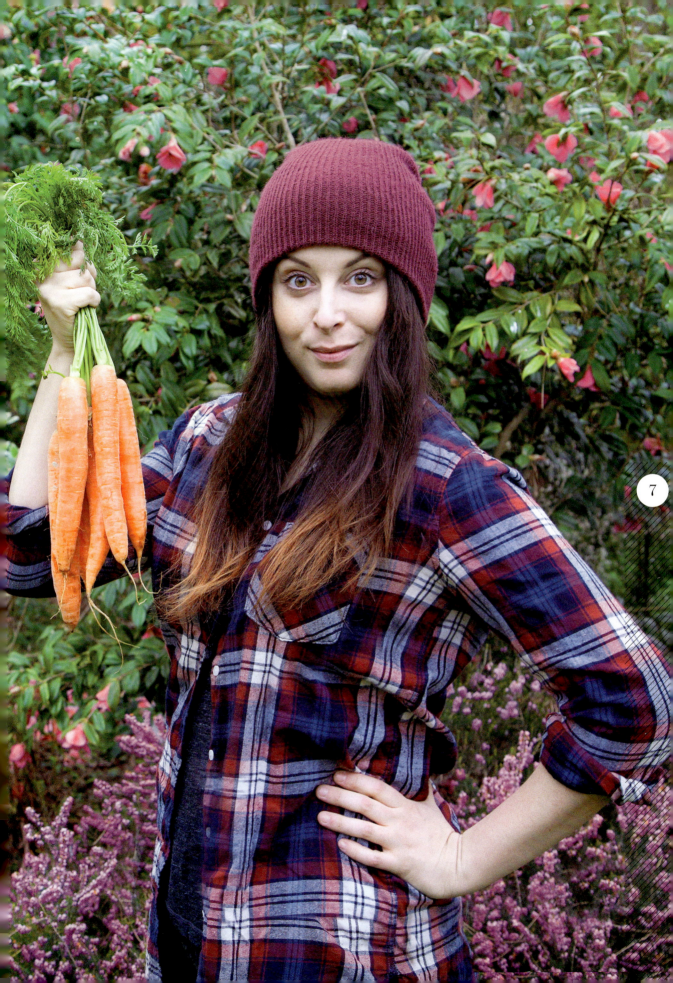

Pour une cuisine
plus éthique et
plus saine

L'alimentation est devenue une préoccupation majeure pour beaucoup d'entre nous. Les scandales alimentaires, la réalité de l'exploitation animale et l'impact de la production de nourriture sur la planète sont des sujets qui s'invitent désormais régulièrement dans les médias. Nous sommes de plus en plus informés et nous souhaitons faire des choix, plus éclairés en matière de santé, mais aussi qui correspondent à nos valeurs, nos rythmes de vie, nos besoins. Le succès des livres de cuisine vegan ces dernières années est un indicateur d'une évolution en marche dans la société, les produits d'origine animale ne sont plus considérés comme « indispensables » et de plus en plus de personnes souhaitent apprendre à cuisiner sans. Manger plus sainement est également un objectif de plus en plus partagé. La tendance *healthy* (sain, en bonne santé en anglais) est révélatrice de cette recherche d'une cuisine gourmande qui aide à rester en forme, en bonne santé, à se sentir bien. À l'opposé d'une alimentation industrielle, gorgée de sel, de sucre blanc, d'huiles hydrogénées et d'additifs douteux, on voit se développer quelque chose de complètement nouveau : des jus aux légumes, des céréales complètes et de la nourriture 100 % végétale qui envahissent jusqu'aux magazines et endroits branchés. On peut bien sûr regarder d'un œil critique les cures de jus vendues à prix d'or, le marketing « détox » et « minceur » d'une nourriture souvent simple et relevant du bon sens, mais cela est avant tout le signe que nous sommes de plus en plus nombreux à tourner le dos aux aliments industriels, à regarder les étiquettes pour savoir ce que nous mettons dans nos assiettes et quel impact cela a sur notre santé, l'environnement et les animaux. Ces deux tendances, ces évolutions dans notre façon de manger et de consommer sont en train de changer la donne à une belle vitesse. Pourtant le développement à l'échelle industrielle de produits transformés vegan, s'il rend l'offre accessible plus largement et à un coût abordable, peut aussi être considéré avec un certain recul afin d'analyser les bienfaits de tels produits sur la santé. Un cookie industriel vegan, non bio, au sucre inverti et à l'huile de palme présente des limites en termes d'éthique et d'intérêt nutritionnel. Entre deux produits vegan il peut y avoir une différence de taille. On le voit notamment avec les fromages végétaux, il existe un vrai fossé diététique entre les produits industriels composé d'eau, d'huile (souvent de palme), de levures et d'arômes et les fromages artisanaux à base d'ingrédients bio et sains tels que des amandes, noix de cajou, huile de coco... Si l'alimentation vegan est reconnue comme étant meilleure pour la santé humaine (quelques années d'espérance de vie supplémentaires et des cancers en moins à la clé) nous pouvons tout de même souhaiter voir fleurir plus de produits sains, biologiques et veiller à ne pas simplement remplacer les produits animaux pour reproduire un régime alimentaire tout aussi riche en sucres, en aliments frits, en protéines et en ingrédients raffinés. Nous avons aussi besoin de continuer à exiger plus de fruits et de légumes bio, locaux et à des prix abordables, plus de repas bio et d'options végétales dans les collectivités (écoles, hôpitaux...) et de revendiquer le droit à des rythmes de vie qui nous permettent de prendre soin de notre santé et de pouvoir cuisiner de bons petits plats frais et faits maison, la meilleure alternative à une alimentation industrielle ! Une alimentation éthique et saine, plus accessible, n'est pas qu'une utopie et ne devrait pas non plus être réduite à une simple question de choix individuel, c'est un projet de société que nous devons porter ensemble. L'alimentation est un sujet éminemment politique, soumis à de fortes pressions des lobbys agro-industriels aux intérêts financiers faramineux. Soyons, nous aussi, une force de persuasion, collective, engagée pour défendre les intérêts des animaux, des personnes exploitées, des générations futures, des producteurs, et bien sûr notre droit à vivre dans un monde moins pollué, à avoir accès à une nourriture saine quelques soient nos revenus. L'alimentation peut être un vecteur de changement positif pour notre société. Il est temps que d'autres types d'intérêt que financiers, deviennent prioritaires. Et si on s'y mettait ensemble, en commençant autour d'un bon repas fait maison ?

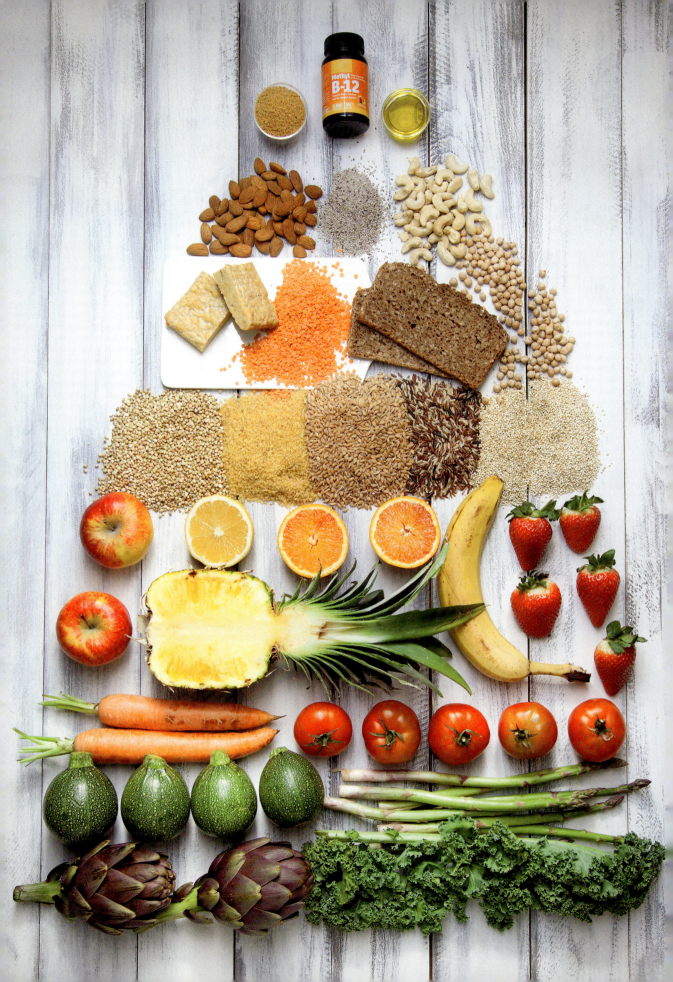

Manger vegan & *healthy...* en pratique

Il n'existe pas un seul modèle d'alimentation saine. Selon nos besoins, nos rythmes de vie, nos tolérances alimentaires et nos préférences, les recettes s'adapteront. Sur les 500 recettes de ce livre, toutes ne vous conviendront pas forcément ou ne seront pas à votre goût. Vous allez peut-être adorer la cuisine crue ou au contraire vous rendre compte que avez du mal avec les textures fermes des légumes et que votre truc à vous, c'est le fondant. Vous allez peut-être, comme moi, devenir dingue des salades de choux ou, comme certaines personnes, avoir du mal à les digérer (dans ce cas le cru est déconseillé, mais essayez les versions cuites ou lacto-fermentées, plus digestes).

La meilleure manière de consommer des légumes reste celle qui vous donne envie !
C'est pourquoi vous trouverez dans ce livre, qui ne se veut ni hygiéniste ni jusqu'au-boutiste, des idées pour les râper, les faire sauter, rôtir, fondre dans des soupes, des curry, les transformer en tartinades, etc. Le but est de pouvoir piocher des idées, les adapter si besoin et composer vos propres menus pour créer des habitudes alimentaires saines qui vous ressemblent, vous conviennent et pour les maintenir à long terme. Si quelque chose ne vous convient pas, pas de problème, il n'y a pas qu'une seule solution pour intégrer un type d'aliment ou un nutriment au quotidien, à vous de trouver quelle formule vous convient le mieux.

Végétarien
Ne mange pas de chair animale

Végétalien
Ne mange pas de produits d'origine animale

Vegan
Ne consomme pas de produits issus de l'exploitation animale

Healthy
En anglais : sain, en bonne santé

10 conseils
pour une alimentation plus saine

1 Optez pour des céréales complètes

Elles sont riches en fibres insolubles bénéfiques pour le transit et en fibre solubles bonnes pour la régulation du taux de cholestérol - dans le cas de l'avoine et de l'orge – en minéraux, en vitamines B et E. Elles contiennent également d'autres nutriments tels que des flavonoïdes, des phytostérols, de l'inuline, des lignanes. On estime que les nutriments et les composants des céréales complètes voient leur effet accru en termes de santé grâce à leur synergie : ils sont encore plus efficaces parce qu'ils sont consommés ensemble. De nombreuses études ont démontré le rôle protecteur des céréales complètes face aux accidents cardio-vasculaires.

Attention, leur effet sur le transit dû à la présence de fibres insolubles peut cependant être déconseillé en cas de problèmes digestifs (syndrome de l'intestin irritable, diarrhée). Dans ce cas, optez pour une version semi-complète ou blanche et préférez les aliments riches en fibres solubles (avoine, orge, chia, psyllium, graines de lin).

2 Sucrez autrement et sucrez moins

Troquez le sucre blanc, raffiné pour un sucre de canne complet, du nectar de fleur de coco, un sirop d'agave, de datte ou remplacez les édulcorants de synthèse par de la stevia bio ou du xylitol de bouleau. Les fruits secs tels que les dattes, figues, raisins secs, mulberries, etc. remplacent aussi parfaitement le sucre. Ils sont particulièrement utilisés en cuisine crue pour les desserts. Pourquoi sucrer autrement ? Les sucres et les sirops non raffinés contiennent plus de nutriments, ils ont également pour la plupart un pouvoir sucrant élevé, ce qui permet d'en utiliser moins. De plus, certains d'entre-eux ont un index glycémique plus bas que le sucre et vont être plus vite rassasiants et limiter à long terme le risque de diabète de type 2 ou de maladies cardio-vasculaires. Mais l'idée n'est pas uniquement de remplacer le sucre blanc, il s'agit aussi de prendre l'habitude de moins sucrer, de se déshabituer des aliments très (trop) sucrés, que cela soient des desserts ou des boissons. Petit à petit, vous verrez que les préparations trop sucrées vous incommoderont, certains fruits vous paraitront même trop sucrés (comme le melon Cantaloup ou la mangue). Si les pâtisseries au sucre complet sont un peu difficiles à adopter du jour au lendemain pour vous ou vos proches, commencez par un mélange 50 % de sucre de canne blond et 50 % de sucre de canne complet et petit à petit augmenter la proportion de sucre complet. Ne soyez pas trop exigeant avec vous-même, un gâteau au sucre blond réalisé pour une occasion ou une pâtisserie dégustée à l'extérieur ne sont pas à bannir, l'objectif est de moins et mieux sucrer au quotidien.

3 Mangez plus coloré et rejoignez le côté obscur de la force

De jolies assiettes ou bols colorés auxquels on aura ajouté des petites touches d'herbes fraiches, des morceaux de fruits ou légumes frais, quelques poignées de graines, de salades variées pour garnir et accompagner un simple plat seront encore plus appétissants et nutritifs. Chaque couleur renferme des nutriments ou anti-oxydants différents (par exemple le béta-carotène pour l'orange, le lycopène pour le rouge des tomates, les flavonoïdes des myrtilles ou du raisin noir...), plus on ajoute de couleurs différentes, plus on profite des bienfaits des végétaux.

Les végétaux de couleur foncée sont encore plus riches en anti-oxydants que les variétés plus claires. Raisins, olives, riz, salades, aux teintes foncées sont à privilégier. Les fameux légumes à feuilles vertes foncées tels que le kale, les blettes à cardes, épinards sont à intégrer le plus souvent possible, car ils renferment de nombreux nutriments : du fer, du calcium, du magnésium, des protéines, des vitamines A, C, E, des vitamines du groupe B comme le folate mais aussi la précieuse vitamine K qui aide à lutter contre l'ostéoporose et l'artériosclérose. Choisissez donc les variétés plus foncées quand c'est possible et ajoutez des légumes à feuilles vertes foncées au menu régulièrement.

4 Adoptez les choux

La famille des crucifères, souvent mal-aimée, souvent mal cuisinée aussi fait l'objet de passions déchainées. Certains les détestent, d'autres ne jurent que par eux, une chose est sure, les choux ne laissent pas indifférents ! Kale (encore lui), chou vert, chou-fleur, brocoli, chou rouge, de Bruxelles, chou rave, pointu, de Pontoise... sont tous réputés pour leurs propriétés anti-cancer, sont aussi d'excellentes sources de fibres et ils contiennent de nombreux autres minéraux et vitamines essentiels. Les manger crus permet de garder intacts tous leurs bienfaits. Pour bien les digérer, une cuisson vapeur, au four ou à la poêle sont de bonnes options. Ils apportent aussi beaucoup de goût et de caractère aux recettes.

Variez les plaisirs

5 Une bonne manière d'optimiser son alimentation est de varier les aliments que nous consommons. Au fil des saisons, les étals nous offrent déjà des légumes différents. Ils sont alors parfaitement mûrs, riches en vitamines et minéraux, alors qu'un légume consommé hors-saison, souvent cultivé sous serre ou venu de loin aura probablement été cultivé hors-sol, sans soleil, cueilli avant sa maturation et donc moins gorgé de vitamines.

En variant les céréales et légumineuses, on consomme une variété de nutriments plus importante. L'idée est finalement très simple : plus on va manger d'aliments différents, plus on va intégrer de nutriments différents, plus on aura une alimentation complète. Mais pas de panique, rien ne nous oblige à stocker 15 variétés de céréales différentes dans son placard, on peut tout à fait en acheter une, puis une autre la semaine suivante. Loin de s'imposer un choix retreint, la cuisine vegan prône une extraordinaire diversité. Fréquentez tout spécialement les magasins bio où vous découvrirez des produits uniques tels que de l'amarante, du millet, de la farine de Kamut, de châtaigne...

Assaisonnez avec des herbes, aromates et épices

6 Ils donnent du goût aux plats et sont riches en propriétés anti-oxydantes, anti-inflammatoires, antiseptiques, digestives, stimulantes, riches en vitamines et minéraux (on pense notamment au persil riche en calcium et en vitamine C). Parmi les plus bénéfiques, on compte le curcuma, l'ail, la cannelle, le gingembre, la menthe, le thym. Mais toutes ont des propriétés à explorer et à exploiter en les ajoutant aux recettes. Vous verrez qu'on prend très vite l'habitude de cuisiner avec les aromates ou les épices !

7
Buvez régulièrement et suffisamment

On l'oublie souvent, mais l'eau fait partie intégrante de notre alimentation. On ne devrait pas attendre d'avoir soif pour boire, mais au contraire, boire régulièrement, toute la journée. À l'école, on nous apprend à boire (et à aller aux toilettes) à heures fixes, pendant les repas où les pauses, et il est parfois difficile de se défaire des habitudes si longtemps observées, même si elles vont à l'encontre de nos besoins naturels. Réapprendre à écouter son corps, prendre l'habitude d'avoir toujours une petite bouteille ou gourde d'eau avec soi, se servir régulièrement un verre d'eau quand on est à la maison sont des choses que l'on peut mettre en place, de manière consciente afin d'augmenter notre consommation d'eau, souvent trop faible. Idéalement nous devons absorber 2L de liquide par jours. L'eau contenue dans les fruits et légumes en fait partie, plus on mange de fruits et légumes riches en eau (pastèque, concombre, melons, salades, tomates...) plus on s'hydrate. Mais il nous faut aussi consommer de l'eau à côté. Si vous avez du mal à boire de l'eau ou l'habitude de consommer des boissons sucrées, vous trouverez page 191 des recettes parfumées, peu sucrées et idéales pour s'hydrater et remplacer les sodas du commerce.

8
Mangez en quantité suffisante et raisonnable

Une fois qu'on a les bons ingrédients, tout reste une question de proportions. Il faut manger suffisamment, à sa faim, mais pas non plus avoir des portions trop importantes par rapport à nos besoins et d'éviter les excès de sucres, de gras et de protéines.

Une des erreurs possibles, quand on se lance dans une alimentation végétalienne, est de surcompenser la crainte d'une mythique carence en protéines en mangeant trop. Des en-cas peuvent être prévus dans la journée, idéalement un en milieu de matinée et un en milieu d'après-midi, pour refaire le plein d'énergie et éviter les fringales.

9 Privilégiez les aliments bio

Faire le plein de fruits, légumes et de céréales complètes peut malheureusement être un choix beaucoup moins « santé » si les ingrédients ne sont pas bio. Les céréales complètes par exemple contiennent plus de pesticides que les céréales raffinées dont on a enlevé l'enveloppe. Certains fruits et légumes contiennent même tellement de pesticides dans leur version non-bio qu'il est recommandé de les éviter. Dans la liste on trouve : pommes, poivrons, salades, fraises, agrumes, framboises, raisins, épinards, nectarines et pêches, pommes de terre, piments, céleri, myrtilles, petits pois... Si vous ne pouvez pas les manger bio, limitez la consommation de ces aliments. Les pesticides sont impliqués dans de nombreuses pathologies lourdes telles que cancers, malformations, troubles neurologiques et maladies du sang, dont le nombre est en constante augmentation dans le monde. De plus le fameux « effet cocktail » (lorsque plusieurs substances chimiques sont associées, induisant un effet toxique à des doses auxquelles chacune est habituellement inoffensive séparément) accroît les risques pour la santé. Avant de nous préoccuper de quels nutriments intégrer pour nous protéger du cancer ou être plus en forme, il semble essentiel de veiller à ne pas s'intoxiquer réellement à petit feu et mettre notre santé en danger avec des aliments contaminés par des pesticides, dont la toxicité ne fait plus aucun doute. L'exigence d'une alimentation bio est plus qu'un choix de consommation, c'est une vraie revendication collective, politique, dont nous devons nous saisir pour imposer la transition vers une agriculture respectueuse de l'environnement et de la santé.

10 Privilégiez le fait-maison et les produits les moins transformés

On sait bien que les petits plats maison à base d'ingrédients frais sont meilleurs, les aliments transformés industriels contenant souvent trop de sel, de sucre et des additifs pas très sains. Que faire alors lorsque l'on n'a pas toujours beaucoup de temps à consacrer à la préparation des repas mais que l'on ne veut pas, pour autant, sacrifier la qualité de notre alimentation ? On opte pour des recettes express ou des recettes qui peuvent se réaliser avec des produits tels que des légumineuses en bocaux (45 minutes de temps de cuisson économisé !), des légumes surgelés (toujours prêts, même quand on n'a pas eu le temps de faire le marché), des tomates pelées (parfaites pour une sauce qui cuit en même temps que les pâtes) ou des aliments à cuisson rapide comme une purée de polenta instantanée. Les soupes maison congelées dans des bacs à glaçon et décongelées en 5 minutes à la casserole seront aussi une astuce pour les soirs où le temps nous fait défaut. Congeler, même une portion de restes d'un plat, permet de faire un repas à la fois express et anti-gaspi pour une personne. Si vous achetez des aliments transformés, traquez les taux de sel (pas plus de 1g pour 100 g d'aliment), les sucres ajoutés qui n'ont rien à faire là (comme dans une soupe de légumes), les huiles hydrogénées, les édulcorants type aspartame et les additifs douteux (à vérifier sur un site comme www.les-additifs-alimentaires.com pour savoir s'ils sont potentiellement dangereux et s'ils ne sont pas d'origine animale).

Mémento
Une alimentation vegan équilibrée

Prévoir pour une journée :

- 3 à 5 portions de légumes : 1/2 tasse de légumes crus par portion
- 2 à 4 portions de fruits : 1/2 tasse de fruits crus ou 1/4 tasse de fruits séchés par portion
- 5 à 10 portions de céréales y compris riz, pâtes et pain : 1 tranche de pain ou 1/2 tasse de céréales cuites par portion
- 2 à 3 portions de légumineuses y compris soja, tofu : 1/2 tasse de légumineuses cuites par portion
- 1 à 2 portions de produits à base d'oléagineux : 1/4 de tasse de noix ou 2 c. à s. de purée d'oléagineux par portion
- Huile, sucre, aromates en quantité modérée.

À inclure parmi ces portions :

- 4 à 6 portions d'aliments riches en calcium : amandes, soja, lait enrichi, persil, épinard, chou, sésame, algue...

Sans oublier pour les vegans :

- Une supplémentation en vitamine B12 (indispensable, il n'y a pas de sources végétales fiables)
- Une source de vitamine D (soleil, aliments fortifiés ou supplémentation l'hiver – pas seulement pour les vegans)
- Une source d'oméga 3 (graines de lin moulues, graines de chia, noix...)

Quel matériel **pour cuisiner sainement ?**

A-t-on nécessairement besoin d'investir dans un super-blender ou un déshydrateur pour manger sainement ? Non évidemment ! Si certains appareils peuvent nous faciliter la vie ou nous permettre de cuisiner autrement, d'autres peuvent aussi nous encombrer et représenter un investissement inutile. Il n'y a pas d'appareil indispensable, mais en fonction de nos habitudes (ou de celles que nous souhaitons mettre en place), de nos goûts en matière de texture, de la place dont nous disposons, et bien évidemment de notre budget, nous ferons forcément des choix différents quant à l'achat (ou au non-achat) de matériel pour cuisiner.

Privilégiez les matériaux sains et durables

Le plastique n'étant officiellement plus du tout fantastique, de nombreuses marques proposent (enfin !) des appareils ou contenants sans BPA, le fameux perturbateur endocrinien, qui peut passer dans la nourriture. On traquera donc la fameuse mention « sans BPA » pour les nouveaux achats. Le verre, l'inox, le fer et l'acier émaillé seront des matériaux de choix pour les plats, casseroles, moules, contenants pour conserver les plats et les ingrédients, saladiers et grands bols pour cuisiner. Pour les poêles, les matériaux durables comme le fer, la tôle d'acier, la fonte ou la céramique seront de bons investissements. Les poêles anti-adhésives seront choisies sans PTFE (toxique) ni PFOA (toxique et cancérigène), les poêles avec un revêtement en céramique offrent une bonne alternative aux revêtements anti-adhésifs classiques, cependant elles demandent d'être bien entretenues pour durer et conserver leurs propriétés anti-adhésives. Pour les planches à découper, privilégiez le bois qui, contrairement à ce que l'on a longtemps pensé, est plus hygiénique que le plastique. Un chercheur a récemment démontré que les planches en bois sont naturellement anti-bactériennes : les bactéries qui peuvent y être présentes sont attirées par capillarité à l'intérieur de la planche pour y mourir. De plus, l'aspérité du bois fait qu'elles ne se propagent pas au reste de la planche, à la différence des planches en plastique où les bactéries se propagent plus facilement sur toute la surface et restent en plus incrustées dans les petites cavités et griffures créées par les couteaux, même après lavage.

Robots, mixeurs et blenders

On trouve aujourd'hui des robots culinaires pour tous les goûts, toutes les bourses et tous les usages. Du simple robot ménager au robot artisan capable de pétrir, en passant par le robot qui cuisine tout seul le repas, cela devient de plus en plus compliqué de choisir ! Mon conseil : optez pour un appareil dont vous ressentez vraiment l'utilité au quotidien. Si vous faites souvent des pâtes levées, ou plutôt des soupes ou des smoothies, vous n'aurez pas forcément besoin des mêmes appareils.

Le mixeur plongeant, idéal pour débuter, parfait pour toutes les occasions

Mon appareil de prédilection est le mixeur plongeant, le fameux « mixeur à soupe » qui peut faire tellement plus. Je l'utilise pour mes tartinades, pour mixer des petites quantités, des préparations épaisses ou impossibles à mixer au blender. C'est le seul que je recommande pour tout le monde, il n'est pas encombrant, permet de faire des soupes et des purées en 2 minutes chrono, limite la vaisselle au minimum et on peut déjà faire beaucoup de choses avec un appareil premier prix. Si vous en avez un usage quotidien, investissez dans un modèle robuste (parole d'utilisatrice intensive ayant déjà cassé des pieds de mixeurs plongeants !)

Blender, quelle gamme pour quel usage ?

Pour les smoothies ou les préparations lisses comme des crèmes, le blender est le champion. Là on a le choix entre plusieurs gammes.
• Les premiers prix (à partir de 30 €) qui mixent, mais souvent avec des textures finales granuleuses, pas très très lisses.
• Les gammes entre-deux qui permettent déjà des textures plus honorables (à partir d'une centaine d'euros) avec une puissance de moteur supérieure.
• Les super-blenders, avec un moteur super-puissant, qui permettent de tout mixer ou presque et d'obtenir des textures ultra-lisses impressionnantes. Le prix est tout aussi impressionnant puisque, selon les marques et les modèles, ils coûtent environ 500 à 800 €.
Je n'en possède pas à ce jour. Ils sont plus encombrants qu'un blender classique, ma micro-cuisine actuelle n'est pas du tout adaptée et j'ai du mal à investir le prix d'un mois de loyer dans un blender, sans parler du fait que je ne souhaite pas proposer de recettes à faire impérativement avec, car je sais qu'ils ne sont pas à la portée de toutes les bourses. Mais pour les avoir déjà testés, leurs performances sont incroyables. Si vous faites un litre de smoothie par jour, plein de purées, que vous broyez vos graines ou flocons, que vous êtes fans de purées d'oléagineux maison, ça peut être un excellent investissement. Leur durée de vie est très bonne et souvent garantie de 7 à 10 ans selon les marques. On peut généralement aussi échelonner les paiements.

Personal blender, le petit nouveau qui cartonne

Ils existent depuis déjà un moment, mais restent étonnamment encore assez méconnus. Il s'agit d'un petit blender dont la spécificité est de mixer des petites quantités, dans des petits contenants sur lesquels on vient visser la partie avec les lames, puis qu'on retourne pour insérer sur la base avant de mixer en appuyant simplement dessus. Pas de boutons, de vitesse, mais par contre plusieurs contenants de volumes différents et des couvercles qui vont avec pour emporter ou conserver les préparations. Leur prix dépend souvent des accessoires fournis avec, en général il faut compter une centaine d'euros. Je trouve ce genre de « mini blender » très pratique pour le smoothie du matin ou les petites quantités de tartinades, tout à fait idéal quand on cuisine pour une ou deux personnes, et surtout il permet de réduire la corvée vaisselle et ne prends pas de place (idéal à embarquer en vacances pour se faire des smoothies !). On peut trouver des modèles vendus avec une bague qui permet d'adapter le pas de vis aux bocaux en verre et ainsi d'utiliser des bocaux en verre de type « Mason » directement sur le blender.

Robots culinaires

Un simple robot ménager fait déjà beaucoup en cuisine. Personnellement je l'utilise pour râper les légumes quand il y a des grandes quantités et pour broyer les aliments qui ne peuvent pas l'être avec un autre appareil. Les grandes lames en « S » et la capacité du bol en font l'outil idéal pour les pâtes de curry maison, les préparations de type farce, le beurre de coco ou encore pour réduire les amandes en poudre. Leur prix varie selon les modèles et l'encombrement aussi. Les robots pâtissiers peuvent être très utiles si vous réalisez souvent des pâtes levées ou des gâteaux et pour fouetter des préparations. Certains robots sont proposés avec des accessoires variés pour faire du robot un véritable aide culinaire à tout faire. Leur prix est généralement assez élevé, voire très élevé pour des appareils de qualité professionnelle.

Les appareils spécifiques à la cuisine vegan & *healthy*

Le déshydrateur

Il permet de déshydrater, sécher, des aliments ou des préparations à une température voulue grâce à une résistance équipée d'un ventilateur qui diffuse la chaleur. En cuisine crue, pour conserver toutes les propriétés des aliments on ne les porte pas à plus de 42 degrés. Les déshydrateurs sont généralement équipés d'un thermostat et d'un minuteur.

On trouve différents types d'appareils :

• Les déshydrateurs « pro » très performants et bien pensés, qui ressemblent à des fours, avec une porte à l'avant, des plateaux coulissants et la chaleur qui arrive par-derrière, grâce à un ventilateur vertical. Ce sont les plus pratiques, mais aussi les plus chers et les plus encombrants (avec des prix à partir de 350/400 € pour les modèles les plus petits et les plus simples). Ce sont des appareils solides et durables, d'une très bonne qualité.
• On commence à trouver des modèles fonctionnant sur le même principe à un prix nettement inférieur (aux alentours de 150/200 €), mais ils ne sont pas garantis sans BPA ou fabriqués aux USA (comme l'est le modèle Excalibur) et leur solidité/durabilité est moins certaine.
• Ensuite il existe toute une gamme très variée de déshydrateurs bon marché, plus ou moins pratiques et performants, à l'encombrement très variable. Ils ont le plus souvent un ventilateur horizontal, disposé en dessous ou au-dessus des plateaux, lesquels sont alors souvent munis d'un trou au milieu pour laisser passer l'air chaud. Certains modèles ont d'ailleurs des plateaux qui ne sont pas ajourés et ne laissent pas passer l'air en dehors du trou central. Les prix varient à partir de 40 €, les formes peuvent être arrondies, carrées, l'espace entre les plateaux varie également. Il faudra donc bien vérifier que leurs caractéristiques conviennent à l'usage que l'on souhaite en faire.
Grâce à l'utilisation de feuilles anti-adhésives, on peut réaliser des crackers, cuirs de fruits ou biscuits avec tous les déshydrateurs. Les modèles avec un trou au milieu du plateau rendent impossible la réalisation d'une grande plaque de préparation, d'un grand fond de tarte, ou de pizza par exemple. On adaptera donc des préparations en format « mini » ou en bandes avec ces modèles.

La machine à laits végétaux

On en trouve différents modèles sur le marché, mais le principe est le même : cuire les ingrédients tels que graines de soja ou riz et d'autres céréales (maïs, épeautre, orge, quinoa...), mixer et filtrer pour obtenir un lait végétal maison. Ces appareils qui ressemblent à de grosses bouilloires en inox, sont munis d'un tamis et de lames de broyage et permettent également de réaliser des laits crus à base d'oléagineux sans cuire les ingrédients (qu'on fera tremper comme pour un lait réalisé au blender). On peut aussi s'en servir pour réaliser des soupes et bouillons de légumes et grâce à un petit bol fourni en plus/ On utilisera la fonction broyage pour les oléagineux, graines et céréales. Leur prix se situe généralement au-dessus de 100 €. Un appareil utile si vous préparez beaucoup de lait de soja ou de céréales maison, pas forcément si vous réalisez des laits d'oléagineux et que vous possédez déjà un blender.

L'extracteur de jus

Dernier appareil en vogue, il est LA nouvelle star de la cuisine *healthy*, car il permet de réaliser des jus de légumes et de fruits en préservant leurs vitamines. Il permet aussi selon les modèles et grâce à de petits accessoires tels que kit à sorbet ou à smoothie de réaliser d'autres préparations (glaces, laits végétaux, purées...) Son procédé d'extraction à froid et à faible vitesse ne chauffe pas les ingrédients comme le ferait une centrifugeuse. Le principe est très simple : une grosse vis broie les aliments en tournant et la pulpe est séparée du jus par un tamis, chacun ressortant par des conduits différents. On trouve des modèles horizontaux, plus puissants et souvent plus polyvalents, et des modèles verticaux, munis d'un bol. Les modèles verticaux sont moins encombrants et plus simples à utiliser. Certains extracteurs verticaux permettent de garder le jus dans le bol, de laisser les ingrédients bien se mélanger et de les retirer une fois le jus terminé.

Côté prix, les extracteurs de bonne qualité, de marques reconnues (Kuvings, Omega, Hurom et Tribest) démarrent aux alentours de 350/400 €. C'est un des rares appareils pour lesquels je recommande d'investir dans du matériel vraiment de qualité. Beaucoup de personnes ayant investi dans un extracteur moins cher (on commence à en trouver sur internet aux alentours de 90 €) rapportent des soucis d'utilisation (ingrédients difficiles à broyer, moteurs qui lâchent au bout de quelques semaines, appareils qui se bloquent sans arrêt, pièces qui cassent, purées obtenues à la place de jus...) À ce jour il semble qu'il n'y ait pas d'appareils bon marché de qualité fiable. Mon conseil : si vous en avez l'occasion, testez un extracteur chez vous en vous en faisant prêter un par une connaissance, vous verrez ainsi si l'investissement vaut la peine en fonction de l'utilisation que vous en ferez au quotidien.

Le taille légumes, rouet ou spiraliseur

Il a l'air d'un de ces gadgets qu'on trouve sur les marchés ou dans les boutiques de téléachat, pourtant cet ustensile manuel est un vrai allié de la cuisine saine. Il permet ce qu'aucun super-robot ne fait : transformer la plupart des légumes en spaghettis ou tagliatelles et donc de créer des plats 100 % légumes, crus ou cuits, parfaits pour intégrer encore plus de légumes dans nos assiettes au quotidien. C'est aussi une forme très ludique qui peut être vraiment intéressante pour faire manger plus de légumes aux enfants et nous aider à varier un peu les salades tout au long de l'année. C'est un outil bon marché que l'on commence à trouver un peu partout et très facilement sur internet.

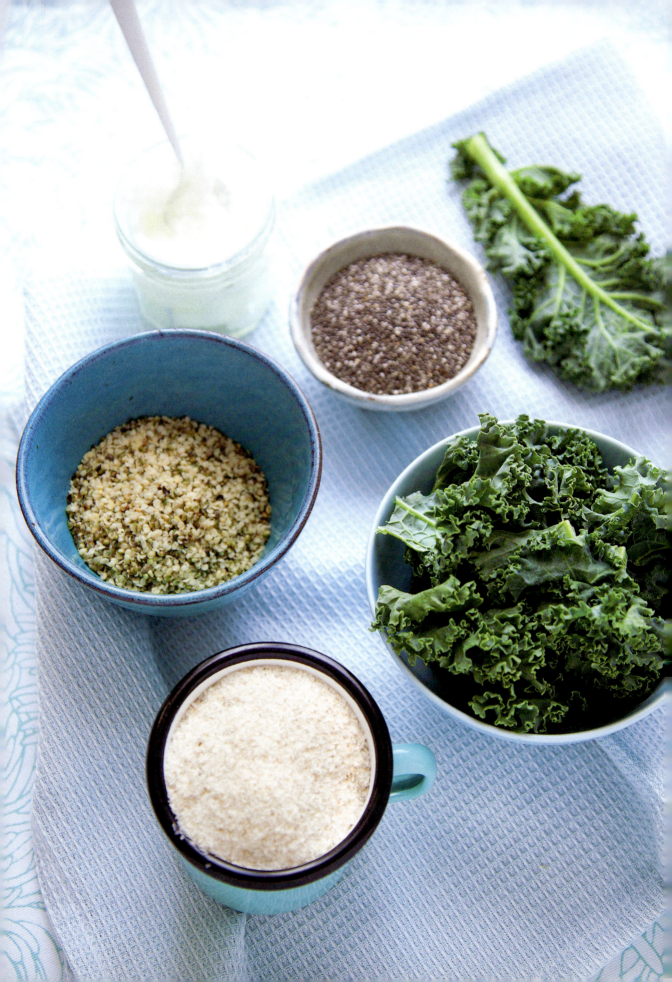

Les **ingrédients**

Des inévitables du bio à ceux qui reviennent sur le devant de la scène, en passant par les basiques de l'alimentation végétale ou crue, les nouvelles stars et les superaliments, voici un tour d'horizon des ingrédients incontournables ou à découvrir de la cuisine *healthy* et vegan.

Les nouvelles stars de la cuisine saine

Les graines de chia

Ces petites graines (dont le nom se prononce « tchia ») sont une source d'oméga-3 et de fibres solubles. Elles ont la particularité, comme les graines de lin, de former du mucilage au contact d'un liquide. On les utilise pour remplacer les œufs, moulues ou non, dans des pâtes, gâteaux ou boulettes par exemple, où elles aident à amalgamer la préparation, mais aussi pour épaissir à froid et réaliser des puddings et porridges crus, des confitures crues ou des boissons telles que la chia fresca.

Le chou kale

En français « chou frisé non pommé », le kale (prononcer « keïle ») est revenu sur les étals après avoir complètement disparu. Ce sont principalement ses qualités nutritionnelles qui lui ont valu une grande popularité aux États-Unis, où il est devenu un aliment emblématique de la cuisine saine et vegan. Il a débarqué en France il y a quelques années et se trouve de plus en plus facilement. On peut également le faire pousser soi-même.
Le kale est riche en protéines, fer, vitamines, minéraux, oméga-3 et fibres. Son goût est peu prononcé comparé aux autres variétés de chou. Il se déguste cru en salade ou en chips déshydratées, en smoothie ou jus avec d'autres ingrédients, ou encore cuit (sauté, en quiche, sur des pizzas). En France, on trouve principalement du kale frisé (vert ou violet).

Les graines de chanvre

Riches en protéines, vitamines et minéraux, elles sont considérées comme un superaliment. Mais ce sont les acides gras saturés qu'elles renferment qui les rendent particulièrement intéressantes. Elles présentent en effet un rapport oméga-3 / oméga-6 idéal. On les trouve sous deux formes : entières ou décortiquées. Les premières sont croquantes, les secondes plus douces sous la dent et plus faciles à intégrer dans les plats. Elles sont aussi plus riches en acides gras et en protéines, c'est donc la forme à privilégier. On peut les parsemer sur les salades, yaourts, les glisser dans des pains, dans un gomasio « oméga-3 », en faire du lait ou du beurre végétal. Comme de nombreuses graines moulues ou décortiquées, elles rancissent plus vite ; il est donc préférable de les conserver au réfrigérateur.

Le psyllium blond

On le connaît aussi sous le nom d'*ispaghul*. Il s'agit une variété de plantain blond dont la partie qui nous intéresse est l'enveloppe de la graine (le tégument), très riche en fibres solubles et en mucilage. Le psyllium absorbe l'eau et gonfle à son contact.

Il permet de réguler le transit intestinal et de lutter naturellement contre la constipation, et est donc utilisé comme un laxatif doux, mais il permet étonnamment aussi de lutter contre la diarrhée en rendant aux selles une consistance optimale (pas très glamour comme sujet, mais bon à savoir !). L'OMS le reconnaît plus efficace que le son de blé en soulagement du syndrome de l'intestin irritable. Il aide aussi à réduire le taux de cholestérol sanguin. Il s'utilise dans un liquide qu'on laisse épaissir. Il est aussi utile dans la cuisine sans gluten, pour remplacer les œufs (en complément ou à la place des graines de lin moulues) mais aussi pour apporter des fibres lorsqu'on utilise des farines pauvres en fibres.

La noix de coco

Jusque récemment, en raison de sa richesse en acides gras saturés (dont la consommation doit être limitée), la noix de coco n'était pas considérée comme un aliment santé. On connaissait surtout le lait de coco, la noix de coco râpée séchée et la noix fraîche.

C'est grâce à l'engouement pour les aliments dérivés de la noix de coco tels que l'eau de jeune noix, l'huile de coco vierge, le nectar de fleur de coco ou la farine (fibres) de coco que ses bienfaits pour la santé ont commencé à intéresser le grand public. L'eau de coco est riche en minéraux et particulièrement intéressante pour l'hydratation lors de l'effort ou de fortes chaleurs (notamment pour les personnes âgées et les enfants, plus sensibles à la déshydratation). Les graisses présentes dans l'huile, le lait et la chair de noix de coco sont riches en acide laurique qui aiderait à renforcer le système immunitaire et aurait un effet plus favorable que les autres acides gras saturés sur le rapport cholestérol total / cholestérol HDL en augmentant le taux de cholestérol HDL (« bon » cholestérol).

La farine de coco est très riche en fibres et aide à diminuer le taux de cholestérol sanguin. Elle permet de faire baisser l'index glycémique des préparations auxquelles elle est ajoutée (telles que les pâtisseries). Le sucre ou nectar de fleur de coco se trouve sous forme liquide ou cristallisée ; il est utilisé comme le sucre complet ou le sirop d'agave pour sucrer ou adoucir les préparations. Son goût fait penser au caramel et il contient des minéraux et des antioxydants ; c'est donc un produit idéal pour remplacer le sucre raffiné. Enfin, sa production est plus écologique et durable que celle du sucre de canne.

Certaines plantations de coco exploitent des singes pour cueillir les noix. Il est donc important de choisir des produits bio et équitables qui sont également labellisés « vegan » ou dont les marques garantissent de travailler avec des fournisseurs qui n'utilisent pas de singes cueilleurs.

Les classiques de la cuisine vegan

Tofu et tempeh

D'origine chinoise et très consommé au Japon, le tofu est fabriqué en faisant cailler du lait de soja grâce à des agents coagulants (c'est donc un fromage, techniquement parlant). Il est très neutre au goût et on le trouve sous plusieurs formes, dont les deux plus populaires en Occident sont le tofu soyeux (plus mou, d'une texture proche d'un flan), souvent utilisé pour confectionner des desserts, et le tofu ferme, qui est utilisé dans de nombreuses recettes salées. Le tempeh, lui, est originaire d'Indonésie et est obtenu en faisant fermenter des graines de soja à l'aide d'un champignon; son goût évoque des arômes de champignon, de noix et de levure. On trouve du tofu et du tempeh fumés, pratiques pour remplacer la viande dans les farces. Tous deux (fumés ou non) sont riches en protéines, pauvres en graisses, et sont de bonnes sources de calcium ainsi que de fer végétal.

La levure maltée

Une levure de bière en paillettes additionnée de malt qui lui confère un goût plus corsé, idéal pour rappeler le fromage dans la cuisine végétale. Elle est riche en vitamines (notamment du groupe B) et minéraux, et contient du fer. En cas d'intolérance au gluten, on peut trouver des flocons de levure sans gluten.

Les crèmes végétales

Confectionnées à partir de lait végétal, ces crèmes à base de soja, d'avoine, d'amande ou encore de riz sont vendues en petites briques idéales pour la cuisine. Elles remplacent la crème fraîche et permettent de réaliser des sauces et de nombreux desserts. Le goût et la texture peuvent être assez différents selon les marques et les types de végétaux utilisés. À vous de voir lesquelles vous conviennent le mieux en fonction des aliments que vous pouvez consommer (gluten, soja…).

Les légumineuses

Pas très glamour, souvent associées à une cuisine « pauvre », les légumineuses font leur retour en force et se prêtent à des recettes créatives qui les mettent de plus en plus à l'honneur. Riches en protéines végétales mais pauvres en graisses saturées, contrairement à la viande, elles sont un substitut santé et éthique parfait de cette dernière. Elles contiennent des vitamines du groupe B et des minéraux comme le magnésium, le potassium et le fer, ainsi que des fibres plus ou moins solubles. Elles sont plus économiques et pratiques si on opte pour des versions en bocal prêtes à l'emploi.

L'agar-agar

Appelé également « kanten » au Japon, c'est un gélifiant obtenu à partir d'algues rouges dont on extrait à chaud le mucilage, qui est ensuite purifié et déshydraté. On le trouve et l'utilise principalement en poudre. Il est particulièrement intéressant pour remplacer la gélatine, même s'il ne permet pas de gélification à froid. En effet, ses propriétés gélifiantes ne sont libérées qu'à partir de 90 °C ; il faut donc porter la préparation à ébullition, ou préparer un gel avec de l'eau et de l'agar-agar et l'incorporer à une préparation. La gélification s'opère en refroidissant. On utilise de très petites quantités, généralement 2 g ou 1 cuillerée à café pour 1/2 l. Sa texture plus « cassante » que la gélatine demande parfois d'utiliser l'agar-agar avec un épaississant tel qu'une fécule pour conserver une texture souple, notamment dans la réalisation de desserts tels que les panna cotta.

Les chouchous de la cuisine crue

Les oléagineux

Les noix de cajou sont riches en protéines et particulièrement appréciées pour préparer des fromages végétaux, crèmes ou cheesecakes crus. Les amandes sont, elles, idéales pour faire du lait végétal cru bien blanc, crémeux, naturellement riche en calcium et donc particulièrement indiqué pour remplacer les laits d'origine animale. Les noix sont riches en oméga-3 et contiennent de l'arginine, ce qui en fait de bonnes alliées de notre circulation sanguine. Les noisettes de leur côté sont antioxydantes et contiennent des acides gras de type mono-insaturé, reconnus pour leurs bienfaits sur le plan cardio-vasculaire.

Les dattes

Qu'elles soient fraîches ou séchées, elles sont une bonne source de fibres alimentaires. Elles sont également riches en antioxydants. Leur richesse en glucides en fait un aliment à haute teneur énergétique, idéal pour les activités sportives. C'est également en raison de leur teneur en glucides qu'on les utilise pour remplacer le sucre en cuisine crue ; une fois mixées ou réduites en purée au couteau, elles se mélangent facilement à des oléagineux broyés pour former des pâtes à tarte, ou s'ajoutent aux crèmes ou aux smoothies. Les variétés les plus moelleuses telles que la medjool ou la mazafati sont à privilégier. Les dattes deglet nour, souvent plus sèches et plus dures, peuvent être un peu réhydratées dans un bol d'eau pour les ramollir avant utilisation.

L'avocat

Ce gros fruit à la chair onctueuse est riche en lipides mono-insaturés, les « bons » acides gras favorables à la santé cardio-vasculaire. C'est également une très bonne source de fibres alimentaires et il est également considéré comme ayant une forte action antioxydante. On l'utilise généralement dans des préparations salées telles que des salades ou crèmes d'avocat de type guacamole, mais en cuisine crue, on ajoute aussi l'avocat dans des préparations sucrées telles que des crèmes aux fruits, smoothies ou crèmes au chocolat, toutes aussi surprenantes que délicieuses.

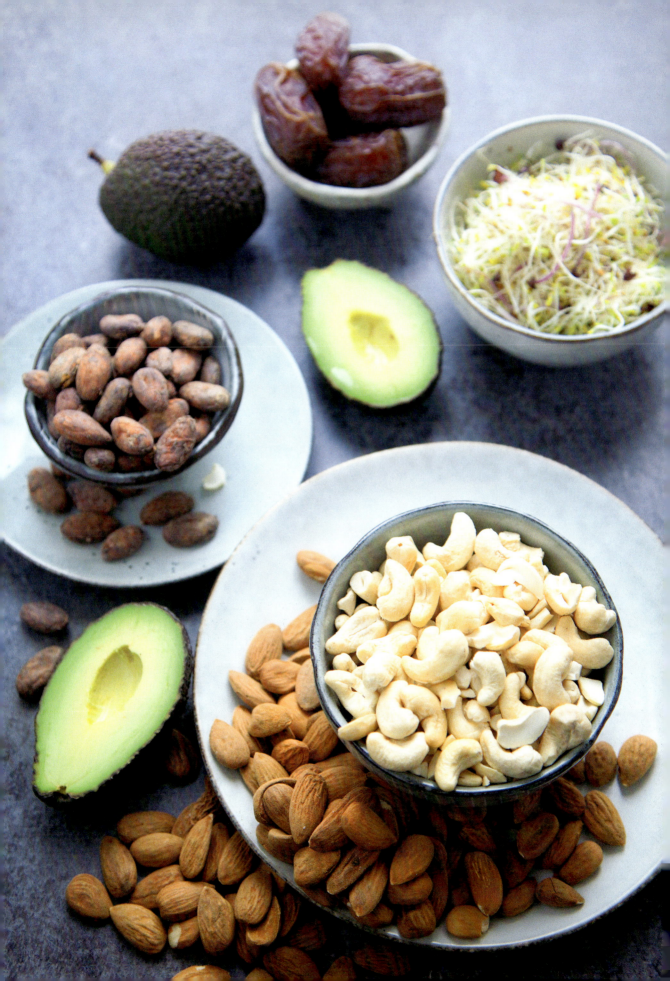

Le cacao cru

C'est grâce aux amateurs de cuisine saine, et notamment des fans de cuisine crue et de superaliments, que l'on trouve de plus en plus facilement du cacao et du chocolat crus (fèves non torréfiées, séchées à basse température), encore inconnus il y a quelques années. C'est la grande richesse en antioxydants du cacao cru (qui diminue lorsqu'on torréfie les fèves) qui le rend si populaire. Son goût est un peu plus amer et sa texture plus granuleuse, mais pour les amateurs de chocolat noir, c'est un vrai régal avec une saveur puissante. On trouve du cacao cru en poudre, idéal à incorporer à des desserts, smoothies, milkshakes, sauces gourmandes...

Les graines germées

On les connaît depuis longtemps, c'est un des aliments phares de la cuisine santé depuis toujours. Faire germer ses graines à la maison est très facile et permet d'ajouter des nutriments dans des salades ou sur des tartines. La germination permet d'augmenter considérablement la teneur en fibres, vitamines, minéraux et oligoéléments des graines. On peut également faire germer les légumineuses pour les rendre plus nutritives et digestes, notamment les pois chiches qu'on transformera en houmous cru. On utilise aussi la prégermination, en faisant tremper des graines, céréales, légumineuses et oléagineux pour augmenter la teneur en nutriments des ingrédients, mais sans germination à proprement parler, pour les amandes, les noix de cajou ou les graines de tournesol, mais aussi le sarrasin, par exemple pour confectionner du granola cru.

Les emblématiques de la cuisine bio

Le miso

Le miso, une pâte fermentée à base de soja et généralement de céréales (riz ou orge), est un ingrédient-clé de la cuisine japonaise. Il entre dans la composition de soupes et bouillons. Très salé, il s'utilise en petites quantités, comme un condiment, même s'il peut être considéré comme un aliment à part entière en raison de sa richesse nutritionnelle (il contient tous les acides aminés essentiels, il est riche en vitamines du complexe B et, en version non pasteurisée, en lactobacilles et en enzymes alimentaires). Il existe de nombreuses variétés de misos. Dans ce livre, j'en utilise deux : le shiro miso (miso blanc), très doux en goût, et le miso d'orge, beaucoup plus corsé. Ils ne sont malheureusement pas interchangeables car très différents. On peut les trouver en magasin bio (ou très facilement sur Internet). La saveur umami du miso est très utile pour remplacer les sucs des viandes dans la cuisine vegan et créer des plats savoureux et sauces bluffantes (notamment des sauces brunes). On l'utilise aussi pour créer des marinades. Son goût fermenté en fait un ingrédient de choix pour confectionner des fromages végétaux. On trouve désormais du miso fait en France, à partir de soja bio français.

Les algues

On connaît principalement le wakamé, le kombu (pour les bouillons et la cuisson des légumineuses) et le nori (utilisé le plus souvent pour les sushis sous la forme de plaques de paillettes compressées, souvent grillées et alors appelées « yakinori »). Les algues, vendues le plus souvent sous forme séchée, sont intéressantes à ajouter dans notre alimentation à plusieurs titres : elles absorbent les minéraux dans la mer et sont donc riches en minéraux et en oligoéléments. Elles tendent à stocker davantage le calcium et le fer que les plantes terrestres. Les algues sont également très riches en iode, essentiel à la fonction thyroïdienne. Les microalgues bleu-vert comme la spiruline, la klamath ou la chlorelle se trouvent le plus souvent en poudre et sont considérées comme des superaliments en raison de leur forte concentration en micronutriments : provitamine A, vitamines du groupe B, C, E, F, J et K, calcium, magnésium, phosphore, potassium, sodium, oligoéléments (chrome, cuivre, fluor, iode, sélénium, zinc...).
À noter : la teneur souvent très élevée en sodium des algues doit être prise en compte, notamment dans le cas d'un régime hyposodé.

L'avoine

Riche en fibres solubles, l'avoine permet à la fois de réduire le taux de cholestérol sanguin et de normaliser les taux sanguins de glucose et d'insuline, ce qui peut aider au traitement des maladies cardio-vasculaires et du diabète de type 2. Sa grande richesse en fibres solubles et insolubles lui confère des effets bénéfiques sur le système digestif, aidant à réguler le transit intestinal en plus d'entraîner plus rapidement un effet rassasiant. L'avoine est riche en minéraux (phosphore, manganèse, magnésium...), mais contient également du fer, du sélénium, de la vitamine B1 et du zinc. En cas d'intolérance au gluten (maladie cœliaque), voir l'encadré relatif à l'avoine et à sa consommation.
On utilise principalement l'avoine en flocons, pour des recettes de petit déjeuner telles que le porridge, le muesli ou le granola, ou dans des barres de céréales. Mais on peut également utiliser la farine d'avoine dans les gâteaux et faire du lait d'avoine, ou mixer les flocons pour obtenir des smoothies épais et nutritifs.

Le quinoa

Cette pseudo-céréale de la famille des chénopodiacées est originaire des hauts plateaux d'Amérique du Sud. Le quinoa est devenu populaire dans les pays industrialisés, à la recherche d'une alimentation plus saine, à partir des années 1970. C'est son équilibre idéal en acides aminés essentiels et sa richesse en protéines végétales (15 % de protéines) qui le rendent si populaire chez les végétariens et les vegans. C'est également un aliment sans gluten, riche en manganèse, en fer, en cuivre et qui contient aussi du zinc, de la vitamine B2 et du magnésium, ainsi qu'un peu de lipides, dont des acides gras essentiels (acides linoléique et alpha-linolénique).
En raison de la présence de saponine (une substance considérée comme un facteur antinutritionnel, qui empêche l'absorption de certains nutriments) dans la variété la plus courante en Europe, il convient de bien frotter et laver les grains de quinoa avant de le cuire, pour l'éliminer au maximum.
En cuisine, on utilise le quinoa comme une céréale : en accompagnement, en salade, en sauté, en galettes... Ses flocons et sa farine sont également intéressants pour créer des recettes sans gluten. Depuis 2009, on peut trouver du quinoa bio cultivé en France.

Les sucres « naturels »

Le sucre blanc, dit « de table », que l'on trouve en supermarché, est obtenu à partir de la betterave à sucre. C'est un sucre très raffiné, composé presque à 100 % de saccharose qui n'apporte pas de nutriments en dehors des glucides. C'est pourquoi on parle souvent de « calories vides » à son propos. Il apporte de l'énergie (des calories) mais pas de micronutriments, à l'inverse des sucrants dits « naturels » qui contiennent des vitamines et minéraux (en petite quantité), mais aussi de l'eau (en proportion variable), et qui permettent de réduire la quantité de sucre en raison d'un pouvoir sucrant souvent supérieur à celui du sucre. L'utilisation des alternatives bio du sucre blanc est un premier pas vers une réduction de la consommation de sucre, souvent beaucoup trop importante dans les pays industrialisés.

– Le sucre de canne complet, ou sucre intégral, est un sucre de couleur brune que l'on trouve, selon son origine et sa méthode de fabrication, également sous les noms de muscovado, rapadura ou panela. Il contient de la mélasse et a un goût beaucoup plus prononcé que le sucre raffiné. Il y a des différences de texture (plus ou moins sec), de goût (saveur de caramel ou de réglisse plus ou moins prononcée) et de prix selon les variétés. On trouve en magasin bio du sucre de canne complet en vrac à un prix plus abordable. Il s'utilise pour remplacer le sucre raffiné, mais en raison de sa texture assez différente et de son humidité, il ne peut pas toujours le remplacer, en pâtisserie notamment.

– Le sucre de coco est obtenu après cristallisation par séchage du nectar de fleur de coco (que l'on trouve également sous sa forme liquide en magasin bio), lui-même obtenu après le chauffage et l'évaporation de la sève des fleurs de coco. Il possède un goût subtil de caramel et une saveur très légère de noix de coco. On peut l'utiliser comme le sucre complet en cuisine et il a l'avantage d'avoir un index glycémique bas (environ 24,5). Son prix est assez élevé (environ 20 euros le kilo) ; c'est pourquoi, en dehors de quelques recettes contenant du nectar de fleur de coco (liquide), je n'ai pas utilisé le sucre de coco dans ce livre, mais vous pouvez le substituer au sucre complet sans problème.

– Le sirop d'agave est extrait de la plante *Agave tequilana* (la même dont on tire la tequila). Il possède un goût neutre idéal pour la cuisine. On trouve majoritairement du sirop d'agave de couleur claire, mais il existe aussi du sirop d'agave cru de couleur plus foncée. Son pouvoir sucrant est plus important que celui du sucre blanc et il a un index glycémique bas (entre 15 et 30 selon les sources). Il est très utile pour se fondre en un instant aux préparations telles que les crèmes, boissons, coulis, glaces, porridges, et pour réduire la quantité de sucre au quotidien.

– Le sirop d'érable est formé en portant la sève de l'érable à ébullition. Il a un pouvoir sucrant 1,4 fois plus élevé que celui du sucre blanc, il est riche en vitamine B, en protéines et en minéraux comme le zinc, le calcium, le potassium et le manganèse. Son index glycémique de 65 est légèrement inférieur à celui du sucre (70).

On trouve d'autres sirops tels que les sirops de riz, de malt ou de yacon, mais également la mélasse et la sève de kitul, qui peuvent être utilisés pour sucrer.

Les édulcorants « naturels » tels que les feuilles ou l'extrait de stévia ou le xylitol sont intéressants pour les personnes ne pouvant pas consommer de sucre ou devant réduire considérablement sa consommation et peuvent être utilisés dans la pâtisserie, mais ils ne permettent pas de se déshabituer de la saveur sucrée. C'est cette recherche de la saveur sucrée qui fait que nous sommes attirés par les aliments riches en sucres ajoutés ou très sucrés.

Les superaliments

L'açaï

Ce petit fruit d'Amazonie est très riche en antioxydants, vitamines et minéraux (dont le fer et le calcium). On le trouve principalement sous forme de poudre (choisissez une marque proposant une qualité bio), ce qui le rend très pratique à ajouter aux smoothies, yaourts, glaces, crèmes. Le coût de l'açaï en poudre est assez élevé, mais on n'en utilise qu'une petite quantité. Si les propriétés de cette baie sont parfois exagérées par le marketing et ont servi à des sites frauduleux pour opérer sur Internet, l'açaï n'en reste pas moins un produit très intéressant car il permet d'enrichir de nombreuses préparations en antioxydants tout au long de l'année. Son goût à la fois acidulé et légèrement chocolaté le rend idéal pour les préparations tant sucrées que salées. Sa jolie couleur violette ajoutera une note colorée très agréable aux recettes. Il convient de garder à l'esprit qu'aucun aliment n'est miraculeux et que la consommation isolée d'un aliment, même aux propriétés très intéressantes, n'a pas d'effets spectaculaires sur la santé. Il faut également rester vigilant face au marketing « minceur » autour de ce type d'aliments, qui promet beaucoup, mais allègera surtout votre porte-monnaie.

La maca

Riche en protéines, en vitamines (notamment du groupe B), en fibres et minéraux tels que le calcium, ce tubercule d'origine sud-américaine se trouve sous forme de poudre à ajouter aux milk-shakes, smoothies, bols, yaourts... Elle possède un goût très agréable, une jolie couleur dorée et permet d'enrichir les préparations et boissons en quelques secondes. Elle se marie parfaitement avec la banane, le lait de riz, les pommes, les dattes.

Les baies de goji

Vendues sous forme de fruits séchés (et de jus), les baies de goji, d'origine chinoise, étaient encore inconnues en Occident il y a 10 ans. Elles ont acquis une popularité phénoménale grâce à un marketing les vantant comme un aliment miraculeux, ce qui les rend désormais suspectes de n'être qu'une arnaque alimentaire de plus. Leur haute teneur en antioxydants est partagée par des aliments plus locaux et frais tels que les myrtilles, framboises ou fraises. Elles sont également riches en manganèse et en chrome qui régule la sécrétion de l'insuline pancréatique de façon à maintenir constant le taux de sucre dans le sang (glycémie).

Sous la forme de fruits séchés à la texture agréable, les baies de goji sont intéressantes pour les mois d'hiver où l'on ne trouve pas de fruits riches en antioxydants et pour les recettes à emporter. Les baies de goji et leur jolie couleur sont très faciles à intégrer aux mueslis, porridges, bols, smoothies ou barres de granola. Elles constituent aussi un en-cas sain, mélangées ou non à d'autres fruits secs et à des oléagineux.

Les mulberries

Fruits du mûrier blanc, les mulberries sont vendues sous forme séchée. Leur goût légèrement vanillé et caramélisé et leur texture moelleuse les rendent très agréables à consommer telles quelles. C'est leur grande richesse en fer, en vitamine C et en antioxydants qui les rend intéressantes d'un point de vue nutritionnel, particulièrement dans le cadre d'une alimentation végétale et pour lutter contre l'anémie. Une portion de 30 g permet de couvrir 20 % des apports journaliers recommandés en fer et 135 % en vitamine C (qui aide à absorber le fer).

Les champignons

Bien connus des végétariens et des vegans pour leur saveur et leur texture idéales pour remplacer la viande, les champignons sont aussi très nutritifs, fournissant plusieurs minéraux et vitamines, dont le cuivre, le sélénium, les vitamines B2 et B3. Ils seraient également bénéfiques pour la santé intestinale. Certains composés du champignon pourraient diminuer l'activité d'un enzyme impliqué dans l'évolution du cancer du sein. La plupart des champignons produisent de l'ergostérol (en présence de la lumière du soleil ou de rayons UV), un composé précurseur de la vitamine D2 et qui peut être transformé en vitamine D dans l'organisme.
On choisira des champignons bien fermes, de couleur uniforme, qui ne sont ni tachés ni abîmés. Pour les préparer, brossez-les à l'aide d'une brosse pour champignons ou d'un pinceau et rincez-les brièvement sous l'eau froide. Les champignons absorbant l'eau, il ne faut pas les faire tremper. Coupez la partie terreuse du pied à l'aide d'un couteau. Arrosez légèrement avec du jus de citron les champignons tranchés qui seront consommés crus, pour éviter qu'ils ne noircissent.

Les indispensables du sans-gluten

Les graines de lin

Les graines de lin sont intéressantes dans une alimentation saine, vegan et sans gluten à plusieurs titres. Elles constituent une source d'acide alpha-linolénique (AAL), une substance qui fait partie de la famille des acides gras oméga-3. Ce sont également des graines à mucilage qui forment un gel au contact de l'eau et permettent de remplacer les œufs. Pour cela, on utilisera soit des graines broyées, mélangées à un liquide ou directement dans une pâte, ou on réalisera un « gel de lin » en faisant bouillir des graines de lin avec de l'eau, puis en filtrant l'ensemble pour récupérer le gel. Afin d'être digérées, les graines de lin doivent être broyées. Les graines entières ne sont pas recommandées aux personnes qui ont des diverticules à l'intestin, car elles peuvent se coller à la paroi intestinale et provoquer une inflammation. Leur usage en cas de syndrome de l'intestin irritable est délicat et à adapter selon la tolérance, car leur mucilage se révèle intéressant mais leur enveloppe riche en fibres insolubles peut être irritante pour l'intestin.

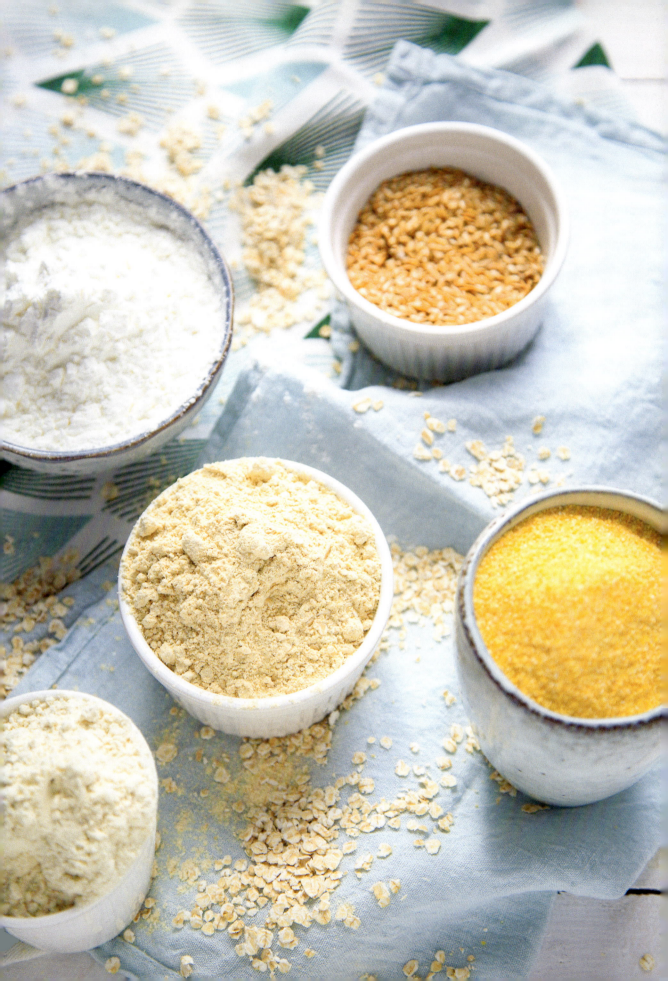

Le cas de l'avoine

En Europe, la réglementation est harmonisée et autorise désormais la mise sur le marché de produits sans gluten à base d'avoine. On peut enfin trouver des flocons d'avoine garantis sans gluten. Il faut s'assurer que ces produits sont bien certifiés sans gluten; la contamination de l'avoine par d'autres céréales avec gluten est un vrai risque et seules les variétés certifiées peuvent être considérées comme fiables pour les intolérants.

La gliadine est la protéine du gluten qui provoque une réaction immunitaire chez les personnes touchées par la maladie cœliaque. L'avoine ne contient pas de gliadine, mais une autre molécule de composition semblable, l'avénine. C'est à cause de leur grande ressemblance moléculaire qu'on a attribué à l'avoine les mêmes effets physiologiques que ceux entraînés par le gluten. Toutefois, des études récentes tendent à démontrer que l'avoine serait tolérée par une grande majorité des personnes cœliaques. La communauté scientifique continue de mener des recherches sur cette question. Par précaution, si vous avez été diagnostiqué comme intolérant au gluten, il conviendra de voir avec votre médecin si vous pouvez ou non, et dans quelles proportions, intégrer de l'avoine à votre alimentation sans gluten. Il serait préférable, pour une personne qui vient d'être diagnostiquée, de ne pas introduire d'avoine pendant la période initiale de mise au régime sans gluten. Il y a de bons espoirs quant au fait que l'avoine puisse être tolérée, si elle est consommée en petite quantité, par la majorité des personnes atteintes de la maladie cœliaque. Les recherches à ce sujet nous en apprendront plus dans les années à venir. Le cas de l'avoine est donc à surveiller si vous êtes concerné par l'intolérance au gluten.

Les farines de céréales sans gluten

Les farines de riz, de millet, de maïs ou de pseudo-céréales telles que le sarrasin et le quinoa sont utilisées pour remplacer les farines contenant du gluten. Le gluten apporte l'élasticité nécessaire aux pâtes pour se « tenir »; les farines sans gluten ne sont pas considérées comme panifiables (avec lesquelles on peut faire du pain), car elles ont tendance à créer une texture qui s'effrite. Elles devront être mélangées à d'autres farines, à des fécules (et éventuellement des gommes) pour former des textures plus moelleuses. On privilégiera les farines complètes, plus riches en nutriments et en fibres.

Les farines de légumineuses

On connaît principalement la farine de pois chiche, utilisée dans la cuisine indienne. Mais on trouve également des farines de soja, de lupin ou même de lentilles. Elles sont intéressantes pour remplacer les œufs, grâce à leur texture « collante », et seront donc idéalement combinées aux farines de céréales sans gluten pour des textures qui se tiennent mieux. Elles sont riches en protéines et sont une bonne manière d'intégrer des légumineuses dans les repas, notamment sous forme de galettes, crêpes ou omelettes végétales.

Les fécules

Extraites de végétaux riches en amidon, les fécules se présentent sous la forme d'une fine poudre blanche. Elles ont des propriétés épaississantes qui les rendent très intéressantes en cuisine. Elles permettent également de lier des préparations, et c'est à ce titre qu'elles sont particulièrement appréciées dans la cuisine sans gluten. On trouve différents types de fécules, dont les propriétés épaississantes et l'effet légèrement gélifiant varient. On utilise généralement les suivantes : fécule de maïs, de pomme de terre, arrow-root ou fécule de tapioca, à base de manioc.

La polenta

Cette semoule de maïs est traditionnelle de nombreuses régions d'Europe, y compris en France, bien qu'on la connaisse souvent grâce à la cuisine italienne. On la cuisine principalement sous deux formes, soit en purée (plus ou moins épaisse selon les régions), soit en morceaux de polenta préparée à l'avance, que l'on laisse durcir puis qu'on découpe et qu'on poêle. On trouve principalement dans le commerce de la polenta précuite, instantanée; c'est celle qui est systématiquement utilisée dans ce livre. L'avantage de la précuisson de la polenta est de réduire considérablement le temps de cuisson (qui est normalement d'environ 45 minutes). Cela permet aussi de détourner cet ingrédient. La polenta instantanée devient rapidement collante au contact de liquides; elle peut être utilisée pour amalgamer des préparations telles que des boulettes végétales et remplacer la farine de blé généralement utilisée à cet effet.

Explorer de nouveaux horizons

Les recettes stars
de la cuisine *healthy*

La cuisine saine évolue et se réinvente sans cesse. Voici dix recettes emblématiques de cette nouvelle tendance, créatives et surprenantes, pour partir à la rencontre d'un nouveau monde culinaire. Avec elles, vous découvrirez les ingrédients phares de cette cuisine (le kale, la noix de coco, l'avocat, le curcuma, l'avoine...) ainsi que des techniques simples et bluffantes pour cuisiner sain en un clin d'œil.

Greenola au kale

Du kale dans un granola ? L'idée peut sembler étrange, pourtant les morceaux de kale croustillants et parfumés de ce granola gourmand vont vous convaincre dès la première bouchée. L'idée se décline parfaitement en chips de kale sucrées et addictives.

Pour 5 portions environ

60 g de kale dénervuré
40 g de noix
100 g d'amandes
15 g de gros copeaux de noix de coco
50 g de raisins secs
3 c. à s. de sirop d'érable
1,5 c. à s. d'huile neutre ou de coco (fondue)
$1/3$ de c. à c. de cannelle en poudre
$1/4$ de c. à c. de vanille en poudre

Couper le kale en petits morceaux. Hacher finement les noix et les amandes. Les mélan-ger avec les copeaux de noix de coco et les raisins dans un saladier, puis ajouter le sirop d'érable, l'huile et les épices. Bien mélanger. Étaler sur une plaque couverte de papier cuisson. Cuire environ 1 h 10 au four à 100 °C (th. 3-4). Le mélange doit être croustillant. Laisser refroidir puis conserver dans un grand bocal hermétique. Déguster avec du yaourt, du lait végétal ou tel quel, en snack.

Bacon de noix de coco

C'est la bonne idée gourmande et *healthy* qui fait un tabac outre-Atlantique. Remplacer le bacon, une catastrophe pour les artères, par de la noix de coco riche en « bon cholestérol » était déjà une idée géniale, mais l'association coco-salé-fumé est tout simplement envoûtante.

Pour 1 bocal

75 g de gros copeaux de noix de coco
2 c. à c. d'huile neutre
1,5 c. à s. de tamari
2 c. à c. de *liquid smoke*

Mélanger tous les ingrédients dans un petit saladier. Laisser reposer $1/2$ heure. Bien étaler sur une plaque couverte de papier cuisson. Cuire environ 25 minutes au four à 100 °C (th. 3-4). Laisser refroidir et conserver dans un bocal. Ajouter dans les plats : c'est déli-cieux avec des champignons, une omelette végétale, du riz sauté aux légumes.

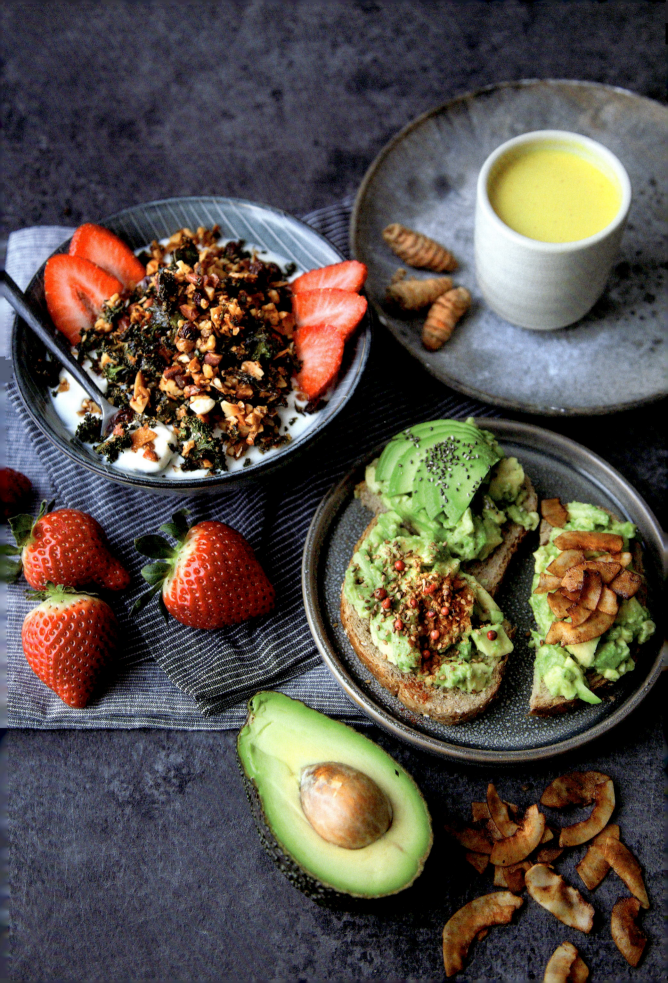

Toast à l'avocat

(voir photo page précédente)

Le fameux « avo toast » a déjà fait le tour du monde et chacun a sa version personnelle de cette recette qui est bien plus qu'une simple tartine. Ma version préférée : graines de sésame, ail en poudre, sauce au piment jalapeño, mangue et coriandre. Le gros avantage de ce toast express est qu'il est parfait à tout moment : au petit déj', pour accompagner une soupe ou une salade, pour un en-cas, au goûter, à l'apéro…

Pour 2 tartines

1 avocat mûr à point
2 c. à c. de jus de citron
Au choix (facultatif) : $1/2$ c. à c. d'huile d'olive, 1 c. à c. de graines de sésame grillées, piment (frais, en poudre, en sauce), ail en poudre
2 tranches de pain (aux graines, sans gluten, complet, au levain…)
Sel, poivre

Garniture

Bacon de noix de coco (voir page 40)
Tomates cerise
Fraises ou mangue en dés
Coriandre et menthe fraîches hachées

Couper l'avocat en morceaux et les mélanger avec le jus de citron, du sel et du poivre dans un bol. Ajouter le ou les ingrédients choisis et mélanger. Toaster légèrement le pain. Répartir l'avocat en morceaux sur le pain et l'écraser à la fourchette ou au couteau. Si on le désire, garnir avec les ingrédients choisis.

Le curcuma

Antioxydant et anti-inflammatoire, le curcuma est une plante particulièrement intéressante d'un point de vue santé. L'usage médicinal de ce rhizome nous vient des médecines traditionnelles asiatiques (chinoise et ayurvédique par exemple), principalement pour soigner les troubles inflammatoires et favoriser la digestion. Son utilisation est répandue dans le monde entier et son efficacité a été confirmée par plusieurs études. Il est particulièrement intéressant pour les personnes souffrant du syndrome de l'intestin irritable ou d'arthrite. La curcumine, un des principaux composés actifs du curcuma et puissant antioxydant, est actuellement étudiée de près par la communauté scientifique pour sa potentielle action anticancer, à la fois en prévention et en traitement. Pour optimiser l'absorption de la curcumine, il est recommandé de le consommer avec du poivre noir (on en trouve souvent dans les mélanges de curry) et/ou une source de graisse, d'où l'ajout d'huile ou de noix de coco, ou l'utilisation de laits à base d'oléagineux dans les laits au curcuma. À vous les currys et les soupes au lait de coco et curcuma !

Lait d'or au curcuma

(voir photo page précédente)

Le lait au curcuma est très populaire chez les fans d'alimentation saine car il allie la gourmandise d'une boisson « lactée » douce et épicée, variante du chai, et les bénéfices santé du curcuma. Ici, je vous propose une version parfumée au gingembre et à la cardamome, sucrée au sirop d'érable, réalisée avec du lait de cajou maison auquel on ajoute un peu de noix de coco pour une touche encore plus gourmande.

Pour 2 tasses

75 g de noix de cajou
500 ml d'eau
3 c. à c. de curcuma en poudre
(ou 6 g de curcuma frais épluché)
2 g de gingembre épluché
$1/4$ de c. à c. de cardamome
20 g de copeaux de noix de coco
2 c. à s. de sirop d'érable

Faire tremper les noix de cajou pendant 2 à 4 heures. Les égoutter puis les mixer au blender avec le reste des ingrédients. Filtrer pour récupérer les éventuels résidus. Verser dans une casserole et porter à feu moyen pour réchauffer pendant quelques minutes. Déguster chaud.

Brownie sans gluten aux haricots rouges

Un brownie fondant, nutritif, protéiné, sans gluten, pauvre en sucre mais riche en goût, tout ça à la fois ? Eh oui ! Les légumineuses, souvent négligées, sont parfaites pour nous aider à cuisiner autrement. Dans les gâteaux, elles apportent du fondant, de la tenue et se font tellement discrètes en goût qu'on les oublie totalement. Une recette idéale pour ajouter ces précieuses alliées santé dans le goûter des enfants (ou des plus grands).

Pour environ 10 parts

200 g de haricots rouges cuits
100 ml d'eau
150 g de lait de riz
2 c. à s. de graines de lin moulues
200 g de chocolat noir pâtissier
2 c. à s. de cacao en poudre
3 c. à s. d'huile végétale neutre
½ c. à c. de bicarbonate de soude (facultatif)
½ c. à c. de vanille en poudre
½ c. à c. de sel
100 g de farine de teff complète
100 g de farine de riz semi-complète
100 g de sucre de canne complet

Mixer les haricots rouges avec l'eau pour obtenir une pâte lisse, puis mélanger au fouet avec le lait de riz et les graines de lin moulues. Laisser épaissir 5 minutes. Incorporer le chocolat fondu au bain-marie ainsi que le cacao en poudre (pour un goût encore plus intense) et l'huile végétale. Ajouter éventuellement le bicarbonate (si on souhaite un résultat plus aéré), la vanille en poudre et le sel. Incorporer le sucre et les farines et verser dans un plat de taille moyenne, carré ou rectangulaire (environ 20 × 25 cm), huilé ou chemisé. Cuire au four à 180 °C (th. 6) pendant environ 20 minutes. Laisser tiédir et découper en carrés pour servir. Pour un brownie encore plus gourmand, ajouter des noix, noix de pécan ou noisettes.

Crème chocolat à l'avocat

Encore une idée de génie de la cuisine crue : utiliser l'avocat comme base dans des recettes sucrées, pour sa texture crémeuse. Son goût se marie parfaitement au cacao, mais aussi aux fruits. Un résultat moins gras mais très onctueux, idéal pour un dessert de dernière minute. À réaliser avec du cacao cru pour encore plus de nutriments et de saveur.

Pour 2 personnes

2 avocats mûrs à point
3 c. à s. bombées de cacao cru en poudre
3 c. à s. de sirop d'agave cru ou de dattes en purée
1 pincée de vanille en poudre
1 petite pincée de sel

Mixer la chair des avocats avec le reste des ingrédients pour obtenir une texture bien onctueuse. Placer au frais pour au moins 30 minutes avant de déguster. Et c'est tout !

Pâte à pizza au chou-fleur

Cette recette de pâte à pizza au chou-fleur illustre parfaitement ce qu'une cuisine plus saine peut être : créative, surprenante et à l'opposé d'une cuisine fade et de privation. Le chou-fleur est particulièrement intéressant car il offre une texture gourmande et un goût bien marqué, parfaits pour une cuisine plus légère mais riche en saveurs. Cette recette très populaire sur Internet est presque toujours proposée avec de l'œuf et souvent même avec du fromage ; voici donc une version vegan particulièrement adaptée aux personnes qui souffrent d'intolérances multiples (gluten, lait, œufs).

Pour 2 à 4 personnes

400 g de fleurettes de chou-fleur
2 c. à s. de graines de chia ou de lin moulues
1 c. à s. d'eau
3 c. à s. de fromage vegan au choix (mozza, parmesan, ricotta, râpé…)
$1/4$ de c. à c. d'ail en poudre

Hacher les fleurettes de chou-fleur au robot avec la lame en S pour obtenir une fine semoule. La tasser sur une plaque couverte de papier cuisson et couvrir d'une feuille de papier d'aluminium. Cuire au four à 100 °C (th. 3-4) pendant 20 minutes. Placer la semoule dans une grande étamine ou un torchon propre et bien compresser pour en retirer le maximum d'eau. Mélanger avec le reste des ingrédients et étaler sur une plaque couverte de papier cuisson, en tassant bien. Cuire 5 minutes à 210 °C (th. 7). Garnir avec de la sauce tomate, des légumes et tout ce qu'on souhaite, et cuire environ 15 minutes, toujours au four à 210 °C. Parfait accompagné d'une salade de roquette.

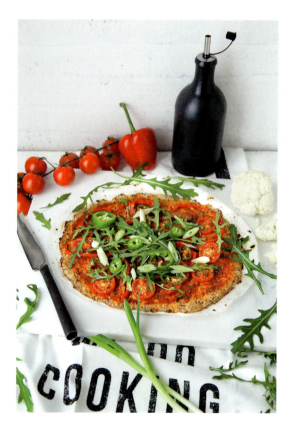

Cheesecakes sans cuisson

L'utilisation de noix de cajou pour remplacer le fromage est très répandue dans la cuisine crue. Les noix crues et non grillées, trempées puis mixées, vont créer une texture crémeuse parfaite. Le lait et l'huile de coco apportent ici une note gourmande et permettent à ces cheesecakes sans cuisson de se figer au frais.

Pour 8 personnes

200 g de noix de cajou
1 boîte de lait de coco (400 ml)
2 c. à s. d'eau
4 c. à s. d'huile de coco
4 c. à s. de sirop d'agave
2 c. à s. de jus de citron
2 pincées de vanille en poudre
1 pincée de sel

Base
125 g de poudre d'amandes
150 g de dattes moelleuses dénoyautées

Garniture au choix
Fruits frais, coulis de fruits, sauce au cacao cru…

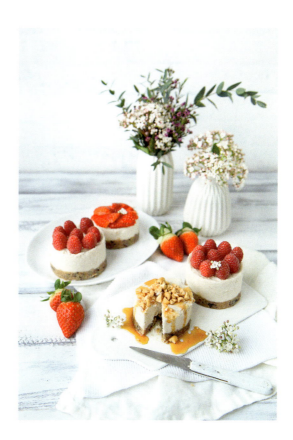

Faire tremper les noix de cajou 1 nuit dans de l'eau. Placer la boîte de lait de coco au frais. Le lendemain, récupérer la crème (le dessus qui s'est solidifié et séparé de l'eau dans la boîte). Égoutter les noix de cajou et les mixer avec l'eau, la crème de coco, l'huile de coco fondue, le sirop d'agave et le jus de citron. Ajouter la vanille et le sel. Si on le souhaite, on peut ajouter des fruits pour parfumer, de la noix de coco râpée, du cacao, des épices. Mélanger les amandes en poudre et les dattes finement hachées au couteau (elles doivent commencer à former une purée). Pour former les cheesecakes, on peut utiliser soit des petits cercles à pâtisserie en Inox, soit des moules à muffins pour une version individuelle. Bien tasser le mélange de la base dans le fond de 8 moules à muffins chemisés de film alimentaire ou de papier cuisson, ou de 4 cercles en Inox de 7 à 8 cm de diamètre préalablement posés dans un plat, sur une feuille de papier cuisson. Verser l'appareil par-dessus, puis placer pour 1 heure au congélateur afin de faire prendre les cheesecakes. Conserver ensuite au réfrigérateur. Démouler au dernier moment et servir avec la garniture choisie. Idéal avec de la mangue, de la framboise, du cacao, des fruits de la Passion…

Layer smoothie

Bien plus qu'un smoothie, cette recette à préparer dans un bocal pour une présentation graphique irrésistible est un petit déjeuner complet qui peut même se déguster à la cuillère comme un parfait, en prenant son temps. À vous d'y ajouter des couches de fruits, de granola, de graines, et de varier les saveurs et les couleurs en gardant les proportions de base.

Pour 1 à 2 personnes

2 bananes
2 c. à s. de farine de coco
50 g de flocons d'avoine
400 ml de lait d'amande
2 poignées d'épinards frais
100 g de fruits rouges au choix
Optionnel : tranches de fruits frais, granola, graines

Dans le bol du blender, mélanger les bananes coupées en morceaux, la farine de coco, les flocons d'avoine et le lait d'amande. Laisser tremper 10 minutes et mixer. Réserver la moitié du mélange. Mixer l'autre moitié avec les épinards, puis verser dans 1 ou 2 verres ou bocaux. Rincer le blender et y verser l'autre moitié du mélange, puis mixer avec les fruits rouges et verser sur la première couche à l'aide d'une cuillère : placer la cuillère juste au-dessus du mélange et verser délicatement dessus. Cela empêchera les couches de se mélanger. Pour créer une jolie déco comestible, découper de fines tranches de fruits à coller contre les parois du verre ou du bocal avant de verser les couches de smoothie. On peut aussi ajouter une couche de granola, de fruits en dés ou de graines entre les deux couches de smoothie.

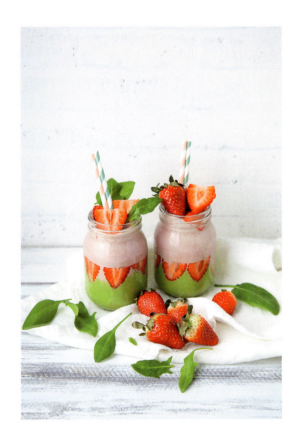

Nice cream à la framboise

Les « nice creams » sont des glaces réalisées à partir de morceaux de banane congelés puis mixés avec d'autres fruits (congelés ou non). La texture est parfaitement crémeuse, le goût est naturellement sucré, la préparation super-simple, bref elles ont tout bon !

Pour 1 personne

150 g de banane congelée
50 g de framboises
1 c. à s. d'eau (ou de lait végétal)
Optionnel : 1 c. à s. de sirop d'agave

Placer la banane dans le bol du mixeur ou du *personal blender*. Ajouter le reste des ingrédients. Mixer jusqu'à obtenir une glace onctueuse. Consommer sans attendre.

Astuce *healthy*
Pensez à toujours avoir un petit sachet de bananes au congélateur ! On peut tout aussi bien les glisser dans des smoothies qu'en faire des glaces ou des milkshakes gourmands. Choisissez 4 à 5 bananes parfaitement mûres, coupez-les en rondelles et placez-les à plat dans un sac de congélation de 2 l. Vous pouvez replier le sac sur lui-même pour gagner de la place, tout en gardant les morceaux de banane à plat. L'intérêt ? Les morceaux vont se congeler sans se coller, vous pourrez donc les séparer et prélever facilement des portions individuelles selon vos besoins. Les bananes en morceaux se conservent 1 mois au congélateur. Une excellente astuce pour éviter de jeter des bananes un peu trop mûres que personne ne mange.

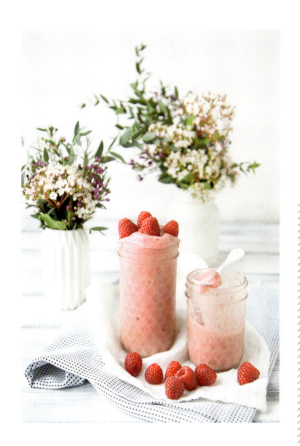

Découvrir des
ingrédients sains

Chia, maca, tempeh, chanvre... Vous êtes un peu perdu face à ces ingrédients inconnus ?
Explorez ces dix recettes originales pour les apprivoiser en toute simplicité.

Chia fresca menthe-concombre

Oméga-3

Pour 4 personnes

• 700 ml d'eau • 3 c. à s. de graines de chia
• 75 g de concombre • 5 brins de menthe
• Optionnel : 1 c. à s. de sirop d'agave, ou
autre sucrant au choix • Glaçons

Dans une carafe, mélanger 100 ml d'eau
et les graines de chia. Laisser reposer
20 minutes. Mélanger à l'aide d'une
fourchette pour séparer les graines de chia
agglomérées. Ajouter progressivement le
reste de l'eau, en mélangeant bien à la
fourchette. Couper le concombre en julienne
ou en dés et l'ajouter. Ajouter les brins de
menthe. Bien mélanger et placer au frais
pour quelques heures. Servir bien frais, avec
des glaçons et éventuellement quelques
rondelles de citron. Sucrer avant de servir si
on le désire. Consommer dans la journée.

Salade fraîche et gourmande au kale

Pour 2 personnes

• 50 g de kale dénervuré • 1 pamplemousse
• 1 avocat • Sauce miso et noix (voir page 209)
• 5 c. à s. de quinoa cuit

Émincer le kale, découper le pamplemousse
en suprêmes et l'avocat en dés. Masser le
kale avec 2 à 3 cuillerées à soupe de sauce,
puis ajouter les autres ingrédients. Rajouter
un peu de sauce selon le goût.

La chia fresca

Consommée comme rafraîchissement dans
les pays d'Amérique centrale et du Sud
d'où sont originaires les graines de chia,
cette boisson à la texture d'eau légèrement
gélifiée est à la fois surprenante et agréable.
Si vous aimez le bubble tea, vous retrouverez
cette sensation douce et amusante de
liquide garni de petites billes souples qui
glissent dans la bouche. L'avantage de cette
boisson est qu'elle permet de faire le plein
d'oméga-3 et qu'elle a un côté rassasiant
très agréable, surtout lors des fortes
chaleurs où l'on a parfois du mal à manger.
Elle est également riche en fibres solubles
et insolubles (il faut donc en tenir compte
si votre intestin est sensible aux fibres).
Pour renforcer l'effet hydratant, ajoutez dans
votre chia fresca de l'eau de coco, idéale
pour s'hydrater avec un bon apport
en minéraux.

Orangeade à l'eau de coco

Pour le sport

Pour 700 ml

500 ml d'eau de coco
200 ml de jus d'orange pressée (5 oranges)
1 orange

Mélanger l'eau de coco bien fraîche et
le jus d'orange. Bien laver l'orange et la
couper en fins quartiers, puis les ajouter
dans l'orangeade. Garder au réfrigérateur et
servir bien frais, avec quelques poignées de
glaçons s'il fait chaud.

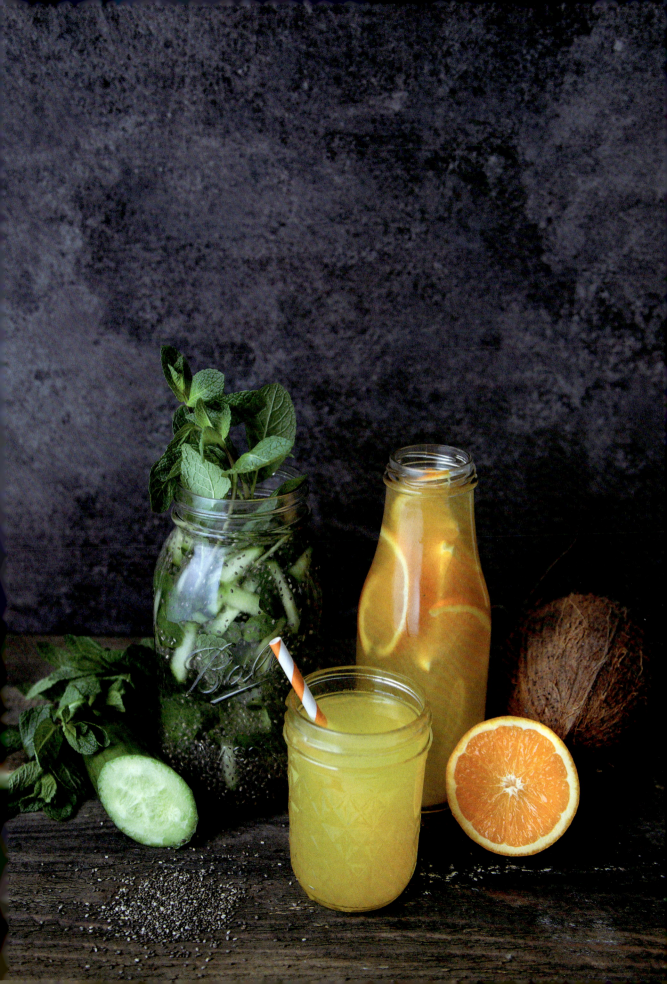

Fudge coco-vanille à l'okara

Riche en fibres

Pour 4 personnes

50 g d'huile de coco vierge
1 c. à s. de purée d'oléagineux (cacahuètes, noix de cajou, amandes…)
4 c. à s. de sirop d'agave (ou autre sirop plus parfumé)
100 g d'okara
15 g de farine de coco
1/4 de c. à c. de vanille en poudre

Chauffer l'huile de coco, la purée d'oléagineux et le sirop d'agave au bain-marie. Quand l'huile de coco est bien fondue, mélanger au fouet et incorporer les autres ingrédients. Filmer un petit plat (ou le bas d'une petite boîte hermétique) et y tasser la préparation. Recouvrir de film et placer au frais pour la nuit (ou 8 heures). Démouler délicatement et découper en carrés.

Cake moelleux au citron bergamote et à la farine de coco

Pour 1 cake

2 citrons bergamote
1 c. à s. de purée d'amandes
4 c. à s. d'huile neutre
80 g de sucre de canne complet
400 ml de lait de riz
1 sachet de poudre à lever
50 g de farine de coco
50 g de farine de lupin
50 g de polenta précuite

Dans un saladier, mélanger le jus des citrons et le zeste d'un citron avec le reste des ingrédients au fouet en les ajoutant un par un. Huiler un moule à cake et y verser la pâte. La cuire au four à 180 °C (th. 6) pendant 40 minutes environ. Le cake doit être bien doré et est cuit quand une lame de couteau plantée à cœur en ressort sèche.

Milkshake banane, amande, maca, vanille

Pour 1 personne

100 g de banane congelée en morceaux
200 ml de lait d'amande
1 à 2 c. à c. de maca en poudre
1 pincée de vanille en poudre

Mixer tous les ingrédients au blender ou au *personal blender* jusqu'à obtenir un milkshake onctueux et sans morceaux. Déguster immédiatement, éventuellement avec un peu de chantilly végétale pour un goûter gourmand.

Bagels façon BLT au tempeh fumé

Pour 2 personnes

100 g de tempeh fumé
2 c. à c. d'huile neutre
2 c. à c. de tamari
2 c. à c. de sirop d'érable
2 bagels aux graines de sésame
4 c. à s. de mayonnaise de noix de cajou (voir page 53)
4 feuilles de laitue
1 tomate

Couper le tempeh en fines tranches. Mélanger l'huile, le tamari et le sirop d'érable, puis y faire mariner le tempeh 30 minutes. Faire dorer le tempeh à feu moyen dans une poêle légèrement huilée ; ajouter quelques cuillerées de marinade en fin de cuisson pour le laquer légèrement. Couper les bagels en deux et les toaster sur la face intérieure. Étaler 1 cuillerée à soupe de mayonnaise de cajou sur chaque demi-bagel, puis y déposer 1 feuille de laitue et quelques fines rondelles de tomate. Sur deux demi-bagels, répartir les tranches de tempeh, puis refermer avec les demi-bagels restants.

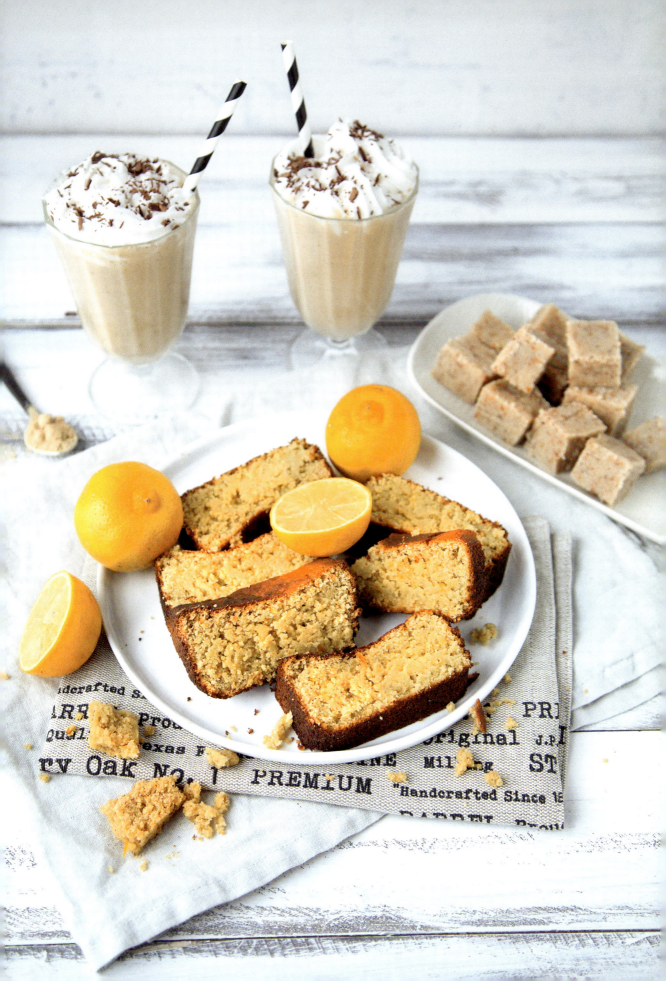

Muffins sans gluten au psyllium blond

Une recette à customiser selon vos envies avec des fruits frais ou séchés, des noix, des pépites de chocolat, des graines... et qui pourra aussi servir de base pour des cupcakes sans gluten sains.

Pour 8 muffins environ

2 c. à s. de psyllium blond
2 c. à s. de graines de lin moulues
6 c. à s. d'eau
5 c. à s. de xylitol (ou sucre de canne complet ou de coco)
80 ml d'huile végétale neutre
2 c. à c. d'extrait de vanille liquide
10 g de poudre à lever
2 c. à c. de jus de citron
300 ml de lait végétal
150 g de farine de riz semi-complète
100 g de farine de maïs
50 g de farine de lupin

Dans un saladier, mélanger le psyllium et les graines de lin, ajouter l'eau et laisser épaissir 5 minutes. Ajouter le xylitol, l'huile et la vanille, bien mélanger puis ajouter la poudre à lever et le jus de citron. Mélanger et ajouter le lait végétal petit à petit, en mélangeant au fouet. Enfin, incorporer les farines une à une. Verser dans des moules à muffins huilés et chemisés de papier cuisson ou des caissettes en papier et cuire au four à 180 °C (th. 6) pendant environ 15 minutes.

Taboulé aux graines de chanvre et grenade

Un « super-taboulé », variante du taboulé libanais, qui allie les antioxydants puissants de la grenade et les acides gras parfaitement équilibrés des graines de chanvre, tout en restant frais et gourmand. Parfait pour les journées chaudes et pour apporter une touche originale à vos mezzés.

Pour 4 personnes

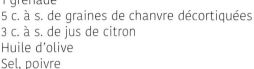

2 bottes de persil plat
1 botte de menthe fraîche
2 tomates
1 petit oignon
1 grenade
5 c. à s. de graines de chanvre décortiquées
3 c. à s. de jus de citron
Huile d'olive
Sel, poivre

Séparer les feuilles de persil et de menthe de leur tige. Ciseler les herbes. Les mélanger dans un saladier avec les tomates coupées en petits dés, l'oignon émincé, les grains de la grenade et les graines de chanvre. Ajouter le jus de citron et un filet d'huile d'olive. Assaisonner et conserver au frais. Le taboulé gagnera à être réalisé 1 ou 2 heures à l'avance pour attendrir les herbes, l'oignon et les graines de chanvre, et à reposer au frais. Attention cependant, le jus de citron « cuit » les légumes, donc plus le taboulé repose, plus les légumes seront mous et rendront d'eau.

Tartinade aux algues

Pour 2 personnes

85 g de graines de tournesol
1,5 c. à s. de jus de citron
2 c. à s. d'eau
1 c. à s. d'algues « mélange du pêcheur » en paillettes
1 c. à c. d'aneth frais ou séché
1 c. à c. de ciboulette fraîche ciselée
1 c. à c. de tamari

Faire tremper les graines de tournesol 1 nuit. Les mixer à l'aide d'un mixeur plongeant avec le reste des ingrédients pour obtenir une tartinade grumeleuse. Déguster avec du pain au levain toasté et un filet de jus de citron pressé. Parfait en tartines avec une salade ou une soupe, ou en mini-toasts pour l'apéritif.

Les techniques
de la cuisine saine

Pour cuisiner plus sain, il n'est pas indispensable d'utiliser de nouveaux appareils ou des techniques spécifiques. Vous trouverez d'ailleurs dans ce livre une majorité de recettes qui ne nécessitent pas de matériel particulier. Mais remplacer des aliments comme les produits d'origine animale ou certains types de cuisson peut demander de s'y prendre différemment. Pour obtenir certaines textures ou préserver au maximum les propriétés des aliments (recettes crues, jus de fruit pressé à froid par exemple), des appareils spécifiques ou des techniques culinaires différentes seront utiles. Petit tour d'horizon des techniques spécifiques de la cuisine *healthy* pour se familiariser avec les ingrédients, la préparation et le matériel.

CUISINER VEGAN

Remplacer les œufs, les produits laitiers et la viande devient un vrai jeu d'enfant avec ces recettes basiques et gourmandes.

Yaourts de soja

Pour 8 yaourts environ

800 ml d'eau
2 sachets de maté vert
2 brins de menthe

1 yaourt de soja du commerce
1 l de lait de soja
Optionnel : $1/2$ c. à c. d'extrait de vanille liquide et 2 c. à s. de sirop au choix pour une version sucrée à la vanille

Mélanger le yaourt et le lait de soja au fouet dans un saladier, ou les passer au blender pendant quelques secondes. Verser le mélange dans des pots à yaourts en verre et les faire prendre en yaourtière pendant 8 heures. Fermer les pots et les placer au réfrigérateur pour plusieurs heures. Consommer dans la semaine.

Mayonnaise de noix de cajou

Pour 1 petit bol

85 g de noix de cajou
3 c. à s. d'eau
3 c. à s. d'huile neutre
1,5 à 2,5 c. à s. de moutarde de Dijon, selon le goût
1 c. à c. de jus de citron
$1/4$ de c. à c. de sel
Poivre
Optionnel : estragon haché, ail et persil, épices...

Faire tremper les noix de cajou 8 heures (1 nuit). Les égoutter et les mixer avec le reste des ingrédients, à l'aide d'un mixeur plongeant ou d'un *personal blender*, jusqu'à obtenir une texture onctueuse. Pour une mayonnaise plus légère, remplacer la moitié des noix de cajou par le même poids de tofu soyeux.

Yaourts de noix de coco

Pour 7 à 8 yaourts

- 2 boîtes de 400 ml de lait de coco à 60 % de noix de coco • 2 à 3 c. à s. d'arrow-root
- 3 capsules de probiotiques

Dans une casserole, mélanger le lait de coco et l'arrow-root au fouet. Porter à feu vif pour faire épaissir le mélange. Laisser tiédir, puis ajouter le contenu des capsules de probiotiques et verser dans des pots à yaourts en verre. Faire prendre 8 à 10 heures en yaourtière. Fermer les pots et les placer au réfrigérateur. On peut relancer une tournée de yaourts en utilisant un yaourt de la première tournée au lieu des capsules de probiotiques. Au bout de quelques tournées, il sera nécessaire de repartir de zéro en utilisant des capsules de probiotiques pour ensemencer les yaourts. La quantité d'arrow-root à utiliser dépend de la texture souhaitée, plus ou moins épaisse. Le lait de coco étant particulièrement gras, ces yaourts peuvent être écœurants s'ils sont consommés nature ; je conseille de les associer à des fruits frais ou un coulis de fruits pour équilibrer avec de la fraîcheur et de l'acidité, mais aussi de les utiliser pour des sauces salées aux légumes telles que le raïta ou le ktipiti, ou tout simplement de consommer de plus petites portions si on les déguste nature.

Lait d'oléagineux express

Pour ½ l (2 grands verres)

- 3 c. à s. de purée d'oléagineux (amandes, noix de cajou, sésame...) seule ou en mélange • 500 ml d'eau fraîche

Déposer la purée d'oléagineux dans le bol du blender ou du mixeur. Ajouter l'eau. Mixer jusqu'à obtenir un lait bien homogène. Conserver au frais dans une bouteille en verre. Consommer dans les jours suivants. Secouer avant d'utiliser.

Yaourts de noix de cajou

Pour 8 yaourts environ

150 g de noix de cajou
1 l d'eau filtrée
3 c. à s. de fécule de maïs
¾ de c. à c. d'agar-agar
4 capsules de probiotiques

La veille, faire tremper les noix de cajou. Les égoutter puis les mixer avec l'eau. Filtrer à l'aide d'une étamine ou d'un sac à lait végétal. Mélanger le lait de cajou avec la fécule et l'agar-agar. Verser dans une grande casserole et porter à ébullition pour 1 à 2 minutes, en mélangeant. Verser dans une grande carafe et laisser tiédir 10 minutes environ. Mélanger avec le contenu des capsules de probiotiques et verser dans les pots à yaourts en verre. Faire prendre 8 à 10 heures en yaourtière. Fermer les pots et les placer au réfrigérateur. On peut relancer une tournée de yaourts en utilisant un yaourt de la première tournée au lieu des capsules de probiotiques. Au bout de quelques tournées, il sera nécessaire de repartir de zéro en utilisant des capsules de probiotiques pour ensemencer les yaourts.

Astuce zéro déchet

Conservez l'okara obtenu en réalisant le lait végétal pour le glisser dans vos recettes sucrées ou salées telles que des biscuits, pains, cakes, gâteaux, tartinades, terrines... L'okara de cajou, très moelleux, peut même se transformer en fromage végétal minute en y ajoutant un peu de jus de citron, d'ail en poudre, de levure maltée et d'herbes fraîches.

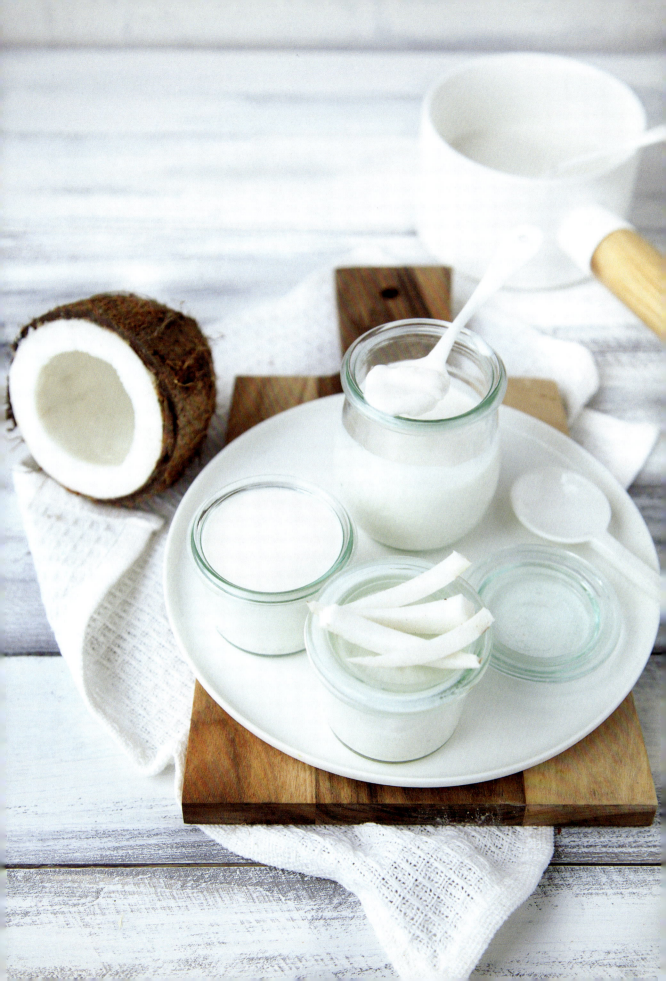

Mousse au chocolat à l'aquafaba

Pour 4 à 6 personnes

Sans sucre ajouté

150 ml d'*aquafaba*
5 à 6 gouttes de jus de citron
250 g de chocolat noir pâtissier
$\frac{1}{8}$ de c. à c. de sel

À l'aide d'un batteur électrique, battre l'*aquafaba* pendant 2 minutes à puissance moyenne, puis ajouter le jus de citron et battre encore environ 5 minutes, en augmentant progressivement la vitesse, jusqu'à ce qu'elle forme une « neige » bien ferme. Pendant ce temps, faire fondre le chocolat au bain-marie. Le verser dans un grand saladier, incorporer un tiers de l'*aquafaba* en neige et mélanger au fouet. Ajouter le reste de l'*aquafaba* en neige en deux fois, en l'incorporant délicatement à l'aide d'une spatule (de type Maryse). Ajouter le sel à la fin. Faire prendre au réfrigérateur, dans le saladier ou dans des ramequins, des verrines, des petits bols…, pendant 2 à 4 heures. Se conserve sans problème plusieurs jours au frais.

Rouleaux de printemps vegan

Pour 8 rouleaux

100 g de shiitakés
2 c. à c. d'huile végétale neutre
4 feuilles de batavia
50 g de vermicelles de soja ou de riz
1 carotte
8 feuilles de riz
100 g de tofu doré (voir page 153)
2 c. à s. de coriandre fraîche hachée
16 à 24 feuilles de menthe fraîche

Sauce

• 1 c. à s. de carotte râpée • $\frac{1}{2}$ c. à c. de purée de piments • 2 c. à s. de sucre de canne • 2 c. à s. de vinaigre • 2 c. à c. de tamari • 5 c. à s. d'eau

Couper les shiitakés en lamelles et les faire dorer dans une petite poêle sur feu vif avec l'huile. Couper les feuilles de batavia en deux. Cuire les vermicelles selon les indications fournies sur l'emballage, puis les rincer à l'eau froide et réserver. Râper la carotte (en réserver 1 cuillerée à soupe pour la sauce). Préparer un grand plat avec de l'eau chaude pour y tremper les feuilles de riz. Déposer un torchon propre humide sur une planche à découper. Glisser une feuille de riz dans l'eau chaude, la laisser ramollir quelques secondes, puis la déposer délicatement sur le torchon. Garnir près du bord inférieur avec une demi-feuille de batavia, puis répartir les vermicelles, de la carotte râpée, du tofu en allumettes et des shiitakés ; ajouter un peu de coriandre hachée. Replier le bas de la feuille par-dessus la garniture en la maintenant bien, déposer 2 ou 3 feuilles de menthe, puis replier les côtés et rouler pour former le rouleau. Mélanger les ingrédients de la sauce, la répartir dans des coupelles et y tremper les rouleaux pour les déguster.

Les rouleaux de printemps vietnamiens ne sont pas vraiment un plat que l'on a l'habitude de consommer à la maison dans les pays occidentaux. Cette version vegan est très facile à réaliser, très complète d'un point de vue nutritionnel, riche en légumes et en protéines. C'est une recette idéale à adapter pour recycler un reste de tofu ou de légumes crus, qui s'emporte facilement pour les repas hors de la maison et peut s'adapter à toutes les saisons. Retrouvez mes « purple rolls » page 146 et mes rouleaux aux légumes d'hiver page 154.

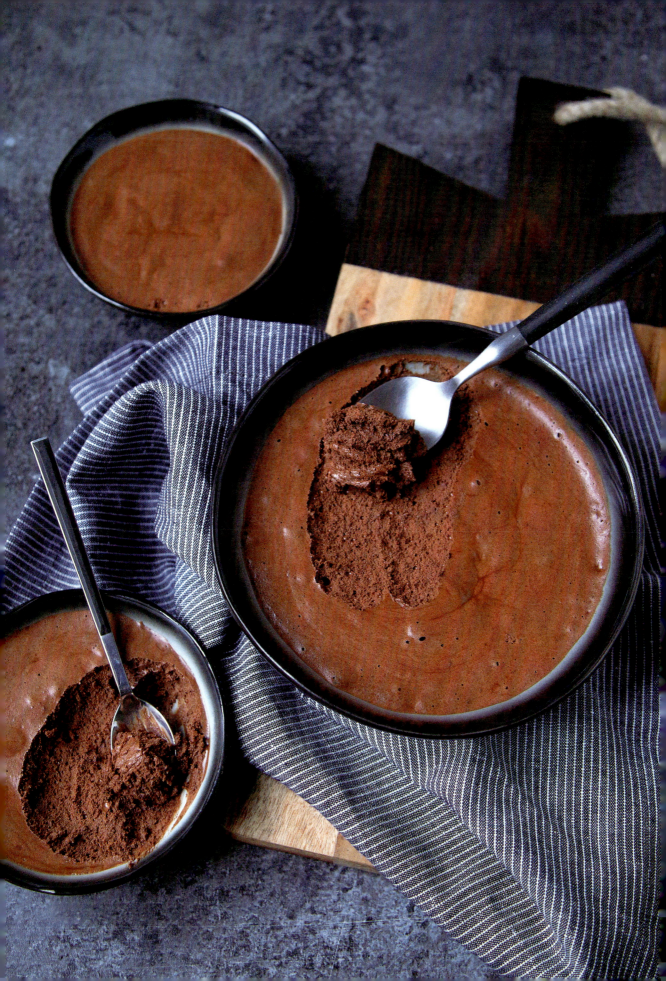

Omelette végétale

Pour 2 petites omelettes

• 200 g de tofu soyeux • 100 g de crème de soja • 50 g de farine de lupin • 2 c. à s. de purée de sésame • 1 c. à s. de fécule de maïs • ½ c. à c. de sel kala namak • Huile neutre pour la cuisson

Mixer le tofu soyeux avec le reste des ingrédients. Huiler une petite poêle et y verser la moitié de la préparation. Cuire à feu moyen environ 5 minutes de chaque côté pour que l'omelette soit bien cuite et dorée. Répéter l'opération avec le reste de la préparation. Garnir avec des herbes fraîches, des légumes sautés, des graines germées, du bacon de champignons (voir page 58)... Parfait accompagné d'une salade.

Le kala namak ou sel noir provient d'Inde, où il est utilisé en cuisine et en médecine ayurvédique. Il contient entre autres du sulfure de fer, qui lui donne une couleur rose-gris, et du sulfure d'hydrogène, qui lui donne une odeur très particulière rappelant l'œuf dur. Il est idéal pour parfumer les recettes vegan où l'on remplace l'œuf telles que les omelettes, la mayonnaise, les brouillades, etc. Tout comme le sel rose de l'Himalaya, il contient moins de sodium que le sel marin.

Bacon de champignons

Pour 2 à 4 personnes

• 150 g de gros champignons de Paris (ou de portobellos) • 2 c. à c. de *liquid smoke* • 2 c. à s. de tamari • 1 c. à s. d'huile neutre

Couper les champignons en grosses lamelles. Mélanger le reste des ingrédients dans une assiette creuse et y déposer les champignons. Laisser mariner 15 à 20 minutes. Cuire dans une grande poêle huilée sur feu moyen-vif pour que les champignons réduisent d'environ un tiers.

Utiliser pour remplacer le bacon dans les salades, sandwichs, brouillades végétales, crêpes et pancakes ou toute recette salée. Délicieux avec des haricots verts poêlés, sur des tartines de fromage végétal ou avec une purée de pommes de terre maison.

Seitan aux herbes

Pour 4 à 6 personnes

• 100 g de gluten pur
• 50 g de farine de lupin • 50 g de farine de riz

Liquide

• 1 c. à c. d'ail en poudre • 1 c. à s. de shiro miso • 2 c. à s. de levure maltée • 1 c. à c. d'herbes de Provence • ¼ de c. à c. de poivre noir • 150 ml d'eau • 3 c. à s. de tamari

Dans un saladier, mélanger le gluten et les farines. Dans un grand verre, bien mélanger les ingrédients du liquide, puis les ajouter dans le saladier et mélanger pour obtenir une pâte. Pétrir quelques minutes. Couper en gros morceaux et les cuire à la vapeur pendant 20 à 25 minutes. Pour un seitan encore plus parfumé, ajouter 1 cuillerée à café de préparation pour bouillon maison (voir page 254), 2 cuillerées à soupe de tamari et 1 cuillerée à soupe de shiro miso dans l'eau utilisée pour la cuisson vapeur.

Le seitan est utilisé en cuisine végétarienne et vegan principalement pour remplacer la viande. Il se confectionne à partir de gluten pur, ce qui le rend très riche en protéines et digeste (il est d'ailleurs plus riche en protéines que le blanc de poulet et considéré comme plus digeste que la viande). Le seitan disponible dans le commerce est généralement constitué de 80 à 90 % de gluten ; ici, on remplace 50 % du gluten par de la farine de lupin (une légumineuse) et de la farine de riz pour le rendre plus fondant et moins élastique tout en restant ferme. Une fois cuit, il se cuisine comme de la viande ; on peut le hacher pour faire des farces ou l'incorporer à des sauces, le faire sauter, mijoter dans un curry...

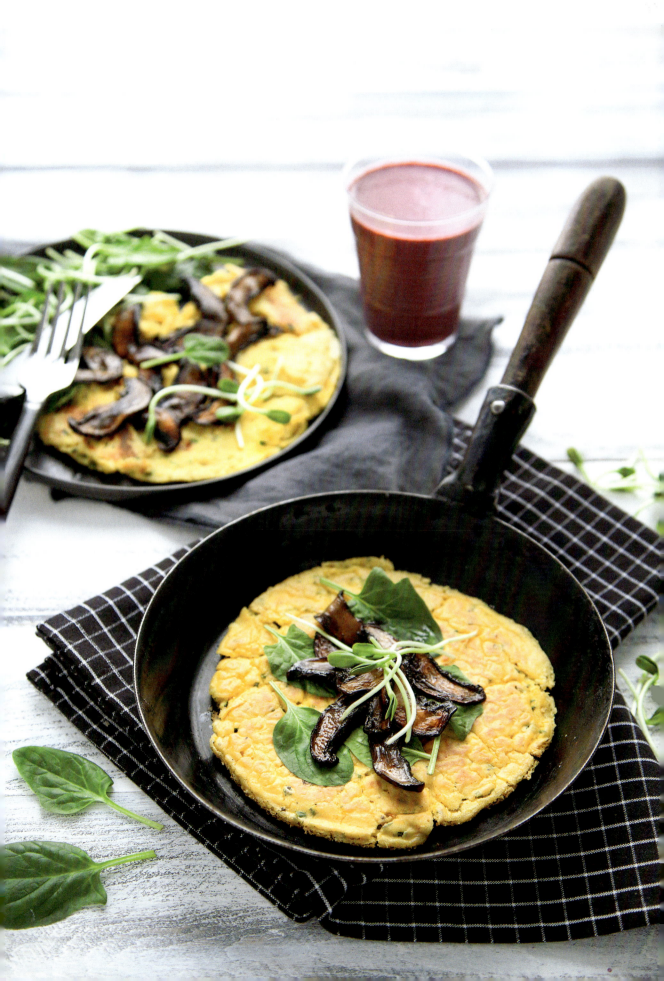

CUISINER SANS GLUTEN

Quelques basiques gourmands et sans gluten pour vous initier à une cuisine qui ne repose pas sur le blé ou adopter de nouvelles recettes si vous êtes intolérant.

Pâte brisée sans gluten

Pour 1 tarte de taille moyenne

2 c. à s. de graines de chia ou de lin moulues
9 c. à s. d'eau
50 ml d'huile
1 c. à s. de purée de noix de cajou
50 g de farine de lupin
75 g de farine de riz
25 g de farine de tapioca
$\frac{1}{2}$ c. à c. de sel

Mélanger les graines moulues avec 6 cuillerées à soupe d'eau et laisser épaissir 10 minutes pour former un gel. Le mélanger avec l'huile et la purée de noix de cajou, puis ajouter les farines une à une, le sel et enfin 3 cuillerées à soupe d'eau pour former une boule de pâte. L'étaler au rouleau entre deux feuilles de papier cuisson, puis en foncer un moule à tarte d'environ 20 cm de diamètre et cuire à blanc, 10 à 15 minutes au four à 150 °C (th. 5).

Croquettes de quinoa au four

Pour 12 croquettes

175 g de quinoa cuit
75 g de farine de pois chiche
6 c. à s. de lait de riz (ou d'un autre lait végétal sans gluten)
100 g de champignons de Paris (ou de courgette)
2 c. à s. d'huile d'olive
2 gousses d'ail
2 c. à s. de ciboulette ciselée
Optionnel : chapelure sans gluten
Huile neutre pour dorer
Sel, poivre

Dans un petit saladier, mélanger le quinoa et la farine de pois chiche. Ajouter le lait végétal et mélanger. Couper les champignons en dés et les faire sauter à feu vif dans l'huile d'olive, avec l'ail émincé et la ciboulette. Quand ils ont réduit et sont bien dorés, assaisonner et les ajouter au quinoa. Bien mélanger. Pour façonner les croquettes, former une boulette de quinoa dans la main, l'allonger pour former un petit boudin, aplatir les extrémités et rouler pour obtenir une croquette bien homogène. La rouler dans la chapelure si on le désire. Déposer sur une plaque couverte de papier cuisson. Badigeonner légèrement d'huile à l'aide d'un pinceau et cuire au four à 180 °C (th. 6) pendant 10 à 15 minutes. Les croquettes doivent être croustillantes mais moelleuses à l'intérieur. Servir avec une sauce pour les tremper (ketchup cru, aïoli d'avocat, mayonnaise de noix de cajou…).

Astuce : faites votre chapelure sans gluten vous-même en passant au robot des tartines craquantes sans gluten (de type Pain des Fleurs) cassées en morceaux.

Galettes de sarrasin aux légumes

Pour 2 personnes (4 galettes)

150 g de farine de sarrasin
$^1/_2$ c. à c. de sel
300 ml d'eau
Huile végétale pour la cuisson

Garniture
$^1/_2$ oignon
1 c. à s. d'huile d'olive
2 gousses d'ail
100 g de tofu lactofermenté
100 g de courgette finement hachée
1 petit poivron rouge
2 c. à s. de persil
1 c. à c. de thym
Sel, poivre

Mélanger la farine de sarrasin et le sel, ajouter un peu d'eau, bien mélanger au fouet puis ajouter progressivement le reste de l'eau. Laisser reposer au moins 2 heures au frais. Faire chauffer une poêle à crêpes sur feu vif, l'huiler généreusement pour la première galette. Au besoin, ajouter un peu d'eau pour détendre la pâte. Verser une louchée de pâte dans la poêle bien chaude, faire tourner la poêle pour bien l'étaler et cuire la première face de la crêpe quelques minutes ; la galette doit être dorée et légèrement croustillante, et former des trous. Retourner la galette et cuire 30 secondes la deuxième face. Réserver sur une assiette et cuire les autres galettes. Dans une poêle de taille moyenne sur feu vif, faire dorer l'oignon émincé dans l'huile d'olive. Ajouter l'ail émincé et le tofu émietté, et cuire 2 minutes à feu moyen. Ajouter la courgette et le poivron en dés, les herbes et assaisonner. Cuire quelques minutes à feu moyen. Déposer une galette dans la poêle à crêpes sur feu moyen, déposer le quart de la garniture au centre, rabattre les côtés pour refermer la galette sur elle-même et cuire 1 à 2 minutes de chaque côté, pour que la galette soit bien croustillante et chaude. Procéder de même pour les autres galettes. La pâte peut être préparée la veille sans problème.

Pancakes sans gluten aux légumes à l'indienne

Pour 4 personnes

125 g de farine de pois chiche
100 g de farine de teff complète
$^1/_2$ c. à c. de curcuma en poudre
$^1/_2$ c. à c. de garam massala
$^1/_2$ c. à c. de graines de nigelle
$^1/_4$ de c. à c. de sel
$^1/_2$ c. à c. d'ail en poudre
350 ml de lait de coco
50 g de carotte râpée
100 g de courgette râpée
50 g de poivron rouge en petits dés
Huile neutre pour la cuisson

Dans un saladier, mélanger les farines, les épices, le sel et l'ail en poudre. Ajouter le lait de coco et mélanger. Ajouter les légumes. Huiler une grande poêle sur feu moyen et cuire les pancakes par tournées de quatre, en déposant 4 grosses cuillerées à soupe de pâte bien espacées dans la poêle. Cuire quelques minutes, jusqu'à ce que les pancakes soient dorés et bien cuits en dessous, puis les retourner. Cuire encore 1 minute et réserver. À déguster avec du raïta, du chutney de menthe, une salade bien fraîche.

Gâteaux moelleux au chocolat

Pour 8 à 10 personnes

2 c. à s. de graines de lin moulues
1 c. à s. de psyllium blond
100 ml d'eau
100 ml d'huile neutre
200 ml de lait végétal
10 g de poudre à lever
½ c. à c. de sel
1 c. à c. d'extrait de vanille liquide
150 ml de sirop d'agave (ou autre sucrant liquide)
200 g de chocolat noir
150 g de farine de riz semi-complète
150 g de farine de maïs

Dans un saladier, mélanger les graines de lin, le psyllium et l'eau. Laisser épaissir 5 minutes. Mélanger au fouet avec l'huile, puis le lait. Ajouter la poudre à lever, le sel et la vanille, puis incorporer le sirop d'agave. Faire fondre le chocolat au bain-marie et l'ajouter au mélange en fouettant. Incorporer enfin les farines et bien mélanger à l'aide d'une spatule souple. Huiler un moule et y verser la pâte. La cuire au four à 180 °C (th. 6) pendant 40 minutes environ (plus ou moins selon le moule et le four). Laisser tiédir avant de démouler.

Pancakes sans farine

Pour 8 pancakes

Riche en fibres — Peu sucré

- 1 banane
- 100 g de flocons d'avoine
- 250 ml de lait d'amande • 1 c. à s. de graines de lin moulues • 1,5 c. à s. de psyllium • 4 c. à s. de fécule de maïs
- Huile neutre pour la cuisson

Mixer la banane, les flocons d'avoine et le lait d'amande, puis mélanger avec le reste des ingrédients. Cuire dans une poêle huilée sur feu moyen, quelques minutes de chaque côté. Garnir de fruits frais, de crème végétale fouettée ou de sirop d'érable.

Cookies sans gluten aux noix de pécan et chocolat

Pour environ 16 cookies

2 c. à s. de graines de lin moulues
150 g de farine de riz complète
75 g de farine de teff complète
50 g de farine de lupin
½ c. à c. de sel
½ c. à c. de vanille en poudre
185 g de sucre de canne roux
3 c. à s. de purée de noix de cajou
5 c. à s. d'huile de coco inodore
45 g de noix de pécan
70 g de chocolat noir pâtissier

Dans un saladier, mélanger les graines de lin, les farines, le sel, la vanille et le sucre. Ajouter la purée de noix de cajou et l'huile, et bien mélanger pour former une pâte homogène. Ajouter les noix de pécan concassées et le chocolat coupé en morceaux. Façonner des cookies en formant des boules dans la main et en les aplatissant sur une plaque couverte de papier cuisson. Espacer les cookies. Les cuire au four à 180 °C (th. 6) pendant 7 minutes. Sortir la plaque du four, laisser tiédir 2 minutes puis déposer les cookies sur une grille à l'aide d'une spatule pour les faire refroidir. Conserver dans une boîte hermétique ou un grand bocal.
On peut varier les plaisirs en remplaçant les noix de pécan et le chocolat par des ingrédients au choix : amandes caramélisées, noisettes, noix, fruits secs, myrtilles…

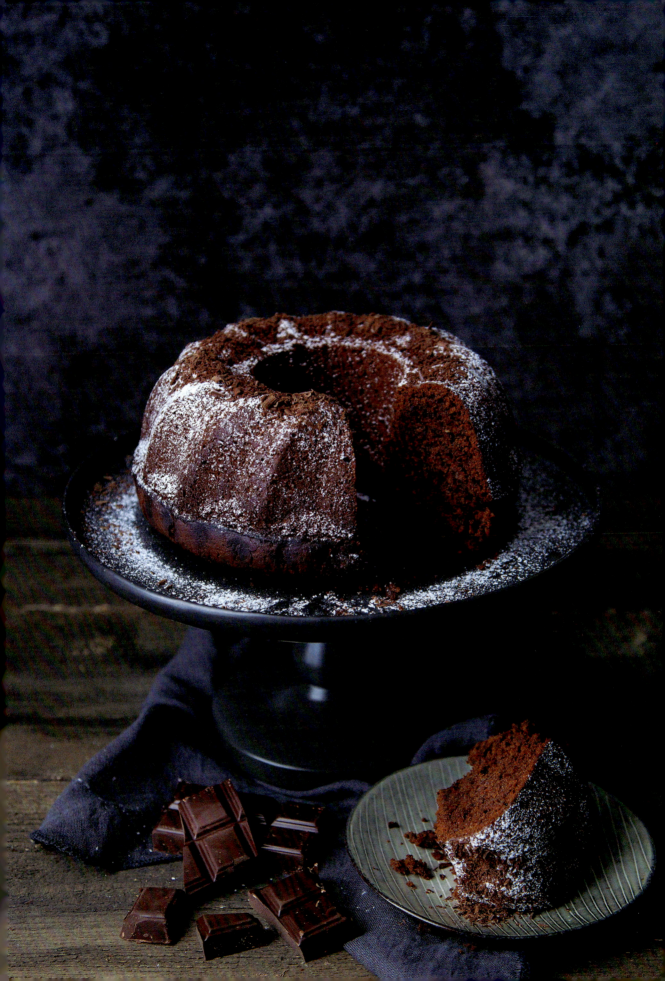

Golden bread au curcuma

Pour 1 pain

• 1,5 c. à c. de levure de boulanger déshydratée • 200 ml d'eau tiède • 3 c. à s. de graines de lin moulues • 8 c. à s. d'eau • 1 c. à s. de curcuma en poudre • 1 c. à c. de sel • 2 c. à s. de psyllium • 100 g de farine de riz • 100 g de farine de maïs • 100 g de farine de lupin • 4 c. à s. d'arrow-root • 4 c. à s. de lait de riz • Graines de lin et de tournesol pour décorer

Mélanger la levure et l'eau tiède, puis laisser reposer 10 minutes. Mélanger les graines de lin moulues et l'eau, puis laisser gonfler 5 minutes. Mélanger le curcuma, le sel, le psyllium et les farines avec l'arrow-root. Ajouter la préparation aux graines de lin et la préparation à la levure. Bien mélanger. Ajouter le lait de riz. Laisser lever 1 heure, puis chemiser un moule à cake de papier cuisson et y tasser la pâte. Parsemer de graines de lin et de tournesol. Préchauffer le four à 180 °C (th. 6), puis enfourner, verser 500 ml d'eau dans la lèchefrite et refermer le four. Cuire 30 minutes. Laisser refroidir totalement avant de trancher et de déguster.

Sablés à l'okara

Pour 15 petits sablés environ

65 g d'okara d'amande ou de noix de cajou
35 g de poudre de noisettes ou d'amandes, selon le goût
2 c. à s. d'huile
40 g de sucre complet (ou de xylitol, ou de sucre de coco)
1 c. à s. de sirop d'érable
50 g de farine de maïs
50 g de farine de riz blanc
Optionnel : épices, huile essentielle, pépites de chocolat, fruits secs...

Mélanger l'okara avec la poudre de noisettes et l'huile. Ajouter le sucre choisi et le sirop d'érable. Ajouter les farines et bien mélanger pour former une boule de pâte. Ajouter des épices, pépites de chocolat, fruits secs ou une goutte d'huile essentielle pour parfumer si vous le désirez. L'étaler sur du papier cuisson et y découper les sablés au couteau. Les répartir sur une plaque couverte de papier cuisson et cuire environ 8 minutes au four à 180 °C (th. 6). Vérifier la cuisson : les sablés doivent être légèrement dorés. Les sortir du four et laisser refroidir complètement avant de déguster. Conserver dans une boîte hermétique.

Green wraps

Pour 4 wraps

4 grandes feuilles de blette (ou de laitue)
4 c. à s. bombées de mayonnaise à la betterave (voir page 200)
1 grosse poignée de chou rouge en fines lamelles
2 c. à c. de jus de citron
1 grosse poignée de carottes râpées
1 portion de bacon de champignons (voir page 58)
Sel, poivre

Couper la partie inférieure des feuilles de blette, déposer 1 cuillerée à soupe de mayonnaise au centre et l'étaler sur la nervure centrale. Mélanger les lamelles de chou rouge avec le jus de citron et assaisonner légèrement. Déposer un peu de chou et de carottes sur la mayonnaise, quelques morceaux de bacon de champignon et rouler la feuille sur elle-même. Déguster immédiatement. Pour un effet encore plus gourmand, tremper le wrap dans de la sauce « *green dream* » (voir page 140) ou de la sauce cacahuète – citron vert (voir page 206). Pour des rouleaux faciles à emporter et à déguster, on peut les enrouler dans une feuille de riz comme des rouleaux de printemps (voir page 56).

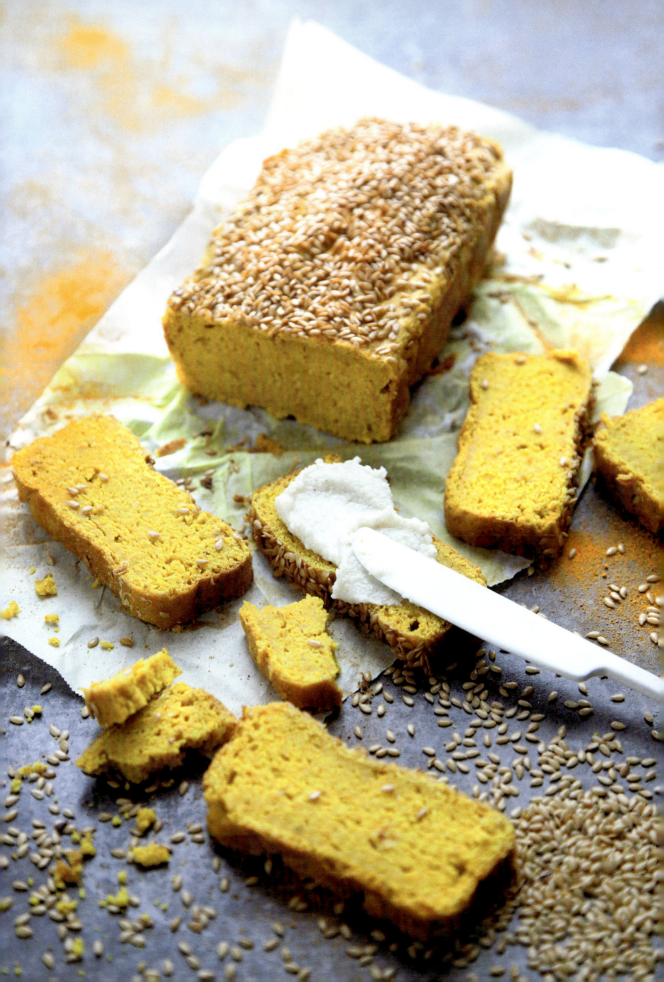

CUISINER CRU

La cuisine crue permet de découvrir des pistes pour manger sainement. Ses techniques originales mettent à l'honneur des ingrédients moins utilisés dans la cuisine classique. Cette cuisine très créative nous offre des idées géniales comme remplacer les céréales par des semoules de légumes, le sucre par des dattes... Vous trouverez des recettes crues disséminées tout au long de ce livre, mais pour une première approche, voici une petite sélection qui vous permettra de vous familiariser avec ces principes et de faire vos premiers pas.

Lait amande-cajou

Un lait 100 % cru, crémeux et savoureux qui vous donnera envie de remplacer les laits disponibles dans le commerce par une version maison.

pour 1 litre

150 g d'amandes
150 g de noix de cajou
1 l d'eau

Faire tremper les amandes et les noix de cajou au moins 8 heures dans de l'eau. Les égoutter et les mixer avec l'eau, puis filtrer à l'aide d'une fine étamine ou d'un sac à lait végétal, en pressant fermement. Récupérer l'okara pour l'incorporer à une autre recette (on peut le conserver 24 heures dans une petite boîte hermétique ou un bocal au frais). Verser le lait dans une bouteille en verre et conserver au frais. Secouer doucement la bouteille avant de servir et consommer dans les 72 heures.

Pudding de chia

Pour 2 petits puddings

3 c. à s. de graines de chia
250 ml de lait d'amande
Au choix : coulis de fruits frais, fruits en morceaux, compote crue (voir page 74), sauce au chocolat cru, sirop d'érable, de datte...

Mélanger les graines de chia et le lait d'amande, et laisser gonfler 10 à 15 minutes. Répartir le mélange dans 2 petits bols ou bocaux et servir avec les ingrédients choisis.

Lait de chanvre

Pour 1 personne

3 à 4 c. à s. de graines de chanvre
1 verre d'eau
Optionnel : dattes ou sucre naturel
Vanille en poudre, cannelle en poudre

Faire tremper les graines au moins 3 heures dans un peu d'eau. Les égoutter et les mixer avec l'eau. Sucrer si on le désire avec des dattes, du sucre de coco ou du sirop d'érable et adoucir le goût avec 1 pincée de vanille et/ou de cannelle. Parfait pour les mueslis, pour ajouter dans les smoothies verts ou pour cuisiner.

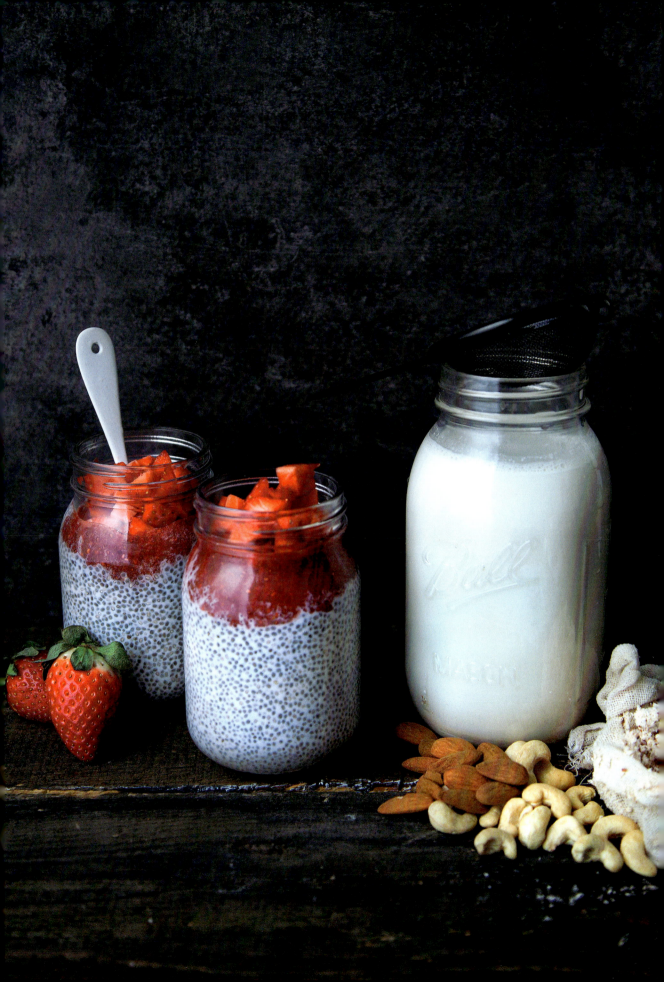

Salade vitaminée aux choux de Bruxelles

Pour 2 à 4 personnes

• 250 g de choux de Bruxelles nettoyés
• 1 botte de radis • 1 petite grenade
• 50 g de noix • 3 oranges

Sauce
• 2 c. à s. de vinaigre de cidre • 1 c. à s. de sirop de datte • 1 c. à c. d'huile de sésame toasté • 3 c. à s. d'huile d'olive • 1 c. à c. de tamari • 1 c. à s. de jus d'orange

Couper les choux de Bruxelles en deux et les hacher finement au couteau. À l'aide d'une mandoline (ou d'un couteau), couper les radis en fines rondelles. Détacher les grains de la grenade. Concasser grossièrement les noix. Détailler les oranges en suprêmes. Mélanger l'ensemble dans un saladier. Dans un petit bol, mélanger les ingrédients de la sauce en les ajoutant un à un. Ajouter la sauce sur l'assiette au moment de déguster.

Terrine au tournesol et légumes marinés

Pour 4 à 6 personnes

• 150 g de graines de tournesol
• 50 g de tomates séchées • $\frac{1}{2}$ courgette crue
• 2 c. à s. d'huile d'olive • 1 c. à c. de câpres fines • 2 c. à s. de ciboulette fraîche hachée
• 2 c. à c. d'origan séché • 1,5 c. à c. de thym séché • 1 c. à c. de jus de citron • sel, poivre

Faire tremper les graines de tournesol 1 nuit puis les égoutter. Hacher finement les tomates séchées et les courgettes, mélanger avec l'huile, les câpres, les herbes et le jus de citron. Assaisonner et laisser mariner 2 à 3 h. Mixer les graines de tournesol avec les légumes marinés et leur huile. Rectifier l'assaisonnement si besoin. Conserver au frais dans un bocal ou une terrine.

Beurre coco-amande et vanille

Pour 1 petit bocal

100 g de noix de coco râpée
1 c. à s. d'huile de coco
2,5 c. à s. de purée d'amandes
2 pincées de vanille en poudre

Placer la noix de coco et l'huile de coco dans un robot ménager muni d'une lame en S. Mixer, en faisant des pauses régulièrement pour ne pas fatiguer le moteur, jusqu'à ce que le beurre de coco se forme. Ajouter la purée d'amandes et la vanille. Verser dans un petit bocal et laisser durcir pendant 24 heures à température ambiante (ou quelques heures au frais). Le résultat est un beurre crémeux, plus facile à tartiner que le beurre de coco grâce à la purée d'amandes et délicieusement parfumé, idéal pour des tartines sucrées gourmandes.

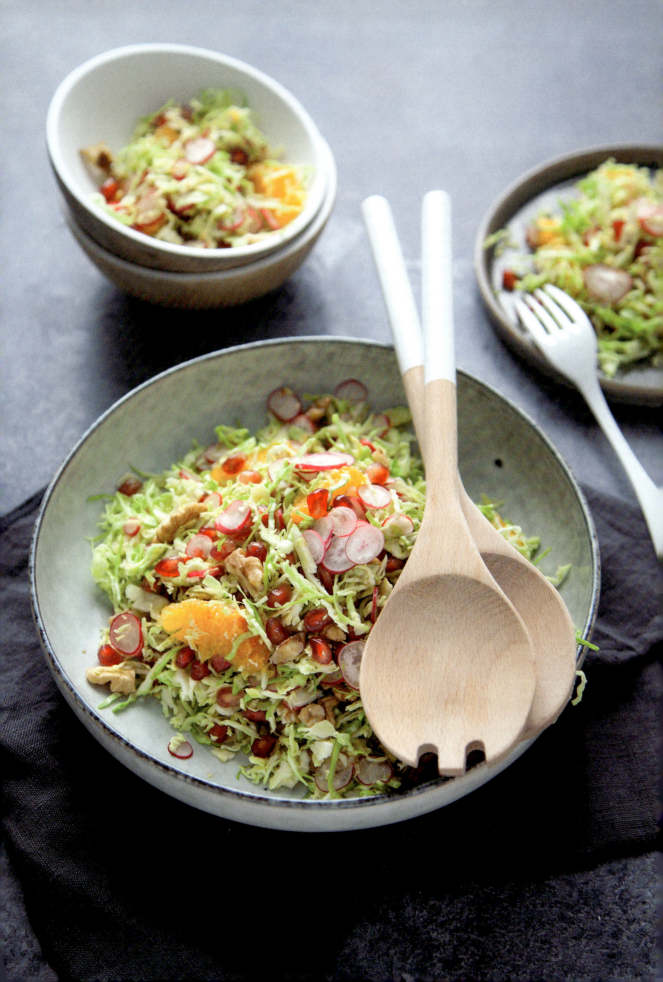

Taboulé cru au chou-fleur

Pour 6 à 8 personnes

350 g de chou-fleur en fleurettes
2 bottes de persil
4 c. à s. d'huile d'olive
Le jus de 2 citrons
6 c. à s. de menthe hachée
$\frac{1}{2}$ oignon rouge
130 g de tomates

Passer les fleurettes de chou-fleur au robot avec la lame en S, en mixant par petites impulsions, jusqu'à obtenir la texture d'une semoule fine. Hacher finement le persil (au hachoir électrique ou au couteau) après avoir pris soin de retirer les tiges. Le mélanger avec le chou-fleur. Ajouter l'huile d'olive, le jus de citron, la menthe, l'oignon finement haché et les tomates coupées en petits dés, et bien mélanger. Déguster rapidement. Le chou-fleur va progressivement se gorger d'eau au contact des autres ingrédients, le taboulé sera moins croquant et deviendra pâteux; il vaut donc mieux éviter de le préparer la veille ou le matin pour le soir. On peut en revanche préparer la semoule de chou-fleur à l'avance et mélanger tous les ingrédients au dernier moment. Placer les ingrédients au réfrigérateur pour obtenir un taboulé bien frais.

Caramel de dattes

Pour 1 petit pot

150 g de dattes moelleuses dénoyautées
100 ml d'eau

Mixer les dattes et l'eau pour obtenir une texture onctueuse et lisse. Conserver au frais dans un petit bocal. Utiliser pour les crêpes et pancakes, tremper des fruits, sucrer des préparations, des boissons. Pour transformer le caramel de dattes en pâte à tartiner au divin goût de pâtisserie orientale, ajouter 1 cuillerée à soupe de purée d'amandes, 1 cuillerée à soupe de purée de pistaches et $\frac{1}{2}$ cuillerée à café d'eau de fleur d'oranger.

Green smoothie bowl

Pour 1 bol

1 banane
1 pomme
100 ml de lait d'amande-cajou maison
(ou autre lait au choix)
2 grosses poignées d'épinards frais
(ou de jeunes pousses)
Pour garnir : copeaux de noix de coco, graines de chia, graines de tournesol, noix, fruits frais, sirop...

Couper la banane en morceaux. Éplucher la pomme (ou laisser la peau, selon la puissance du mixeur) et la couper en morceaux. Les mixer avec le lait végétal et les épinards bien lavés pour obtenir une purée onctueuse et lisse. La verser dans un bol et garnir d'ingrédients au choix. Pour un rendu graphique, former des lignes d'ingrédients côte à côte.

Sauce tomate crue au poivron

Pour 4 personnes

Pour 4 personnes

3 tomates bien mûres
1 petit poivron rouge
50 g de tomates séchées à l'huile et aux aromates
Sel, poivre

Couper les tomates, le poivron rouge et les tomates séchées marinées en dés. Les mixer à l'aide d'un mixeur plongeant ou d'un blender puissant. Assaisonner selon le goût. On peut ajouter de l'ail, des herbes fraîches ou encore des épices pour parfumer cette sauce.

Makis crus aux légumes

Pour 16 makis

150 g de panais épluché
2 feuilles de nori non grillées
$1/2$ avocat
$1/2$ carotte râpée
Sauce soja pour accompagner

À l'aide d'une petite râpe, râper finement le panais. Confectionner les makis avec le panais râpé à la place du riz, comme des makis traditionnels. Mouiller légèrement le bord des feuilles de nori pour refermer les rouleaux. Placer les makis au frais si on ne les consomme pas immédiatement. Bien laisser les feuilles de nori s'humidifier avant de les découper délicatement avec un couteau bien aiguisé (ou un couteau à fines dents). Tremper les makis dans un peu de sauce soja.

Granité de gaspacho

Pour 6 personnes

10 à 12 tomates
3 poivrons rouges
1 concombre
2 gousses d'ail
$1/2$ oignon rouge émincé
1 c. à c. de vinaigre de xérès
1 c. à s. d'huile d'olive
Sel, poivre

Monder les tomates, puis les couper en dés. Couper les poivrons en dés en enlevant les graines et le pédoncule. Émincer le concombre et l'ail. Placer tous les légumes dans le bol d'un blender (idéalement un superblender) et mixer quelques minutes (selon la puissance du blender, on obtiendra un résultat plus ou moins lisse). Ajouter le vinaigre et mélanger. Ajouter l'huile d'olive, saler, poivrer et mélanger. Filtrer finement au besoin pour retirer les pépins ou petits morceaux de peau. Verser dans un saladier et placer au congélateur pour 1 heure. Sortir le mélange du congélateur, le gratter à la fourchette, bien mélanger et le remettre au congélateur. Gratter ainsi le mélange tous les ⬜ d'heure jusqu'à ce que le granité soit bien pris. Le conserver dans une boîte hermétique, quelques jours au maximum. Servir dans des verrines, avec une cuillère. Le granité fond très rapidement.

CUISINER AVEC UN BLENDER

Il envahit toutes les cuisines depuis une dizaine d'années. C'est le champion des smoothies et boissons onctueuses, il est idéal pour mixer de grandes quantités et obtenir des textures soyeuses et lisses. Pour des petites quantités ou des préparations plus épaisses, le *personal blender* et ses contenants à la taille variée sera parfait.

Green smoothie

Une recette simple, au goût tout doux, idéale pour faire ses premiers pas avec les smoothies verts et pour les enfants.

Pour 1 grand ou 2 petits verres

2 poignées d'épinards hachés
Le jus de 1 orange
1 petite pomme
½ banane
100 ml d'eau

Mettre les épinards dans le bol du blender, ajouter le jus d'orange, la pomme en morceaux (avec ou sans la peau), la demi-banane en morceaux et l'eau. Mixer jusqu'à obtenir un smoothie bien lisse.

Mascarpone végétal

Pour 4 à 6 personnes

200 g de noix de cajou
200 g de tofu soyeux
1 c. à s. de jus de citron
2 pincées de sel

Faire tremper les noix de cajou pendant 1 nuit. Les égoutter et les mixer avec le tofu soyeux, le jus de citron et le sel pour obtenir une texture lisse et onctueuse. Conserver au frais.

Smoothie aux fruits rouges et mulberries

Antioxydant

Pour 2 grands verres

200 g d'un mélange de fruits rouges au choix (myrtilles, fraises, framboises, cassis, groseilles, cerises…)
1 pomme
400 ml de lait végétal ou d'eau
40 g de *mulberries* séchées

Déposer les fruits rouges et la pomme coupée en morceaux dans le blender, couvrir avec le liquide, ajouter les *mulberries* et mixer pour obtenir un smoothie onctueux. On peut utiliser des fruits surgelés, c'est un bon moyen de consommer des fruits rouges quand la saison est passée.

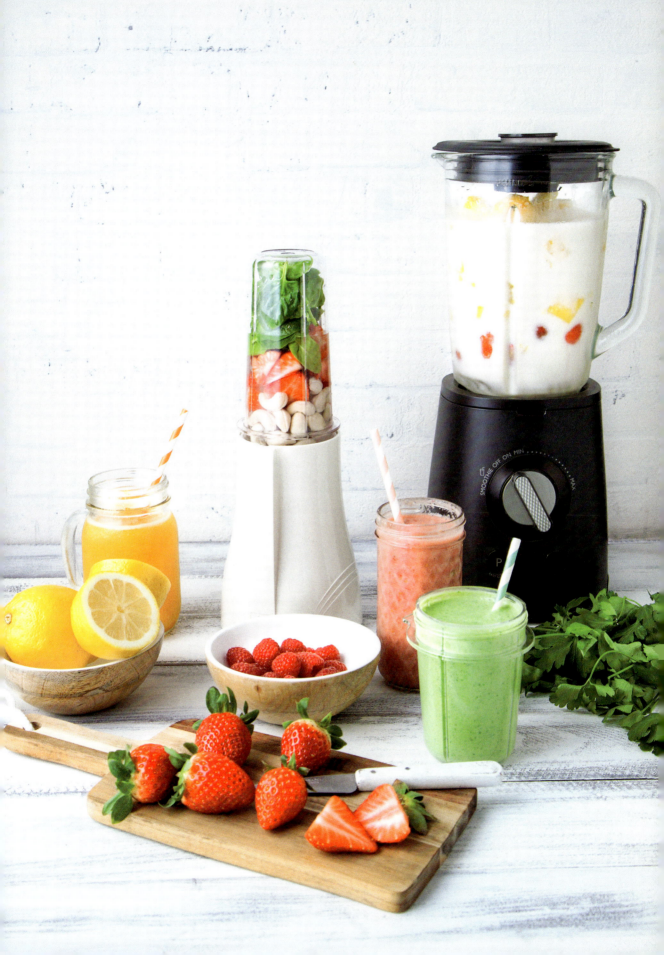

Milkshake avoine-matcha

Pour 2 verres

1 verre de glaçons
2 c. à c. de matcha
400 ml de lait d'avoine
Édulcorant au choix (sirop, dattes, sucre, xylitol...)

Dans le bol du blender, déposer les glaçons, ajouter le matcha et couvrir avec le lait d'avoine. Mixer par impulsions pour bien briser les glaçons, puis mixer plus longuement pour obtenir un milkshake crémeux. Ajouter l'édulcorant choisi, au goût. Déguster sans attendre.

Lassi à la fleur d'oranger et pistache

Pour 2 verres

350 ml de lait d'amande
6 c. à s. de yaourt de soja
1 c. à c. d'eau de fleur d'oranger
2 c. à c. de purée de pistaches
1 c. à s. de xylitol (ou autre édulcorant au choix)

Déposer tous les ingrédients dans le bol du blender (le lait et le yaourt doivent être bien frais). Mixer pour obtenir une boisson lisse et onctueuse. Déguster sans attendre.

Confiture crue fraises-framboises

Pour 1 pot

125 g de fraises équeutées
75 g de framboises
3 c. à s. de sirop de datte ou de dattes finement hachées
1 c. à c. de jus de citron
2 c. à s. de graines de chia

Couper les fraises en morceaux, puis les placer dans le bol du blender avec les framboises, le sirop ou les dattes, le jus de citron et les graines de chia. Mixer pour obtenir une texture grossière (avec des petits morceaux, c'est très bien). Verser dans un pot à confiture, le fermer et le placer au frais pour 1 nuit. Déguster comme une confiture classique. Consommer dans les jours suivants.

Pesto de roquette au citron

Pour 1 petit pot

80 ml d'huile d'olive
$1/2$ c. à c. de sel
1 c. à s. de levure maltée
30 g de noix de cajou hachées
90 g de roquette hachée
Le jus d'$1/2$ citron

Déposer un par un les ingrédients dans le bol du *personal blender* et mixer pour obtenir un pesto crémeux. Conserver au frais et consommer rapidement. Peut se congeler sans problème. Parfait avec des pâtes, pizzas vertes et bruschettas, ou pour assaisonner des salades.

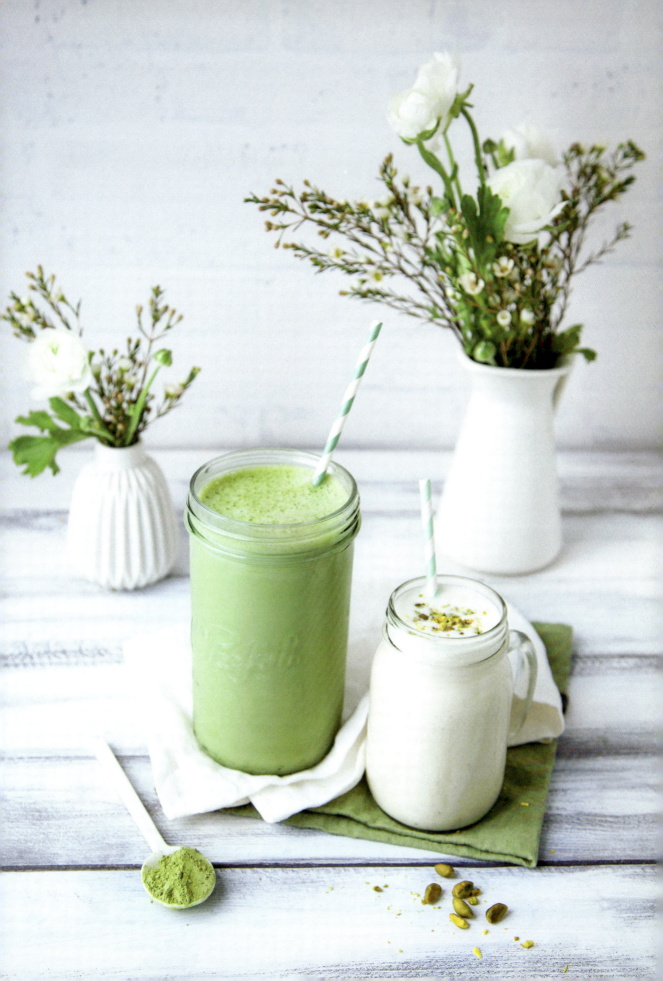

Bâtonnets glacés yaourt et açaï

Pour 6 bâtonnets

400 g de yaourt de soja
2 c. à s. d'huile neutre
4 c. à s. de sirop d'agave (ou autre édulcorant au goût léger)
½ c. à c. de vanille en poudre
2 c. à c. de jus de citron
2 c. à s. d'açaï en poudre

Mixer tous les ingrédients au blender pour obtenir une texture bien homogène. Verser dans des moules à bâtonnets glacés, insérer les bâtons et faire prendre au congélateur pendant au moins 5 heures. Passer les bâtonnets sous l'eau chaude pour les démouler.

Soupe crue aux légumes du soleil

Pour 4 à 6 personnes

2 petites courgettes
3 grosses tomates bien mûres
1 poivron rouge
½ concombre
1 gousse d'ail émincée
1 c. à s. d'huile d'olive
½ c. à c. de sel
1 c. à s. de basilic frais haché
1 petite échalote émincée

Couper les légumes en morceaux et les déposer dans le bol du blender avec le reste des ingrédients. Mixer pour obtenir une soupe sans morceaux. Servir bien frais, pourquoi pas avec quelques croûtons aillés et un filet d'huile d'olive, comme un gaspacho.

Beurre de courge érable et épices

Pour 1 pot de taille moyenne

285 g de potimarron cuit (ou d'une autre courge)
60 g d'huile de coco fondue (vierge ou désodorisée, selon le goût)
30 g de purée de noix de cajou
1 pincée de vanille en poudre
½ c. à c. de mélange d'épices pour pain d'épices

Mixer tous les ingrédients au blender ou au *personal blender* et verser dans un pot en verre hermétique. Placer au réfrigérateur et laisser durcir pendant 4 à 5 heures avant de consommer. Tartiner sur du pain, des crêpes, des pancakes, des tranches de gâteau...

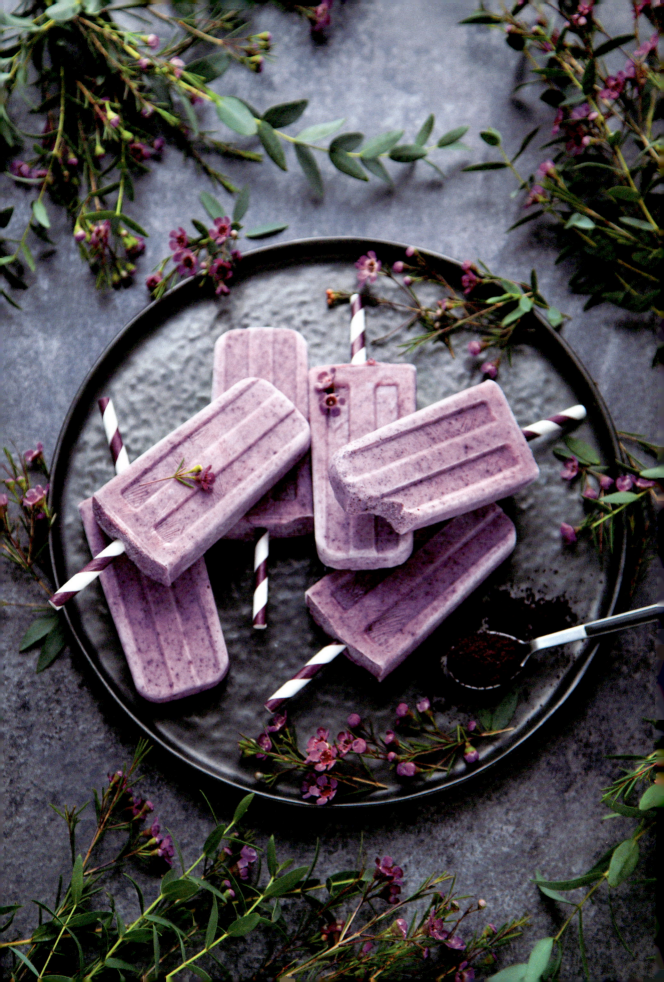

CUISINER AVEC UN EXTRACTEUR DE JUS

Vous avez décidé d'investir dans un extracteur de jus et vous avez bien fait ! Cet appareil plus polyvalent qu'il n'y paraît permet grâce à de petits accessoires de faire bien plus que des jus. Il est très pratique pour intégrer plus de légumes au quotidien et s'apprivoise facilement.

Green shots herbe de blé et gingembre

Pour 6 verres

80 g d'herbe de blé
3 g de gingembre frais
1 citron pelé

Passer les ingrédients à l'extracteur de jus et servir dans des petits verres de type verres à liqueur. On peut aussi ajouter l'équivalent de 1 ou 2 petits verres dans 1 l d'eau pour la journée.
L'herbe de blé peut être obtenue à la maison en faisant germer du blé tendre et en le laissant pousser jusqu'à 12 à 15 cm (arroser le blé tous les jours). Couper l'herbe à ras (on ne garde pas le germe) et bien la laver.

Eau gourmande melon-fraise

Pour 4 à 6 personnes

$1/2$ melon de type cantaloup
75 g de fraises équeutées
1 l d'eau filtrée bien fraîche

Passer les fruits à l'extracteur et mélanger avec l'eau. Servir bien frais, avec des glaçons si on le désire.

Idéal pour s'hydrater pendant l'effort.

Pâte à pizza à la betterave

Pour 1 grande pizza

1 grosse betterave passée à l'extracteur de jus (environ 150 ml)
1,5 c. à c. de levure de boulanger déshydratée
300 g de farine de blé T80
$1/2$ c. à c. de sel
1 c. à s. d'huile d'olive
50 g de semoule de blé dur fine

Dans un grand verre doseur, mélanger le jus de betterave obtenu grâce à l'extracteur de jus, et la levure. Laisser reposer 15 minutes. Mélanger la farine et le sel dans un grand saladier, puis verser le liquide, mélanger, ajouter l'huile d'olive et pétrir 5 bonnes minutes sur un plan de travail fariné de semoule de blé dur. Placer la boule de pâte dans un saladier huilé et le couvrir d'un torchon. Laisser lever 1 h. Dégazer et former de nouveau une boule, puis l'étaler sur le plan de travail fariné de semoule de blé dur. Garnir le fond de pizza et cuire environ 20 minutes à 200 °C (th. 6-7).

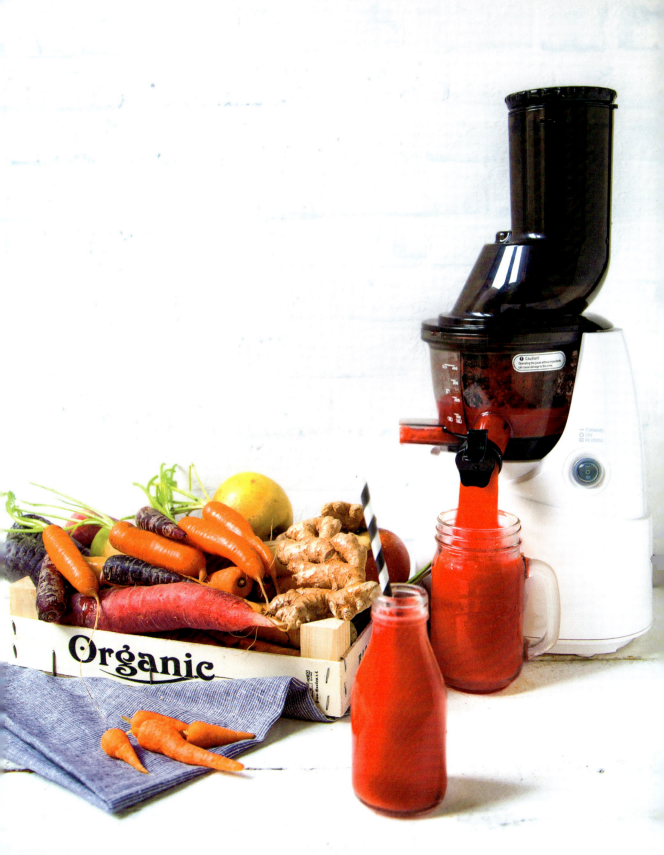

Jus vert façon mojito

Pour 1 grand verre

1 concombre
2 petites pommes vertes
4 brins de menthe
1 citron vert

Couper le concombre et les pommes en morceaux, détacher les feuilles de menthe, éplucher le citron et le couper en deux. Passer tous les ingrédients à l'extracteur et servir dans un verre, sur un lit de glaçons.

Muffins à la pulpe de fruits et légumes

Pour 8 muffins

2 c. à s. de graines de lin moulues
5 c. à s. d'huile neutre
5 c. à s. de sucre de canne
150 ml de lait d'amande
2 c. à c. de poudre à lever
100 g de pulpe de fruits et légumes
175 g de farine de petit épeautre semi-complète

Mélanger les ingrédients un à un au fouet dans un saladier. Répartir dans des moules à muffins chemisés de caissettes en papier et cuire 20 à 25 minutes au four à 180 °C (th. 6). Les muffins doivent être bien dorés.

Une recette simple et rapide pour recycler la pulpe produite lors de l'extraction des jus et enrichir les petits déjeuners et/ou goûters en fibres.

Glace fraise-banane-yaourt

Pour 4 personnes

1 yaourt végétal (de soja ou de noix de cajou)
2 bananes congelées en morceaux
300 g de fraises congelées en morceaux

Placer le yaourt au congélateur pour 30 minutes afin qu'il commence à congeler. Déposer les fruits congelés en morceaux dans l'extracteur (muni du kit à sorbets si c'est un extracteur vertical), en les alternant avec le yaourt. Bien mélanger et déguster immédiatement.

Jus multivitaminé

Pour 4 verres

2 oranges
150 g d'ananas épluché
150 g de chair de mangue
2 pommes

Éplucher les oranges puis passer tous les fruits coupés en morceaux à l'extracteur, selon les instructions de l'appareil.

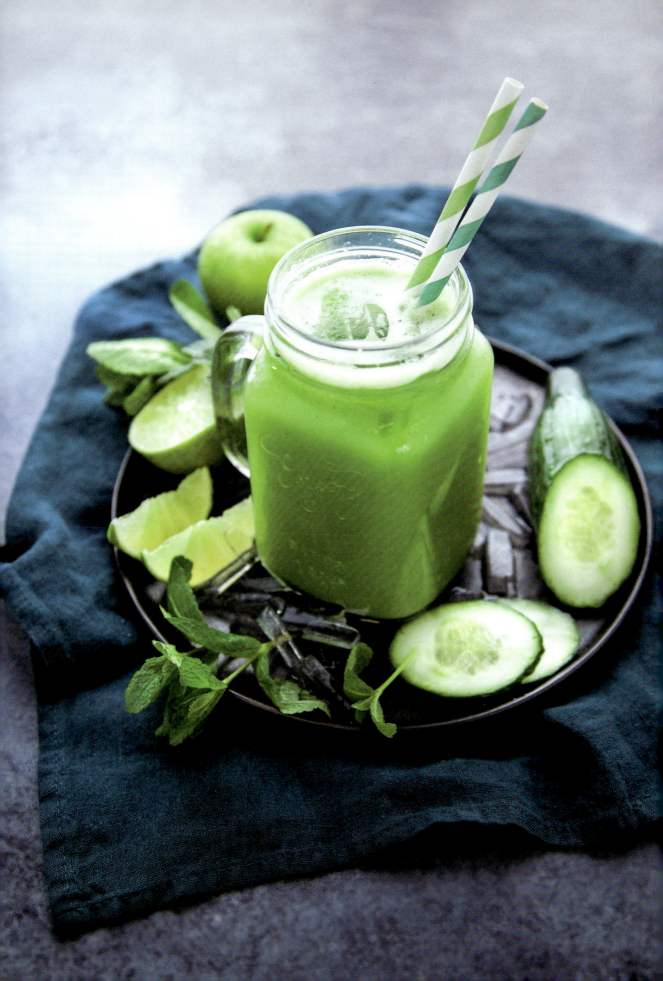

Limonade à la rhubarbe

Pour 4 verres

300 g de rhubarbe fraîche
2 c. à s. de sirop d'agave
750 ml d'eau pétillante à grosses bulles

Passer la rhubarbe à l'extracteur, puis mélanger le jus obtenu avec le sirop d'agave et enfin avec l'eau pétillante dans une carafe. Servir immédiatement, sur un lit de glaçons pour plus de fraîcheur si on le désire.

Lait d'amande à l'extracteur

Pour 1 l

400 g d'amandes
1 l d'eau

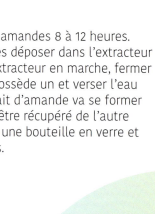

Riche en calcium

Faire tremper les amandes 8 à 12 heures. Les égoutter et les déposer dans l'extracteur de jus. Mettre l'extracteur en marche, fermer le clapet s'il en possède un et verser l'eau petit à petit. Le lait d'amande va se former et l'okara pourra être récupéré de l'autre côté. Verser dans une bouteille en verre et conserver au frais.

Soupe crue à la patate douce

Pour 2 petits bols

500 g de patate douce
3 carottes
2 poivrons rouges
2 c. à c. d'huile de noix ou de coco
2 c. à s. de ciboulette ou de coriandre fraîche hachée
Sel, poivre

Couper les légumes en morceaux et les passer à l'extracteur. Verser dans 2 bols, ajouter 1 cuillerée à café d'huile au choix en filet, puis ajouter l'herbe aromatique choisie et assaisonner.

Coulis de mangue cru

Pour 1 bol

1 grosse mangue mûre à point

Éplucher la mangue. Couper la chair tout autour du noyau puis la passer à l'extracteur muni du kit à smoothies ou à purées pour obtenir un coulis épais. Utiliser dans la journée et conserver au frais, dans un bocal ou une petite bouteille.

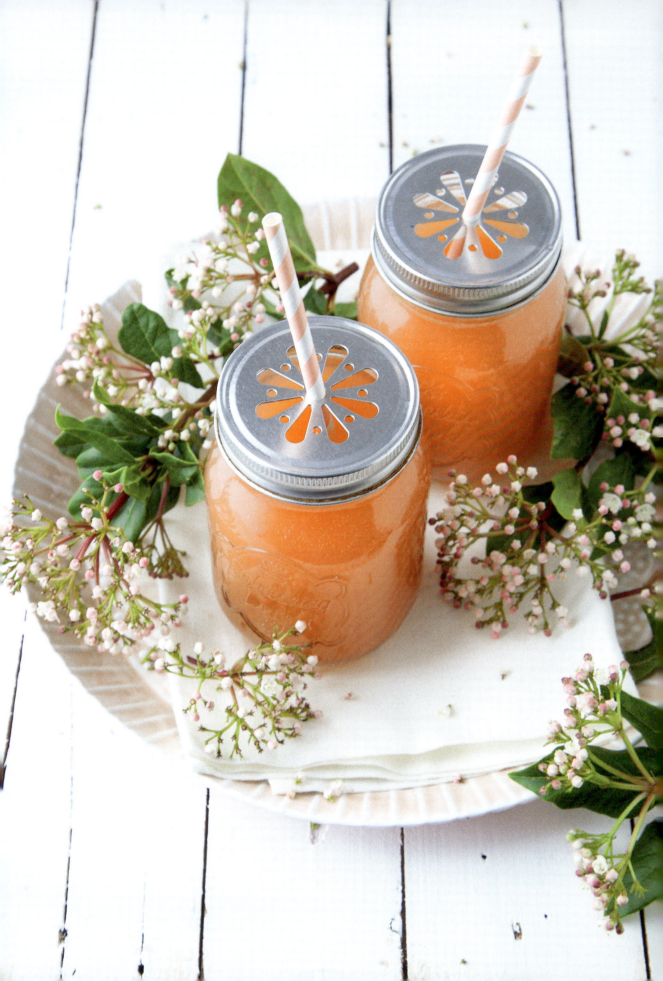

CUISINER AVEC UN DÉSHYDRATEUR

Appareil star de la *raw food* (alimentation crue), le déshydrateur permet d'obtenir des textures croustillantes tout en conservant les propriétés nutritionnelles des ingrédients. Il est très simple à utiliser et utile pour préparer des snacks sains.

Mini-cookies crus coco-raisins

Pour environ 10 cookies

6 c. à s. de petits flocons d'avoine
3 c. à s. de noix de cajou
3 c. à s. de graines de tournesol
3 c. à s. de poudre d'amandes
3 c. à s. de sirop d'agave
2 c. à s. de farine de coco
3 c. à s. de raisins secs
4 à 5 c. à s. de noix de coco râpée

Passer les flocons, les noix de cajou, les graines de tournesol et la poudre d'amandes au robot pour obtenir une poudre grossière. Dans un bol, mélanger cette poudre avec le sirop d'agave, la farine de coco et les raisins secs (ajouter 1 ou 2 cuillerées d'eau au besoin). Avec les mains, former des petites galettes et les retourner dans la noix de coco râpée déposée dans un bol. Disposer les cookies sur un plateau du déshydrateur muni d'une feuille antiadhésive ou de papier cuisson. Déshydrater 10 h à 40°C.

Mini-pizzas crues

Pour environ 20 mini-pizzas

Pâte
1 poivron rouge
2 c. à c. d'origan séché
$^1/_2$ c. à c. d'ail en poudre
$^1/_2$ c. à c. de sel
150 ml d'eau
75 g de graines de lin doré

Garniture
10 olives dénoyautées
3 tomates séchées
5 tomates cerise
Fromage d'amande (voir page 288)
Sauce tomate crue (voir page 71)
Pesto de kale aux noix (voir page 206)
Origan frais ou séché

Couper le poivron rouge en morceaux et les mixer avec le reste des ingrédients de la pâte. Laisser reposer 15 minutes. Sur deux plateaux du déshydrateur munis de feuilles antiadhésives, déposer 20 cuillerées à soupe de pâte et les étaler pour leur donner une forme ronde d'épaisseur homogène. Déshydrater la pâte 8 h à 40 °C. Décoller délicatement les fonds de mini-pizza et les déposer à nouveau sur les plateaux (sans la feuille antiadhésive). Déshydrater à nouveau 8 à 10 h. Trancher les olives, émincer les tomates séchées et couper les tomates cerise en quatre. Sur chaque mini-pizza, déposer un peu de fromage d'amande et l'étaler. Déposer un peu de sauce tomate et une touche de pesto. Ajouter 2 rondelles d'olive, un quart de tomate cerise, 1 ou 2 morceaux de tomate séchée et finir par un peu d'origan. Servir sans attendre.

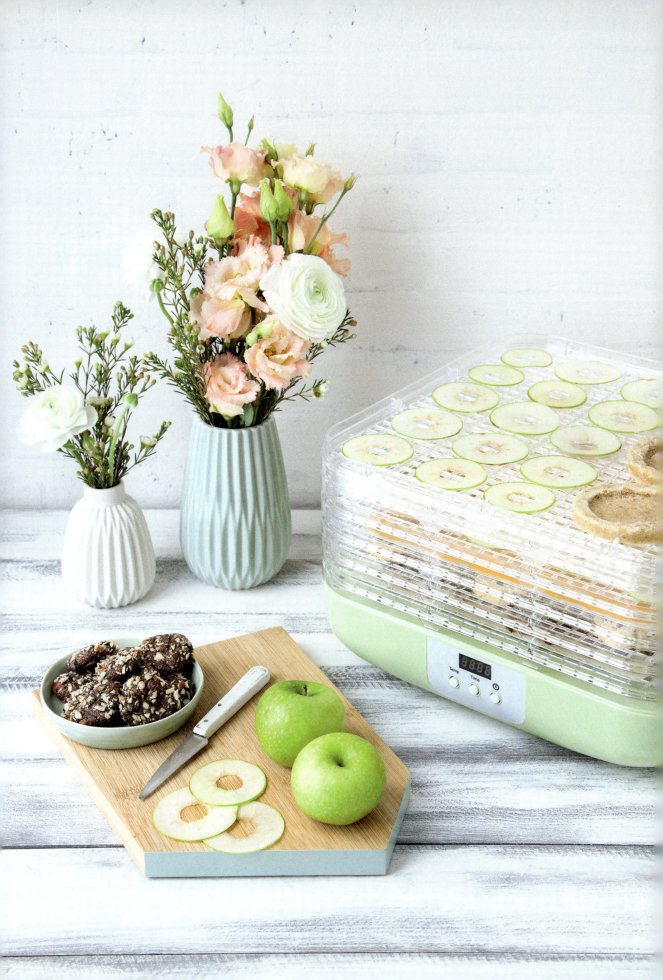

Chips de kale à l'italienne

Pour 4 à 6 personnes

100 g de kale dénervuré
2 c. à s. d'huile d'olive
5 c. à s. de mélange « pizza mix »
(voir page 206)

Laver le kale et le couper à la main en morceaux de taille moyenne. Dans un saladier, mélanger le kale et les autres ingrédients. Répartir sur un plateau du déshydrateur et déshydrater à 40 °C pendant environ 12 heures. Conserver dans un bocal hermétique.

Crackers de graines de lin ail et fines herbes

Pour environ 15 crackers

100 g de graines de lin brun ou doré
200 ml d'eau
2 gousses d'ail en purée ou émincées
2 c. à c. de menthe hachée
2 c. à c. de ciboulette ciselée
2 c. à c. d'aneth ciselé
2 c. à c. de basilic haché
2 c. à c. de coriandre hachée
1 c. à c. d'huile d'olive
$^1/_3$ de c. à c. de sel

Mélanger les graines et l'eau puis laisser reposer 1 heure. Mixer grossièrement à l'aide d'un mixeur plongeant. Ajouter le reste des ingrédients et mélanger. Étaler la préparation sur 2 plateaux du déshydrateur munis de feuilles antiadhésives pour former de gros crackers. Les déshydrater à 40 °C pendant 12 heures.

Cuir de fruits rouges

Pour 4 portions

100 g de fruits rouges au choix
$^1/_2$ banane
Optionnel : 1 c. à s. de sucre de canne

Bien mixer les ingrédients pour obtenir une purée lisse et épaisse. L'étaler à l'aide d'une spatule en une fine couche uniforme sur un plateau du déshydrateur couvert d'une feuille antiadhésive. Déshydrater pendant 12 heures à 40 °C. Décoller délicatement et découper en bandes. Les rouler sur elles-mêmes et les emballer dans un morceau de papier cuisson. On peut aussi les rouler dans une bande de papier cuisson pour une plus longue conservation, afin d'éviter que le cuir de fruits ne se colle à lui-même. Conserver dans une boîte hermétique.

Biscuits crus salés aux légumes façon curry coco

Pour environ 30 biscuits crus

100 g de sarrasin décortiqué
200 ml d'eau
$^1/_2$ courgette
2 petites branches de céleri (avec les feuilles)
1 c. à c. de pâte de curry vert (voir page 204)
4 c. à s. de noix de coco râpée
$^1/_3$ de c. à c. de sel

Dans un bol, faire tremper le sarrasin dans l'eau pendant 2 heures. Couper les légumes en morceaux puis les mixer avec le sarrasin et le reste des ingrédients. Étaler le mélange sur un plateau du déshydrateur muni d'une feuille antiadhésive pour former des petits biscuits. Les déshydrater à 40 °C pendant environ 10 heures. Les biscuits doivent être croustillants. Les conserver dans une boîte ou un bocal hermétique.

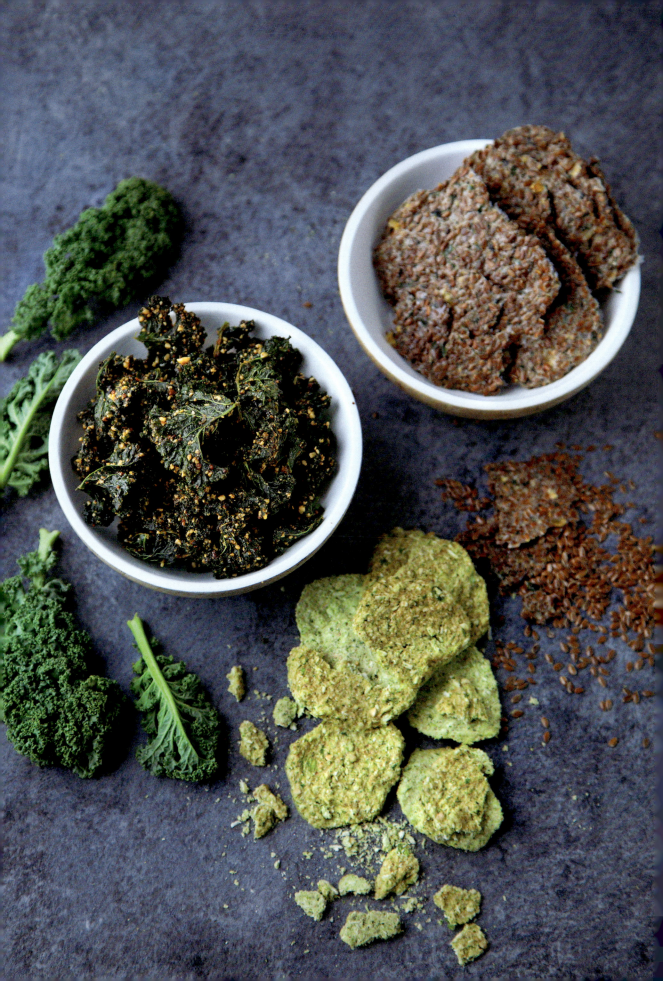

Fonds de tartelettes crus déshydratés

Les tartelettes crues ont une texture moelleuse très intéressante, mais pour se rapprocher d'une tartelette « classique », voici une recette de fonds de tartelettes crus à la texture plus proche d'une pâte sablée et moins sucrés que ceux à base de dattes.

Pour 4 à 6 tartelettes

• 1 c. à s. de graines de lin • 90 g de poudre d'amandes • 2 c. à s. de farine de coco
• 2 c. à s. de sirop d'agave cru

Mélanger tous les ingrédients dans un grand bol. Déposer un cercle en Inox sur une feuille antiadhésive (ou une feuille de papier cuisson) placée sur un plateau du déshydrateur. Former un fond de tartelette en tassant un quart ou un sixième du mélange dans le cercle et en façonnant des bords afin de pouvoir y placer une garniture par la suite. Renouveler l'opération pour former les autres fonds de tartelettes. Les déshydrater pendant 4 heures à 40 °C, puis les décoller délicatement pour les poser directement sur le plateau du déshydrateur. Les déshydrater encore 4 à 6 heures. Les fonds doivent être bien fermes et légèrement croustillants. Les garnir selon le goût de crème de cajou sucrée, de purée de fruits, de morceaux de fruits frais, et déguster. Ces fonds se conservent 1 semaine dans une boîte hermétique ; s'ils se ramollissent, les repasser 1 ou 2 heures au déshydrateur.

Chips de betterave

Pour 1 bol de chips

• 1 betterave moyenne épluchée (env. 150 g)
• 2 c. à c. d'huile d'olive • Sel, poivre

Couper la betterave en fines tranches (environ 1 mm d'épaisseur) à l'aide d'une mandoline. Bien masser les tranches avec l'huile d'olive. Saler et poivrer. Déposer les tranches sur un plateau du déshydrateur et les déshydrater à 40 °C pendant environ 12 heures.

Croustillant de sarrasin aux noix de pécan

Pour un petit bocal

80 g de sarrasin décortiqué
40 g de noix de pécan
2 c. à s. de sirop d'agave cru

Faire tremper le sarrasin pendant 8 heures. Le mélanger avec les noix de pécan hachées et le sirop d'agave. Étaler le mélange sur un plateau du déshydrateur couvert d'une feuille antiadhésive (ou de papier cuisson) et le déshydrater à 40 °C pendant 10 à 12 heures. Conserver dans un bocal et utiliser comme *topping* pour les yaourts, bols gourmands, smoothies ou glaces, ou grignoter tel quel.

Rochers au cacao cru et à la noisette

Pour environ 10 rochers

1 c. à s. de graines de lin
2 c. à s. de cacao cru en poudre
3 c. à s. de poudre d'amandes
2 c. à s. de poudre de noisettes
50 g de noisettes finement hachées
100 g de dattes moelleuses dénoyautées
3 c. à s. de purée de noisettes

Dans un grand bol, mélanger tous les ingrédients pour obtenir une pâte homogène. Former une dizaine de petites boules et les aplatir légèrement. Les placer sur un plateau du déshydrateur et les déshydrater environ 10 heures à 40 °C.

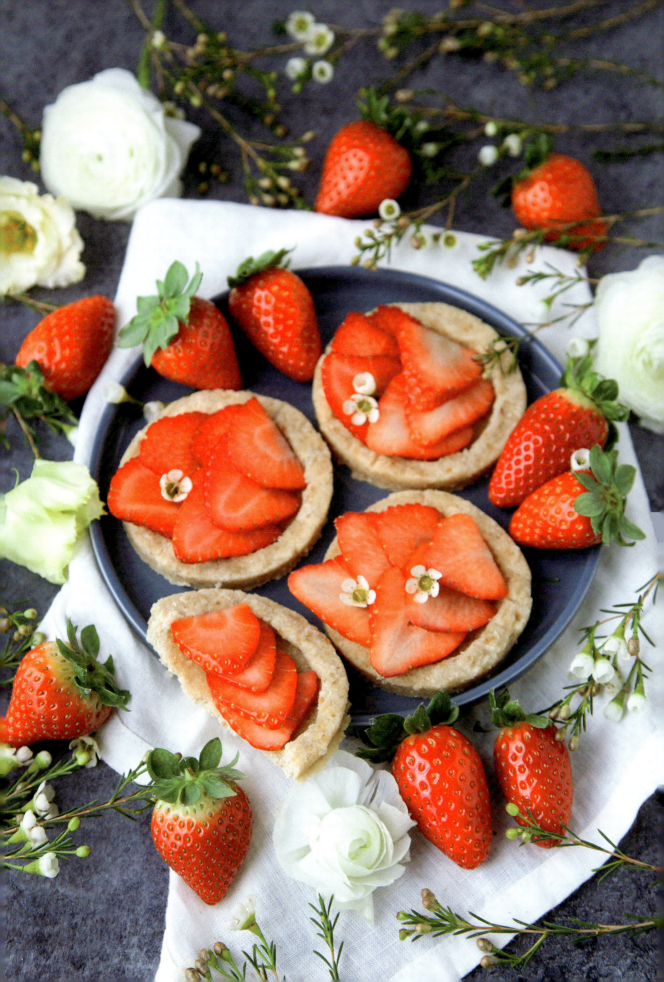

Cuir de fruits mangue et citron

Pour 4 portions

200 g de chair de mangue parfumée bien mûre
1 c. à s. de jus de citron

Bien mixer les ingrédients pour obtenir une purée lisse et épaisse. L'étaler à l'aide d'une spatule en une fine couche uniforme sur un plateau du déshydrateur couvert d'une feuille antiadhésive. Déshydrater pendant 12 heures à 40 °C. Décoller délicatement et découper en bandes. Les rouler sur elles-mêmes et les emballer dans un morceau de papier cuisson. On peut aussi les rouler dans une bande de papier cuisson pour une plus longue conservation, afin d'éviter que le cuir de fruits ne se colle à lui-même. Conserver dans une boîte hermétique.

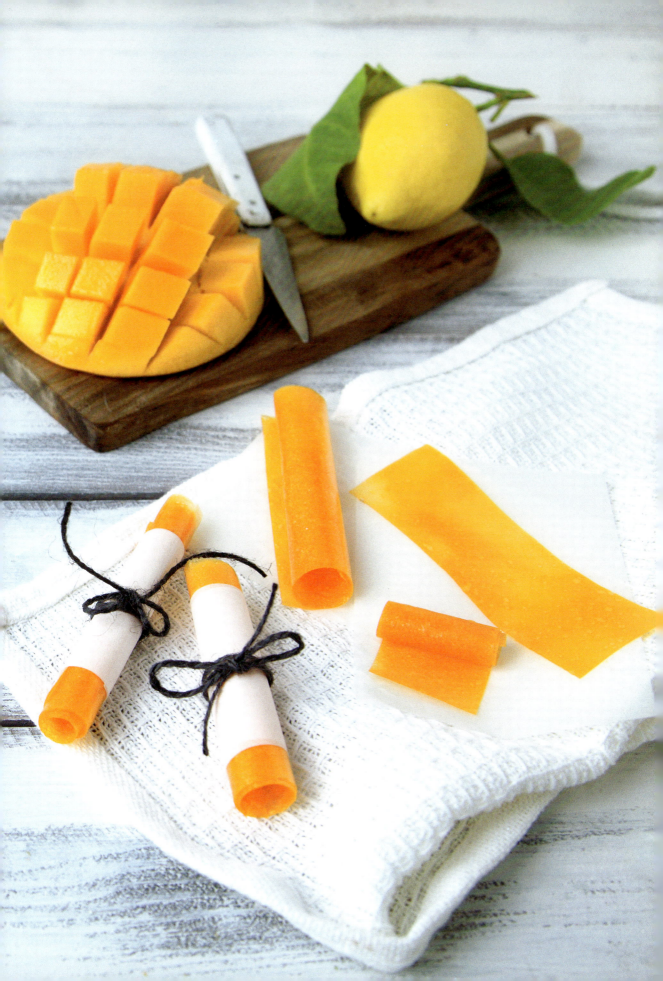

CUISINER AVEC UNE MANDOLINE ET UN SPIRALEUR

Confectionner des raviolis, tagliatelles ou spaghettis de légumes en quelques minutes pour remplacer les pâtes, en voilà une riche idée ! Ces deux ustensiles peu coûteux et faciles à utiliser permettent de réaliser des recettes créatives pour ajouter des couleurs dans les assiettes et consommer plus de légumes au quotidien.

Carpaccio de trois radis

Pour 4 personnes

1/2 radis noir
1/4 de radis blanc (daikon)
1/2 botte de radis roses
1 c. à s. de jus de citron
2 c. à s. de jus d'orange pressée
2 c. à c. d'huile de noix
8 feuilles de menthe fraîche
Sel, poivre

Bien laver les radis et couper les fanes au besoin. Les couper en fines tranches (1 mm d'épaisseur environ) à l'aide d'une mandoline. Attention en arrivant à la fin des radis, en particulier pour les petits radis roses, car les accidents de mandoline sont vite arrivés. Mélanger les jus d'agrume et l'huile de noix. Dans un plat, disposer les radis et les arroser de ce mélange. Parsemer de feuilles de menthe ciselées, saler et poivrer. Laisser reposer 30 minutes au frais et déguster.

Raviolis crus

Pour 2 à 4 personnes

65 g de noix de cajou
40 g de graines de tournesol
1 c. à s. de shiro miso
2 c. à s. d'huile d'olive
1/2 gousse d'ail
Le jus d'1/2 citron
1 c. à s. de ciboulette ciselée
1/2 céleri-rave
Pour accompagner : roquette, sauce tomate crue (voir page 71), parmesan végétal

Faire tremper les noix de cajou et les graines de tournesol pendant 3 à 4 heures. Les égoutter et les mixer avec le miso, l'huile, l'ail et le jus de citron pour obtenir un fromage frais. Mélanger avec la ciboulette. Parer le céleri-rave et le passer à la mandoline pour obtenir de fines tranches de 2 mm d'épaisseur. Y découper des disques à l'aide d'un emporte-pièce rond de 6 à 7 cm de diamètre. Déposer 1 cuillerée à café de garniture sur la moitié d'un disque de céleri-rave et le replier délicatement pour former un ravioli. Servir accompagné d'une poignée de roquette assaisonnée au goût et d'un peu de sauce tomate crue. Saupoudrer d'un peu de parmesan végétal. Idéal aussi bien en entrée qu'en plat.

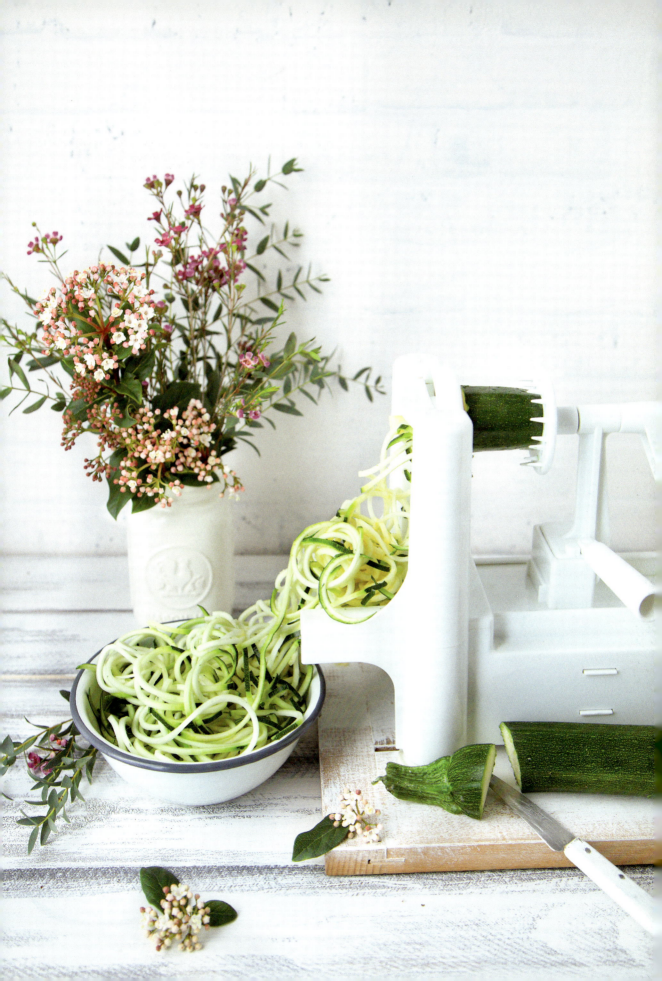

Salade de spaghettis de betterave marinés

Pour 2 personnes

1 betterave crue de taille moyenne
Le jus de 1 citron
1 c. à s. d'huile d'olive
1 c. à s. d'aneth ciselé
1 oignon vert
Sel, poivre

Éplucher la betterave et la passer au spiraleur pour faire de fins spaghettis. Dans un plat, mélanger les spaghettis (les couper s'ils sont trop longs) avec le jus de citron, l'huile d'olive et l'aneth. Laisser mariner au frais 30 minutes environ. Assaisonner, mélanger et ajouter l'oignon vert ciselé au moment de servir.

Spaghettis de concombre à la crème

Pour 1 à 2 personnes

$\frac{1}{2}$ concombre
5 c. à s. de crème végétale
$\frac{1}{2}$ gousse d'ail
2 c. à c. de jus de citron
2 c. à c. d'aneth ciselé
Sel, poivre

Laver le concombre sans l'éplucher. Le passer au spiraleur pour en faire de fins spaghettis. Mélanger le reste des ingrédients dans un grand bol et y ajouter les spaghettis. Déguster rapidement ou placer au frais si on ne consomme pas immédiatement.

Pad thaï aux nouilles de courgettes

Pour 2 personnes

2 courgettes
1 carotte
Sauce cacahuète – citron vert (voir page 206)
1 c. à s. de coriandre hachée
1 c. à c. de coriandre en poudre
1 poignée de graines de haricot mungo germées (appelées à tort « pousses de soja »)
1 poignée de graines de tournesol germées
50 à 100 g de tofu doré émietté
4 oignons verts
2 c. à s. de cacahuètes ou de noix de cajou hachées
Piment haché
$\frac{1}{2}$ citron vert

Passer les courgettes au spiraleur pour en faire de fins spaghettis. Les couper s'ils sont trop longs et les mélanger avec la carotte coupée en julienne ou râpée. Mélanger avec un peu de sauce cacahuète pour que la préparation soit onctueuse, ajouter la coriandre fraîche et la coriandre en poudre. Répartir dans 2 bols, déposer un peu de graines germées, du tofu émietté, des oignons verts ciselés et des cacahuètes hachées. Ajouter le piment au goût et 1 quartier de citron vert à presser. Servir avec le reste de la sauce à part pour en rajouter au besoin.

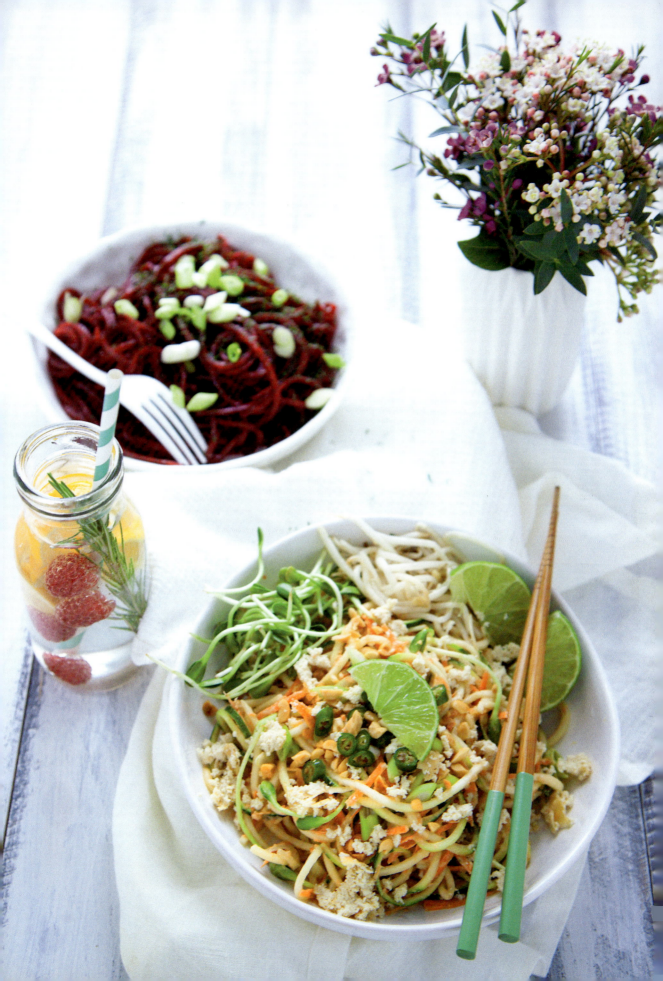

Spaghettis de patate douce sautés à la bolognaise

Pour 4 personnes

1 carotte
50 g de champignons de Paris
1 oignon
3 gousses d'ail
3 c. à s. d'huile d'olive + pour faire
sauter les spaghettis
1,5 c. à c. de thym séché
150 g de haricots noirs cuits
3 c. à s. de tamari
500 g de pulpe de tomates
800 g à 1 kg de patates douces épluchées

Émincer la carotte, les champignons, l'oignon et l'ail. Verser l'huile d'olive dans une sauteuse et y faire revenir les légumes avec le thym à feu moyen pendant 5 minutes. Écraser les haricots et les ajouter aux légumes avec le tamari, et cuire 2 à 3 minutes. Ajouter la pulpe de tomates, mélanger et cuire à feu doux pendant 10 minutes. Éplucher les patates douces et les passer au spiraleur pour obtenir de fins spaghettis. Les faire sauter à feu vif avec un peu d'huile d'olive en mélangeant régulièrement avec une pince pour ne pas les abimer. Les spaghettis de patate douce vont prendre une belle couleur orangée et doivent être légèrement dorées, un peu plus souples mais encore fermes. Servir immédiatement, avec la sauce bolognaise aux haricots noirs.

Wok de nouilles de carotte au gingembre et sésame

Pour 1 personne

• 1 grosse carotte • 1 c. à c. d'huile de sésame toasté • ½ c. à c. de gingembre en purée • ½ gousse d'ail en purée • 1 c. à c. de tamari • 1 c. à c. de coriandre fraîche ciselée

Éplucher la carotte et la passer au spiraleur pour en faire de fins spaghettis. Faire chauffer un wok sur feu moyen-vif et y verser l'huile. Y ajouter le gingembre et l'ail en purée ainsi que les nouilles. Cuire quelques minutes en mélangeant sans arrêt. Ajouter le tamari et la coriandre. Cuire encore 1 minute. Les nouilles de carotte doivent être tendres mais encore un peu fermes. Servir sans attendre.

Cannellonis de courgette

Pour 2 à 4 personnes

• 1 oignon • 2 c. à s. d'huile d'olive • 2 gousses d'ail • 200 g de tofu lactofermenté mariné au tamari • 1 c. à c. de thym séché • 4 grosses courgettes • Sauce tomate aux herbes (voir page 208) • 6 c. à s. de parmesan végétal en poudre • Poivre noir

Couper l'oignon en dés, puis le faire sauter 1 minute dans une poêle de taille moyenne sur feu vif, avec l'huile d'olive et l'ail émincé. Ajouter le tofu émietté, le thym et poivrer. Cuire quelques minutes à feu moyen-doux. À la mandoline, trancher finement les courgettes dans la longueur (2 mm d'épaisseur environ). Façonner les cannellonis selon la méthode suivante : déposer 1 cuillerée de farce sur le bord d'une tranche de courgette, puis la rouler délicatement. Étaler un peu de sauce tomate au fond d'un plat. Y disposer les cannellonis de courgette côte à côte. Couvrir de sauce tomate. Parsemer de parmesan végétal. Cuire au four à 180 °C (th. 6) pendant 20 minutes environ.

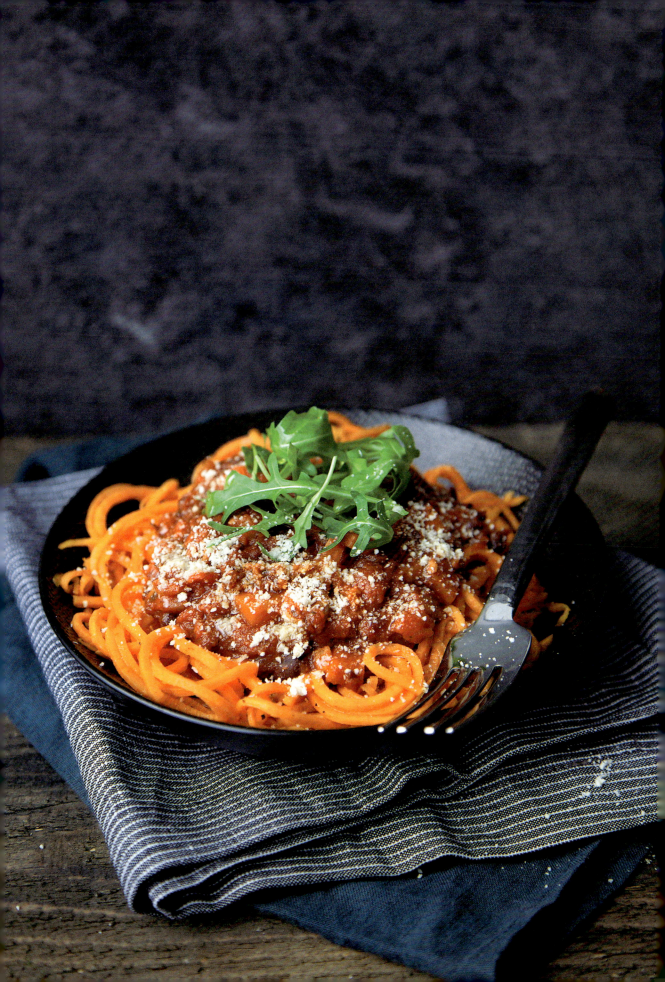

Cuisine vivante : fermentation, germination, et probiotiques

La fermentation maison fait son grand retour et c'est tant mieux ! Elle présente de nombreux avantages pour la santé car elle rend les aliments plus digestes, les nutriments plus assimilables, et elle augmente la qualité nutritionnelle des végétaux utilisés tout en nous permettant d'enrichir notre alimentation en précieux probiotiques. Dans le même ordre d'idées, les graines germées maison sont une solution peu coûteuse pour ajouter des vitamines et des enzymes bénéfiques à la digestion dans notre alimentation. Le sujet est un peu plus complexe que les autres techniques présentées dans ce livre, mais voici quelques conseils utiles pour vous lancer dans la merveilleuse aventure de la cuisine vivante. Avec en prime quelques recettes simplissimes de fromages vegan pour vous initier à la fromagerie végétale fermentée.

Graines germées maison

Pour 1 petit bol

1 poignée de graines bio à germer

Rincer les graines et les faire tremper dans un bol ou un bocal d'eau pendant 8 heures. Rincer, égoutter et disposer sur un germoir, dans un bol ou un bocal. Rincer les graines 2 à 3 fois par jour. Les consommer quand le germe est bien sorti. Selon les graines, cela peut prendre 1 à plusieurs jours. Les graines à mucilage ont besoin d'un germoir avec une fine grille pour bien germer. Les légumineuses de type pois chiches, haricots mungo (souvent vendus sous le nom de « pousses de soja ») ou lentilles germent très facilement dans un bol ou un bocal. Une fois les graines germées, les conserver dans une boîte hermétique au frais. Rincer avant d'utiliser. Si on n'utilise pas de germoir couvert, on peut couvrir le bocal ou le bol d'une fine couche de gaze pour éviter que la poussière ne se dépose sur les graines et que les insectes ne s'y promènent.

Houmous de pois chiches germés

Pour 1 bol

100 g de pois chiches secs
3 c. à s. de tahini
3 c. à s. de jus de citron
3 c. à s. d'eau
1 petite gousse d'ail
Sel
Pour servir : huile d'olive, cumin en poudre, graines de sésame

Faire tremper les pois chiches 1 nuit dans un grand bol d'eau couvert d'une gaze. Jeter l'eau, rincer les pois chiches et les égoutter. Couvrir. Le soir, rincer les pois chiches, les égoutter et les couvrir à nouveau. Le lendemain, rincer les pois chiches et les égoutter. On doit commencer à voir sortir le germe de quelques pois chiches. Mixer les pois chiches avec le reste des ingrédients. Verser le houmous dans un bol et servir avec un filet d'huile d'olive, quelques pincées de cumin et des graines de sésame.

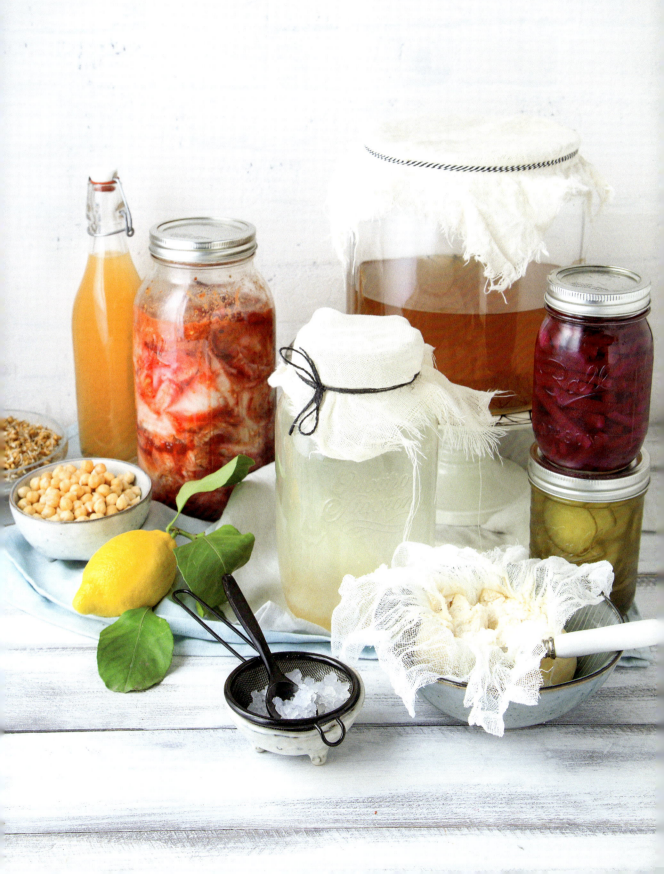

Kimchi rose

Pour 1 grand bocal

1 chou chinois
Gros sel
$1/2$ oignon
$1/2$ botte de radis roses
1 petite betterave
1 à 3 c. à s. de piment coréen en flocons gochugaru (ou autre piment au goût)
3 c. à s. de tamari
2 c. à s. de miso blanc
1,5 c. à s. de sucre de canne blond ou complet
2 gousses d'ail
2 c. à c. de gingembre émincé
$1/2$ pomme épluchée en morceaux

Retirer les premières feuilles du chou chinois puis le rincer brièvement. Couper le chou en quatre et disposer les morceaux dans un grand saladier (ou plusieurs petits). Saupoudrer du sel entre chaque feuille et ajouter 1 pincée de gros sel sur chaque morceau. Laisser dégorger 6 heures. Le chou doit être bien tendre et avoir rendu un fond d'eau dans le saladier. Rincer 3 fois, en passant bien entre chaque feuille pour éliminer le sel. Couper le chou en plus petits morceaux si on le désire. Le mélanger avec l'oignon émincé, les radis coupés en fines demi-rondelles et la betterave en julienne. Mélanger le reste des ingrédients dans le bol du robot ou du *personal blender* et mixer pour obtenir une pâte. Mélanger 2 cuillerées à soupe de pâte avec $1/2$ verre d'eau. Mettre des gants (jetables ou réservés pour la cuisine avec des piments) et mélanger les légumes avec la pâte dans un grand saladier. Bien masser. Tasser les légumes dans un grand bocal préalablement ébouillanté et refroidi. Verser le mélange d'eau et de pâte au piment. Le bocal doit idéalement être rempli de kimchi à 70 à 80 %, car la fermentation va en faire légèrement augmenter le volume. Les légumes doivent être bien tassés et ne pas dépasser du liquide. Laisser fermenter 24 heures, puis ouvrir le bocal et appuyer sur les légumes avec une cuillère bien propre pour faire remonter les bulles formées par la fermentation et pour que le liquide submerge bien les légumes. Goûter pour voir si le kimchi est assez fermenté ou si on souhaite le laisser fermenter encore 2 ou 3 jours. Conserver au réfrigérateur. Prélever une petite portion de kimchi quand on souhaite en consommer. Ne pas le remettre dans le bocal si on n'a pas tout consommé, mais le conserver dans une petite boîte hermétique.

Kimchi au pak choï

Pour 1 bocal

3 petits pak choï
2 c. à s. de gros sel
$1/2$ petit oignon
2 cébettes
1 c. à c. à 1 c. à s. de piment coréen en flocons gochugaru (ou autre piment au goût)
1 petite gousse d'ail
2 c. à s. de tamari
1 c. à c. d'huile de sésame
$3/4$ de c. à c. de gingembre haché
2 c. à c. de sirop d'agave

Couper les pak choï en deux et bien les laver. Dans un saladier, les mélanger avec le gros sel en veillant à ce qu'il passe entre les feuilles. Laisser dégorger 1 heure, puis bien rincer et égoutter. Émincer l'oignon et les cébettes. Les mélanger avec le chou et le couper. À l'aide d'un mini-hachoir ou du *personal blender*, mixer le reste des ingrédients pour obtenir une sauce. Enfiler des gants à usage unique (ou des gants réservés pour cuisiner des piments), verser la sauce sur les légumes et bien mélanger avec les mains. Placer dans un bocal ou une boîte hermétique et laisser fermenter 24 heures à température ambiante. Conserver au réfrigérateur et déguster dans les jours suivants. Pour un kimchi « frais » express, laisser seulement quelques heures à température ambiante et consommer immédiatement.

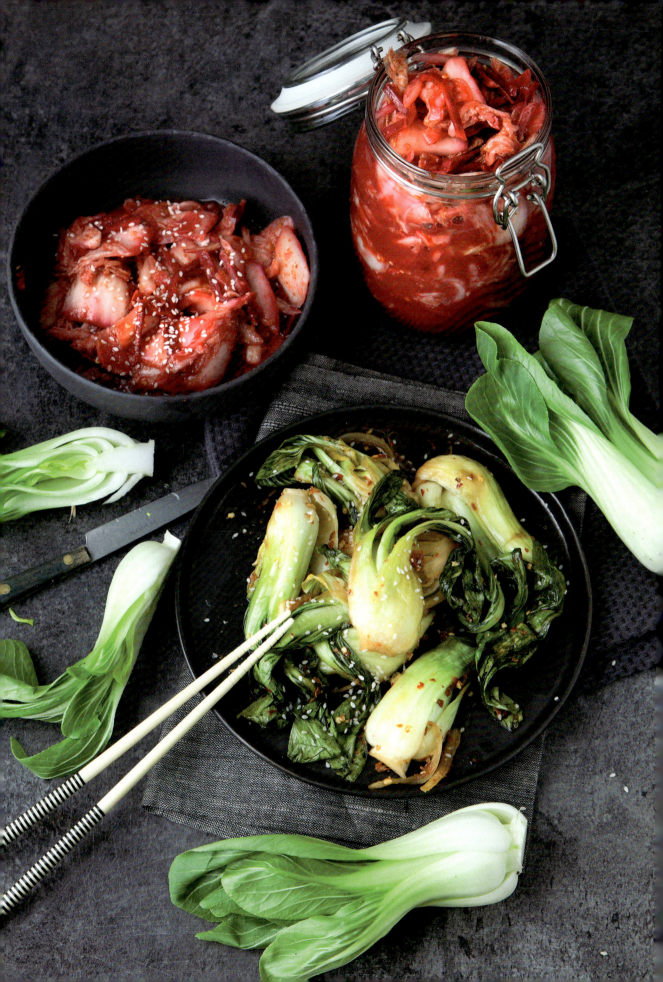

Fromage frais au miso

Le miso est une pâte de soja fermenté. On l'utilise au Japon pour faire fermenter un délicieux tofu et on peut aussi l'utiliser comme ferment pour réaliser un fromage végétal. La recette est très simple et rapide, une yaourtière permettant de diminuer le temps de fermentation.

Pour 1 bocal

- 100 g de noix de cajou • 3 c. à s. d'eau
- 1 c. à s. de shiro miso • Sel

Pour aromatiser : ail en poudre, herbes, épices...

Faire tremper les noix de cajou 1 nuit. Les égoutter et les mixer avec l'eau ainsi que le miso pour former une pâte. La transvaser dans un petit bocal et placer en yaourtière pour 12 heures. Laisser refroidir, saler, ajouter les aromates choisis et placer pour quelques heures au frais avant de déguster. Se conserve quelques jours au frais dans le bocal fermé.

Ginger beer

Il existe plusieurs façons de réaliser de la *ginger beer*, qui signifie littéralement « bière de gingembre » mais qui désigne aujourd'hui une boisson fermentée non alcoolique que l'on différencie du *ginger ale*, un soda non fermenté, plus sucré et moins fort en gingembre. La technique que je vous présente ici permet de préparer de la *ginger beer* très facilement et en peu de temps grâce à de la simple levure de boulanger. Si vous n'êtes pas fan de gingembre, passez votre chemin !

Pour 6 personnes

- 2 c. à s. de jus de gingembre frais (ou moins selon le goût) • 1,5 c. à s. de jus de citron pressé
- 75 g de sucre de canne blond • Environ 1,3 l d'eau de source ou filtrée • $1/8$ de c. à c. de levure de boulanger déshydratée

Pour confectionner du jus de gingembre frais, on peut soit passer des morceaux de gingembre à l'extracteur, soit râper du gingembre au-dessus d'une étamine, la fermer et presser pour extraire le jus. À l'aide d'un petit entonnoir, verser le jus de gingembre dans une bouteille en plastique d'1,5 l, ajouter le jus de citron et le sucre, puis l'eau et enfin la levure de boulanger. Il faut laisser un espace vide dans la bouteille pour supporter la pression du gaz qui va être libéré lors de la fermentation. Fermer la bouteille et bien secouer pour mélanger le sucre et le dissoudre. Vérifier au bout de quelques heures et mélanger de nouveau au besoin. Laisser fermenter 24 heures dans un endroit sec et sombre. Vérifier le degré de fermentation ; si elle est suffisante, conserver au frais, sinon laisser encore fermenter. Vérifier toutes les 6 heures environ. Attention, la *ginger beer* est comme un soda, il faut être vigilant lors de l'ouverture si l'on ne veut pas se faire arroser ! Une fois la boisson placée au frais, la fermentation est ralentie, mais pas stoppée ; je conseille donc de dévisser de temps de temps le bouchon pour évacuer un peu de gaz si on la consomme sur plusieurs jours.

Pourquoi utiliser une bouteille en plastique ?

Presque tout le monde recommande d'utiliser une bouteille en plastique et la première fois que j'ai voulu préparer de la *ginger beer*, cela m'a un peu chiffonnée. Ce procédé de fermentation, à l'aide de levure de boulanger, libère du gaz en quantité telle que la pression à l'intérieur de la bouteille peut faire exploser cette dernière. De plus, une bouteille en plastique étant souple, elle permet de savoir au toucher, quand elle devient bien dure sous la pression du gaz, que le degré de fermentation est idéal (ou qu'il est temps de libérer un peu de gaz pour atténuer la pression), ce qui est assez pratique. Mais si l'utilisation de plastique vous ennuie, vous pouvez prendre une bouteille en verre ou un bocal à bouchon mécanique, en laissant un tiers de vide qui permettra de réguler (un peu) la pression et en surveillant bien régulièrement pour éviter tout risque d'explosion.

Crème épaisse fermentée

On utilise les bactéries présentes dans le yaourt pour faire fermenter une crème de noix de cajou à utiliser telle quelle pour servir avec un plat ou à cuisiner comme une crème fraîche.

Pour 1 pot

100 g de noix de cajou
3 c. à s. de yaourt de soja
100 ml d'eau
1 ou 2 pincées de sel

Faire tremper les noix de cajou pendant 12 heures, puis les égoutter et les mixer avec le yaourt et l'eau. Verser dans un bocal ou un bol et faire prendre 12 heures en yaourtière. Saler et conserver quelques jours dans un bocal hermétique au frais.

Fromage végétal avec probiotiques

Pour 4 personnes

100 g de noix de cajou
100 g d'amandes mondées
75 ml d'eau de source ou filtrée
2 capsules de probiotiques vegan
Sel

Pour corser : ail en poudre, oignon en poudre, levure maltée

Pour aromatiser : herbes fraîches ou séchées, épices, piments, légumes

Faire tremper les noix de cajou et les amandes 1 nuit (8 à 12 heures). Les mixer avec l'eau à l'aide d'un blender puissant ou d'un mixeur plongeant. Mélanger avec les capsules de probiotiques. Placer une étamine (ou 2 morceaux de gaze superposés) sur une petite passoire au-dessus d'un grand bol. Y déposer le fromage frais, puis resserrer les bords pour fermer l'étamine et former une boule. Laisser s'égoutter et fermenter 24 à 48 heures (goûter au bout de 24 heures

pour voir si le degré de fermentation convient). Ajouter du sel au goût. Ajouter les ingrédients choisis pour corser le fromage, puis les herbes et épices choisies pour le parfumer si on le désire. Conserver dans une boîte hermétique au frais. On peut aussi former des petits crottins à faire sécher au déshydrateur (ou au four), une bûche à l'aide de papier cuisson ou des boules de fromage à laisser s'affiner à l'air libre (sous une cloche alimentaire pour éviter la poussière et les insectes) pendant 12 heures avant de les conserver au frais. Bref, ce fromage est une base qu'on peut personnaliser presque à l'infini.

Où trouver des capsules de probiotiques et lesquelles choisir ?

On peut trouver des capsules ou gélules de probiotiques au rayon « compléments alimentaires » des magasins bio ou sur Internet. Cependant, toutes ne sont pas vegan. Vérifiez donc auprès des vendeurs ou optez pour une marque dont les capsules sont certifiées vegan. Selon les marques, les cultures de probiotiques contenues dans la capsule ne sont pas les mêmes et les résultats seront différents en termes de goût. La quantité de cultures contenues dans une gélule peut également varier ; les quantités proposées ici le sont donc à titre indicatif et peuvent être adaptées en fonction des capsules de probiotiques utilisées.

Légumes lactofermentés

Pour 1 bocal de chaque

Navets violets à la betterave
• 200 g de navets épluchés
60 g de betterave crue épluchée
1 gousse d'ail
3 g de sel
4 g de poivre long
Eau filtrée ou de source

Concombre aigre-doux
250 g de concombre
3 g de sel
2 brins d'aneth frais
1,5 c. à c. de poivre noir en grains
1 c. à c. de graines de carvi
Eau filtrée ou de source

Découper les légumes en allumettes
(pour les navets et la betterave) ou en fines
rondelles (pour le concombre). Éplucher et
émincer l'ail. Tasser les légumes dans un
bocal de manière qu'ils arrivent un peu
en dessous du bord, puis ajouter le sel et
les aromates (ne pas ciseler l'aneth mais
tasser les brins dans le fond du bocal).
Couvrir d'eau. Veiller à ce que les légumes
ne dépassent pas de l'eau. Laisser un
peu d'espace entre le haut du liquide et
le couvercle, car la fermentation dégage
un peu de gaz (des petites bulles vont se
former). Fermer le bocal et laisser fermenter
dans un endroit sombre pendant 3 jours à
température ambiante (20 °C), puis 1 mois au
frais (15 à 18 °C). Après ouverture, conserver
au frais pendant environ 6 mois.

Pour faire ses légumes lactofermentés

L'eau : utiliser de l'eau de source ou filtrée
et reposée pendant 12 heures pour que le
chlore, qui peut empêcher la fermentation,
s'évapore totalement.

La température : idéalement, elle se situe
aux alentours de 20 °C (au moins 15 °C
et 25 °C au maximum). Les variations de
température ont un impact sur la durée
de fermentation ; plus il fait chaud, plus
ça va vite, et l'hiver la fermentation est
généralement plus lente.

Les légumes : ils doivent impérativement
être bio, car les traitements chimiques
peuvent altérer le processus de
fermentation.

Le sel : compter 1 à 1,5 % du poids des
légumes pour calculer la quantité de sel
idéale. Utiliser du sel marin non raffiné et
non traité, car certains additifs peuvent
empêcher la fermentation.

Les aromates : l'ail, le piment, les baies de
genièvre (utilisées pour la choucroute) ou
encore le gingembre empêchent certaines
mauvaises bactéries de se développer et
préviennent l'apparition de moisissures.
Ils favorisent aussi la digestion. Ne pas
hésiter à les utiliser avec les légumes
lactofermentés.

Risques sanitaires : avec les bocaux de
légumes lactofermentés, contrairement
aux conserves classiques, le risque de
développer le botulisme est considéré
comme inexistant. Si la fermentation
n'avait pas lieu, les légumes prendraient un
aspect et une odeur si atroces qu'on ne se
risquerait pas à les manger.

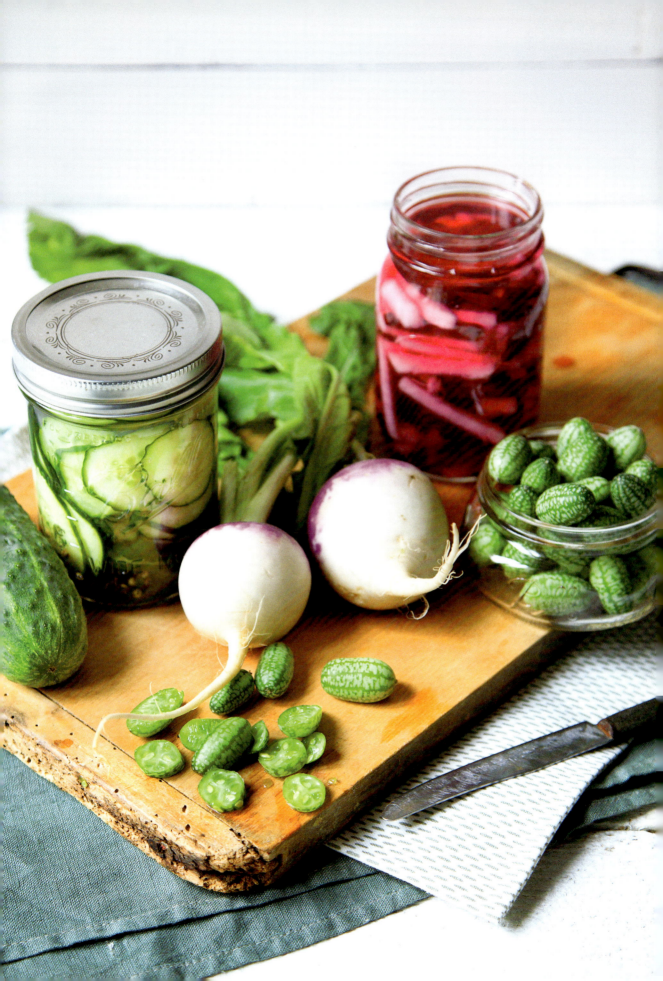

Kéfir verveine et citron bergamote

Pour 1,5 l

4 c. à s. de grains de kéfir de fruits
500 ml d'infusion de verveine refroidie
1 l d'eau
4 c. à s. de sucre de canne blond
2 citrons bergamote
1 abricot sec

Dans un grand bocal ou une bouteille à large ouverture, déposer les grains de kéfir, l'infusion et l'eau. Ajouter le sucre et le jus de 1 citron bergamote. Bien laver et couper le deuxième citron en quartiers, puis les ajouter au mélange. Bien laver l'abricot et l'ajouter. Couvrir l'ouverture de la bouteille d'une gaze ou d'une étamine que l'on fera tenir avec un élastique ou une ficelle. Placer dans un endroit sombre et sec et laisser fermenter jusqu'à ce que l'abricot remonte à la surface (24 à 48 heures, selon la température ambiante). Filtrer, verser dans une bouteille en verre équipée d'un bouchon mécanique et fermer. Laisser reposer environ 24 heures ; la boisson va devenir pétillante. Placer au frais et consommer dans les 4 à 5 jours.

Kombucha nature

Pour 4 l

4 l d'eau de source ou filtrée 24 heures à l'avance
8 sachets de thé noir bio (ou 15 g de thé en vrac)
175 g de sucre de canne blond
1 culture de kombucha
400 ml de kombucha d'une précédente tournée (non aromatisé)

Rincer à l'eau bien chaude un grand bocal de 5 l. Porter à ébullition 1 l d'eau, puis y faire infuser le thé pendant 10 minutes. Verser le thé dans le bocal et y dissoudre totalement le sucre. Ajouter 3 l d'eau, puis la culture de kombucha et le liquide de la tournée précédente. Couvrir le bocal avec une étamine et la maintenir à l'aide d'un élastique ou d'une ficelle. Laisser fermenter 7 à 10 jours dans un endroit sombre et chaud. Goûter (à l'aide d'une paille) au bout de 7 à 8 jours pour voir si le degré de fermentation convient. La fermentation peut prendre plus ou moins de temps, selon la température notamment et en fonction des goûts de chacun. Plus le kombucha fermente, plus il devient acide et son goût vinaigré. Un kombucha moins fermenté est plus sucré et accessible en goût. Une fois le kombucha à point, retirer avec les mains bien propres la culture de kombucha, puis la rincer et la réserver dans une assiette creuse. Prélever 400 ml de liquide et le verser sur la culture : elle est prête pour lancer un nouveau kombucha ! À cette étape, on peut aromatiser le kombucha avec des fruits, du gingembre... Le verser dans des bouteilles en verre munies d'un bouchon mécanique, laisser un peu d'espace et fermer les bouteilles. Laisser fermenter 24 à 48 heures dans un endroit frais et sombre. Goûter au bout de 24 heures pour voir si le degré de fermentation convient. Le kombucha va devenir pétillant. Le placer au frais pour au moins 6 heures avant de le consommer.

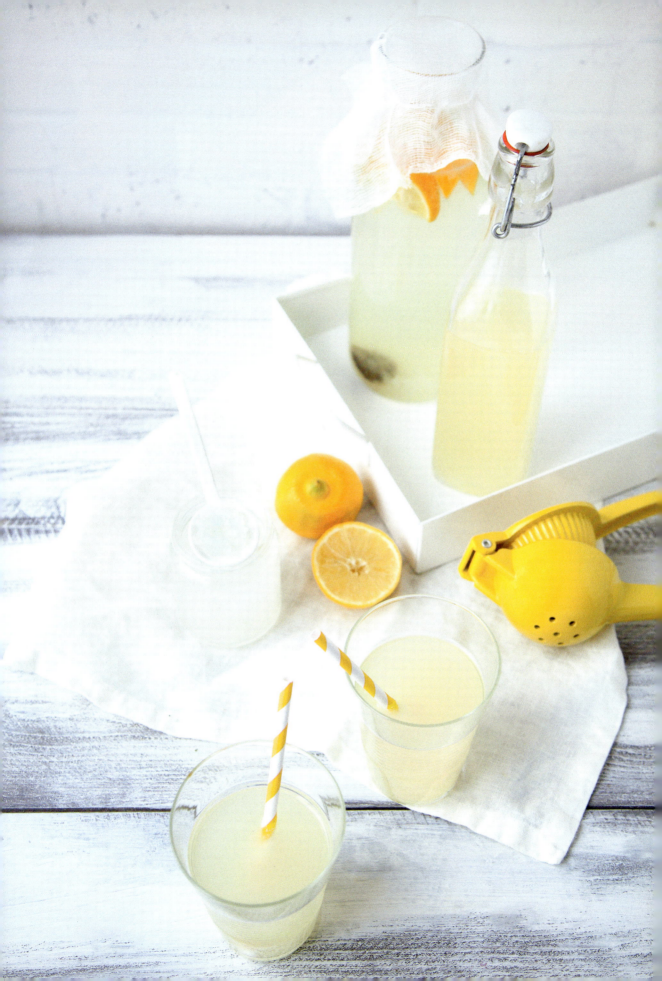

La fermentation
Ce qu'il faut savoir !

Kéfir, kombucha, qu'est-ce que c'est exactement ?

En anglais, on appelle familièrement les souches de kombucha et les grains de kéfir de fruits des « SCOBY ». Ce petit nom mignon est l'acronyme de *symbiotic colony of bacteria and yeast*, c'est-à-dire « colonie symbiotique de bactéries et de levures ». Ce nom, bien que n'ayant rien de scientifique, explique assez bien ce à quoi on a affaire : un agrégat de levures et de bactéries vivant en symbiose. Les bactéries et levures varient d'une souche à l'autre. Les souches de kombucha, appelées aussi « champignons » ou « mères de kombucha », et les grains de kéfir de fruits, appelés aussi parfois « tibicos » (à ne pas confondre avec les grains de kéfir de lait, d'une souche différente, et qui servent à faire fermenter du lait), permettent de préparer des boissons fermentées grâce à un procédé de fermentation alcoolique. Le kéfir de fruits est relativement facile à entretenir et à confectionner, il est aussi plus rapide à fermenter. Je le recommande pour une première expérience des boissons fermentées. Le kombucha demande une hygiène irréprochable, un peu plus d'expérience, mais également de temps et de place, je le recommande donc plutôt aux personnes ayant déjà expérimenté la fermentation maison.

Où trouver des cultures de kéfir et de kombucha ?

Traditionnellement, les souches de kombucha et les grains de kéfir s'obtiennent auprès d'une personne qui en possède. Leurs heureux propriétaires sont souvent très contents d'en donner car ils prolifèrent si on en prépare régulièrement. Vous trouverez des forums, sites d'échanges ou groupes sur les réseaux sociaux où des propriétaires de cultures partageront gratuitement avec vous leur surplus. Les magasins bio sont aussi des lieux d'échange privilégiés, n'hésitez pas à en parler aux vendeurs ou à laisser une annonce si vous cherchez des cultures de kombucha ou de kéfir. Ces dernières années ont également vu se développer le commerce via Internet de grains de kéfir et de cultures de kombucha, parfois certifiés bio comme ceux de la marque Karma (marque française de kombucha bio) qui propose des kits pour se lancer. Des sites vendent également des grains de kéfir ou des souches de kombucha au poids. Les prix sont généralement assez élevés. Enfin, on trouve en magasins bio des petites fioles de poudre lyophilisée pour confectionner du kéfir de fruits, mais bien qu'elles permettent de préparer quelques litres de boisson fermentée, elles ne contiennent que 3 ou 4 ferments produits en laboratoire (on est bien loin des dizaines contenues dans les grains de kéfirs naturels) et ne permettent pas de lancer une culture de grains de kéfir pouvant se reproduire indéfiniment.

Graines germées et intoxications alimentaires

Confectionner ses graines germées est un bon moyen d'éviter les risques de contamination involontaire de la chaîne industrielle, notamment par de très vilaines bactéries de type *Escherichia coli*. Chaque année, cette bactérie intestinale des mammifères est responsable de nombreux décès lorsqu'elle contamine des aliments. Généralement les végétaux et les végétaliens sont épargnés par cette bactérie qui contamine assez logiquement surtout la viande, mais les « miracles » de l'agroalimentaire ayant réussi à provoquer une cinquantaine de décès en Europe en 2011 à cause de graines germées contaminées par l'Escherichia coli, ces graines sont devenues suspectes et beaucoup hésitent désormais à en acheter. Si de bonnes conditions d'hygiène ne sont pas respectées, préparer des graines germées à la maison peut aussi présenter des risques, bien que sans comparaison avec les conséquences tragiques d'une contamination à l'Escherichia coli. Des bactéries non désirables peuvent se développer sur les graines germées et être responsables d'une intoxication alimentaire. C'est heureusement assez rare, mais cela arrive. L'hygiène est donc capitale dans la préparation des graines germées. Il faut bien laver ses mains et les contenants utilisés pour la préparation, rincer soigneusement les graines sous l'eau froide plusieurs fois par jour, couvrir le germoir, ne pas laisser d'eau y stagner et le rincer également tous les jours. Une fois les graines germées récoltées, les conserver dans un récipient hermétique au réfrigérateur et les rincer avant utilisation.

Quel piment utiliser pour le kimchi ?

Les Coréens utilisent généralement du piment réduit en flocons, appelé gochugaru. Mais certains affirment que le kimchi est meilleur quand il est préparé à partir de piments séchés entiers. Les piments coréens sont d'une force modérée se situant entre 4 000 et 12 000 sur l'échelle de Scoville (qui mesure la force des piments). Le piment le plus fort du monde dépasse 1,5 million ; le piment habanero mexicain, considéré comme vraiment très fort, se situe aux alentours de 100 000 à 300 000, le piment d'Espelette entre 1 500 et 2 500 et le piment de Cayenne entre 30 000 et 50 000. La quantité de piment est donc à adapter en fonction de la variété utilisée et des préférences personnelles. Bien que le piment joue un rôle important dans la saveur du kimchi, si vous ne le tolérez pas ou si vous souhaitez proposer du kimchi aux enfants, vous pouvez le supprimer.

À propos des boissons fermentées

À la différence des légumes lactofermentés, la fermentation à l'œuvre ici est alcoolique. Les sucres sont transformés en alcool et en acides par des ferments micro-organiques tels que des levures ou des bactéries (cultures de kombucha, kéfir ou levure de boulanger pour la *ginger beer*) grâce à une réaction enzymatique. Les boissons obtenues ne sont pas pour autant alcooliques, leur taux d'alcool étant généralement inférieur à 0,5°.
Cela produit aussi du gaz carbonique qui rend les boissons pétillantes. Le sucre étant « digéré » lors de la fermentation, elles ne contiennent pas la même quantité de sucre que celle ajoutée au départ. Les boissons fermentées sont d'ailleurs relativement peu sucrées si on les compare aux sodas vendus dans le commerce.

Réinventer
la cuisine du quotidien

Petit déjeuner

Des recettes nourrissantes et vitaminées pour bien démarrer la journée, tout en restant suffisamment simples, rapides à réaliser et variées pour permettre de profiter au maximum du petit déjeuner et de se ressourcer en toute gourmandise, même avec un minimum de temps.

Milkshake choco-coco

Pour 1 grand verre ou 2 verres moyens

150 ml de lait de coco
250 ml de lait d'amande
2 c. à s. de cacao cru en poudre
2 c. à s. de sirop d'agave
3 c. à s. de farine de coco

Mixer tous les ingrédients au blender. Servir accompagné de chantilly de coco, de fruits frais et de copeaux de chocolat pour un milkshake encore plus gourmand.

Poudre pour crème instantanée maca-choco-sarrasin

Pour 1 petit bocal

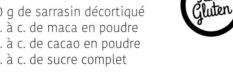

100 g de sarrasin décortiqué
2 c. à c. de maca en poudre
2 c. à c. de cacao en poudre
2 c. à c. de sucre complet

Déposer les ingrédients dans le bol du robot et mixer jusqu'à obtenir une poudre. Conserver dans un bocal. Pour préparer un bol de crème au chocolat, mélanger 5 cuillerées à soupe de poudre avec 125 ml de lait végétal à l'aide d'une fourchette. Laisser épaissir 2 minutes, garnir de graines et de fruits frais au choix, et déguster.

Lait avoine-noisette

Pour 650 ml

50 g de flocons d'avoine
1 c. à s. de purée de noisettes
650 ml d'eau

Mixer tous les ingrédients quelques minutes et filtrer à travers une fine étamine ou un sac à lait végétal. Conserver dans une bouteille en verre au frais et consommer dans les 3 jours.

Porridge «overnight» avoine-sarrasin-amande

Pour 1 grand bol ou 2 petits

50 g de petits flocons d'avoine
50 g de sarrasin décortiqué
1 pincée de vanille en poudre
200 ml de lait d'amande

Mélanger tous les ingrédients dans un bocal et le placer au frais pour la nuit (ou 6 à 8 heures). Garnir de fruits frais et/ou séchés, de graines ou de noix au choix. Pratique, la version bocal s'emporte pour un petit déj' nourrissant et sain sur le pouce si vous n'avez vraiment pas le temps.

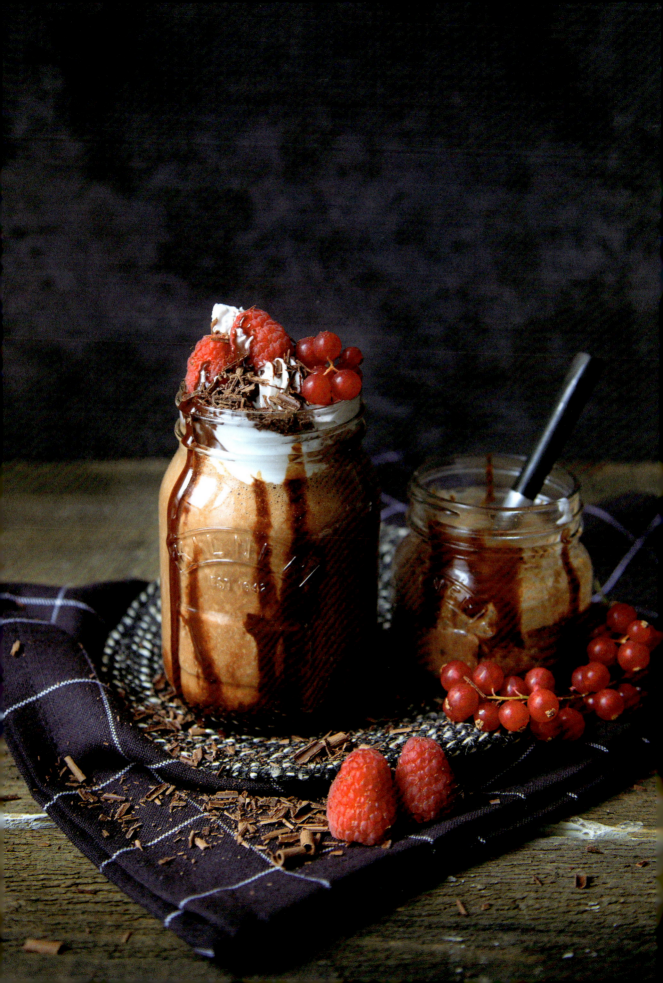

Granola cru sarrasin-chocolat

Pour 1 bocal moyen

150 g de sarrasin décortiqué
50 g d'amandes
30 g de noix de pécan (ou de noix)
1,5 c. à s. de cacao cru en poudre
3 c. à s. de sirop d'agave cru

Faire tremper le sarrasin dans un grand bol d'eau pendant 2 heures. Hacher finement les amandes et les noix de pécan au couteau. Égoutter le sarrasin. Le mélanger avec les amandes et les noix, le cacao et le sirop d'agave. Étaler le mélange sur un plateau du déshydrateur et le déshydrater pendant 8 à 10 heures à 40 °C. Le granola doit être croustillant.

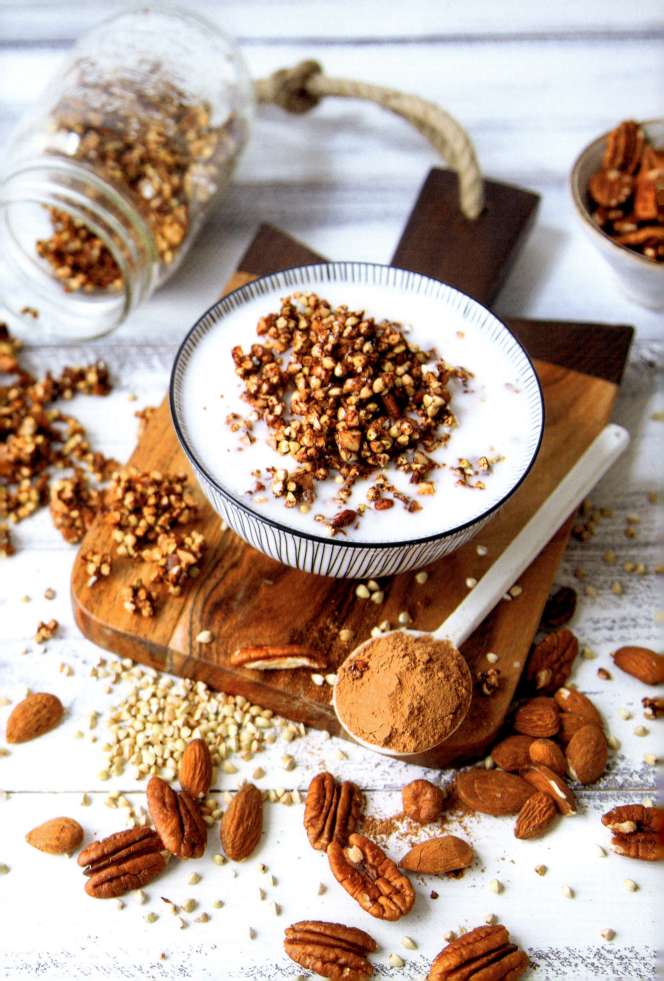

Pancakes à la farine de noix

Pour environ 10 pancakes

80 g de farine de riz complète
50 g de farine de maïs
50 g de farine de noix
3 c. à s. de sucre de canne complet
2 c. à s. de psyllium
1 pincée de vanille en poudre
2 c. à c. de poudre à lever
250 ml de lait végétal
2 c. à s. d'huile végétale neutre
1 goutte d'huile essentielle d'orange douce

Sans Gluten

Dans un petit saladier, mélanger les farines, le sucre et le psyllium. Ajouter la vanille et la poudre à lever. Mélanger puis verser le lait petit à petit au centre, en mélangeant au fouet pour éviter les grumeaux. Ajouter enfin l'huile et bien mélanger. Ajouter l'huile essentielle si vous le désirez. Cuire les pancakes quelques minutes de chaque côté dans une poêle chaude bien huilée.

Smoothie «overnight oats» à la myrtille

Pour 1 grand verre

40 g de flocons d'avoine
300 ml d'eau
20 g de myrtilles
1 c. à c. de sucrant liquide au choix

Dans un bol ou un grand verre, déposer les flocons d'avoine et verser l'eau. Placer au frais pour la nuit. Le matin, mixer avec les myrtilles et le sucrant liquide, et déguster. Parfait pour un petit déjeuner express et complet les matins où l'on est très pressé.

Pour bien digérer et éviter le petit creux du milieu de la matinée, prenez le temps de déguster lentement votre smoothie au lieu de l'avaler d'une traite (cela vaut aussi pour les jus et smoothies aux fruits).

Super-muesli

Pour 1 grand bocal

50 g de flocons d'épeautre
40 g de flocons de quinoa
150 g de flocons d'avoine
2 c. à s. de graines de chanvre
1 c. à s. de graines de chia
30 g de graines de courge hachées
60 g de physalis séchés (ou autres petits fruits séchés)

Déposer tous les ingrédients dans un grand bocal et secouer pour mélanger. Déguster comme un muesli classique, avec du lait végétal, du yaourt, sur un bol de smoothie ou nature.

Pancakes coco

Pour 10 à 12 pancakes

*Riche en fibres
Peu sucré*

65 g de farine de coco
125 g de farine de blé khorasan complète
3 c. à c. de poudre à lever
400 ml de lait végétal
100 ml d'eau
50 g de xylitol
Huile végétale neutre pour la cuisson

Mélanger les ingrédients au fouet, dans un saladier, en les ajoutant un à un. Cuire les pancakes dans une poêle chaude légèrement huilée sur feu moyen, quelques minutes de chaque côté.

Le blé khorasan (majoritairement distribué par la marque Kamut) est une variété ancienne de blé qui a récemment été redécouverte et est cultivée uniquement en agriculture biologique. Cette variété de blé à très gros grains, plus riche en protéines mais plus pauvre en gluten que le blé classique, serait également moins allergisante que ce dernier. Son goût rappelant un peu la noisette est très agréable et parfait pour parfumer délicatement les recettes sucrées.

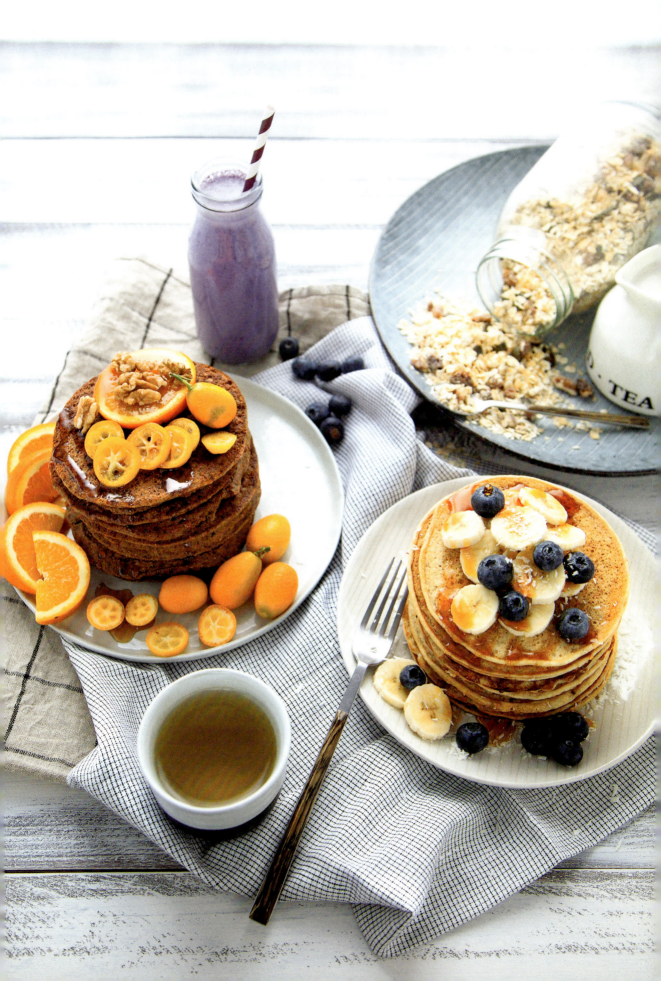

Muffins muesli aux fruits rouges

Pour 6 muffins

80 g de sucre de canne complet
6 c. à s. d'huile végétale neutre
6 c. à s. de lait d'amande
150 g de farine de petit épeautre
1 pincée de sel
1 pincée de vanille en poudre
2 c. à s. de poudre à lever
1 c. à c. de vinaigre de cidre
60 g de flocons de seigle + pour la déco
2 poignées de fruits rouges frais au choix
1 poignée de raisins secs

Dans un saladier, mélanger le sucre et l'huile à la spatule. Incorporer le lait d'amande au fouet, et la farine petit à petit. Ajouter le sel, la vanille, la poudre à lever et le vinaigre, et bien mélanger à la spatule. Ajouter les flocons, mélanger. Incorporer ensuite les fruits rouges (coupés en petits morceaux au besoin) et les raisins. Répartir la pâte dans 6 caissettes à muffins placées dans des moules à muffins en métal. Parsemer de flocons de seigle. Cuire 20 à 25 minutes au four à 180 °C (th. 6), jusqu'à ce que les muffins soient bien gonflés et dorés. Laisser tiédir avant de déguster.

Bol express à la mangue, yaourt de coco et chia

Pour 1 personne

100 g de yaourt de coco
$1/2$ mangue
5 feuilles de menthe
1 c. à c. de graines de chia
Optionnel : 1 c. à c. de sirop de datte ou de fleur de coco

Dans un petit bol, verser le yaourt. Ajouter la mangue coupée en dés. Parsemer de feuilles de menthe ciselées et de graines de chia. Ajouter le sirop en filet si on souhaite une note plus sucrée.

Ce bol est un de mes classiques pour un petit déjeuner ou un goûter express et s'adapte aux fruits disponibles selon la saison. Vous pouvez remplacer le yaourt de coco par du yaourt de soja ou de noix de cajou.

Infusion tiède du matin citron-menthe-gingembre

Pour 1 tasse

2 g de gingembre pelé
1 à 2 c. à c. de jus de citron
1 c. à c. de feuilles de menthe poivrée séchées
250 ml d'eau bouillante
1 rondelle de citron
Optionnel : 1 à 2 c. à c. de sucrant au choix

Émincer le gingembre en lamelles et les placer dans une tasse. Ajouter le jus de citron et la menthe. Verser l'eau et ajouter la rondelle de citron. Laisser infuser 5 minutes, sucrer si on le désire et laisser tiédir avant de déguster.

Si vous vous attendiez à ce que je vante les bienfaits « détox » ou minceur de cette boisson, c'est raté ! Je peux en revanche vous assurer qu'elle est délicieuse et particulièrement agréable le matin pour s'hydrater et s'ouvrir l'appétit, si comme moi vous avez du mal à avaler quoi que ce soit au saut du lit. Avouez que c'est déjà pas mal pour une infusion, non ?
En cas de nausées ou de brûlures d'estomac, réalisez cette infusion sans le citron, en faisant bouillir les plantes et en les laissant infuser 10 minutes avant de filtrer et de déguster.

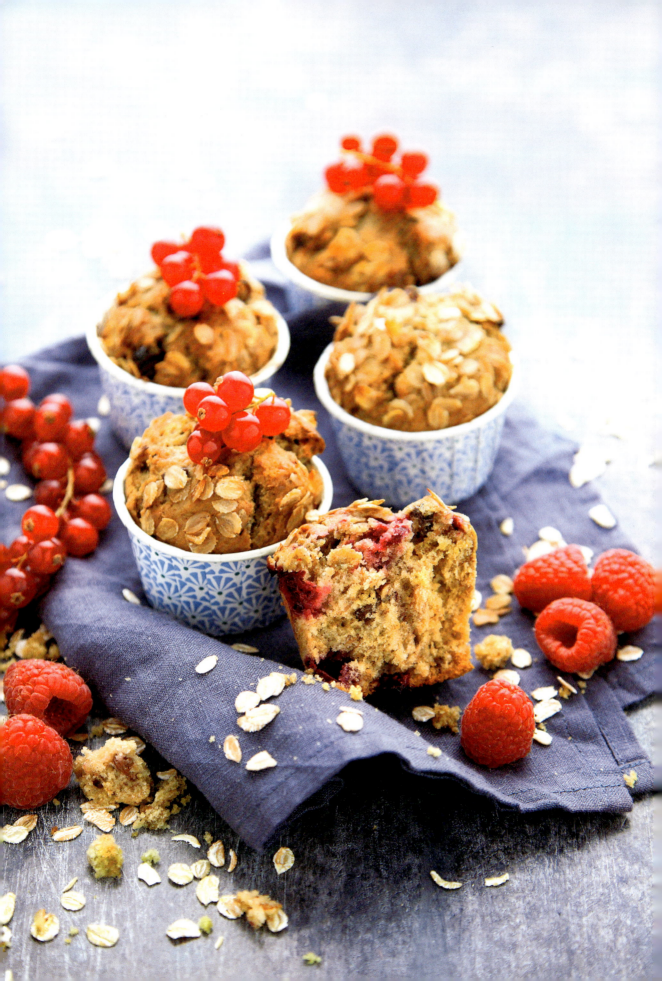

Parfait chocolat-mangue-kaki

Pour 2 personnes

2 c. à s. de psyllium blond
2 c. à s. de graines de chia
4 c. à s. de petits flocons d'avoine
2 c. à s. de cacao en poudre
300 ml de lait végétal
3 c. à s. de sirop d'agave, d'érable ou de coco
1 mangue
1 kaki

Mélanger les graines, les flocons, le cacao, le lait végétal et ajouter le sirop. Verser dans une petite casserole et porter à feu moyen. Mélanger et laisser épaissir 1 à 2 minutes pour obtenir un mélange épais. En répartir la moitié dans 2 verres ou petits bocaux. Couper les fruits en dés et en répartir la moitié dans les bocaux. Répartir le reste du mélange au chocolat sur les fruits et répartir enfin le reste des fruits en morceaux par-dessus.

Porridge avoine et chia à la cannelle

Pour 1 grand ou 2 petits bols

Oméga-3

300 ml de lait végétal
6 c. à s. de petits flocons d'avoine
2 c. à c. de graines de chia
2 pincées de cannelle en poudre
2 c. à c. de malt d'orge ou autre sucrant liquide

Dans une petite casserole, mélanger tous les ingrédients et porter à feu vif en mélangeant régulièrement. Quand le porridge commence à épaissir, mélanger constamment (pour éviter qu'il ne colle au fond de la casserole) jusqu'à obtenir la consistance souhaitée. Verser dans 1 ou 2 bols et ajouter des graines ou des fruits frais ou séchés, selon ses goûts.

Sauce gourmande cajou-choco-cannelle

Pour 2 personnes

2 c. à s. de purée de noix de cajou
3 c. à c. de poudre de cacao cru
1 à 2 pincées de cannelle
3 c. à s. d'eau
3 c. à c. de sirop d'agave

Mélanger les ingrédients dans un petit bol à l'aide d'une fourchette, en les ajoutant un à un. Conserver dans un petit bocal au frais. Parfait pour tremper des fruits, arroser des pancakes, agrémenter un bol de porridge...

Gâteau aux pommes et noix de pécan

Pour 4 personnes

100 g de farine de blé T110
80 g de farine d'avoine semi-complète
40 g de flocons au choix
2 c. à c. de graines de chia
80 g de sucre de canne complet
1 c. à c. de poudre à lever
2 pincées de cannelle
4 c. à s. d'huile végétale neutre
3 c. à s. de purée d'amandes
150 ml de lait végétal
40 g de noix de pécan
1 grosse pomme

Dans un saladier, mélanger les farines, les flocons, les graines de chia et le sucre avec la poudre à lever et la cannelle. Ajouter l'huile, la purée d'amandes et le lait, et mélanger à la spatule. Concasser les noix de pécan et les ajouter à la pâte. Chemiser un moule carré de 20 × 20 cm avec du papier cuisson. Étaler la moitié de la pâte dans le fond. Couper la pomme en quatre, retirer la partie centrale et la peau, et couper la chair en tranches. Les répartir sur la pâte et couvrir du reste de la pâte. Bien étaler. Cuire au four à 180 °C (th. 6) pendant 20 minutes et laisser refroidir avant de démouler et de découper en carrés.

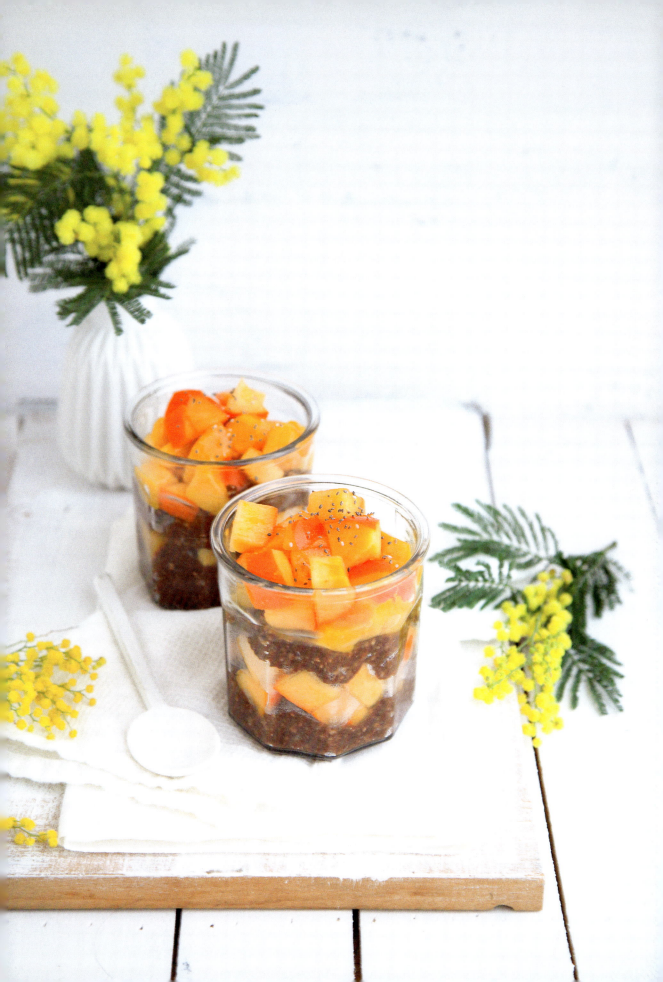

Bowl cake

Pour 1 personne

100 g de compote de pommes
1 c. à c. bombée de poudre à lever
1 c. à s. de purée d'amandes
1 c. à s. de sirop d'agave ou d'érable
3 c. à s. de lait végétal
70 g de flocons d'avoine
20 g de farine de coco
Huile neutre
Pour accompagner : fruits frais, noix, sirop, crème, compote…

Dans un bol, mélanger la compote et la poudre à lever. Ajouter la purée d'amandes et le sirop, et bien mélanger à la fourchette. Ajouter le lait végétal, mélanger. Ajouter ensuite les flocons et la farine de coco, et bien mélanger. Huiler généreusement un grand bol (le mélange va lever). Porter de l'eau à ébullition. Dans une grande casserole, déposer le bol contenant le mélange. Verser délicatement l'eau chaude dans la casserole pour former un bain-marie arrivant à mi-hauteur du bol environ. Porter à ébullition et cuire 20 minutes, sans couvercle. Hors du feu, retirer le bol de la casserole à l'aide de gants ou de maniques. Laisser reposer quelques minutes, puis démouler sur une assiette, garnir de fruits frais, de *toppings* gourmands, de crème au choix, et déguster tiède.

Riche en fibres

Smoothie fraise-mangue-banane

Pour 2 verres

1 banane
100 g de chair de mangue
100 g de fraises équeutées
200 ml d'eau

Idéal à emporter

Couper les fruits en morceaux et les mixer avec l'eau au blender. Ajouter quelques glaçons si on le désire. Servir et déguster sans attendre.

Smoothie bowl banane-noisette-maca

Pour 1 bol

1 banane
1 pomme
100 ml de lait de noisette
2 c. à c. de maca en poudre
Topping : noisettes concassées, graines de chia, flocons d'avoine, noix de pécan, fruits frais…

Éplucher la banane et la couper en morceaux. Couper la pomme et retirer la partie centrale. Mixer les fruits avec le lait de noisette et la maca. Verser dans un bol et parsemer du *topping* choisi. Déguster sans attendre.

Mélange gourmand pour bols sucrés

Pour 1 bocal de taille moyenne

10 g de quinoa soufflé
2 c. à s. de graines de chia
2 c. à s. de sucre de coco
20 g de noix de pécan (ou de noix, ou d'amandes) concassées
20 g de baies de goji
1 c. à s. de fèves de cacao cru concassées

Mélanger tous les ingrédients dans un bocal et secouer. Bien mélanger avant de parsemer sur ses bols, yaourts, smoothies…

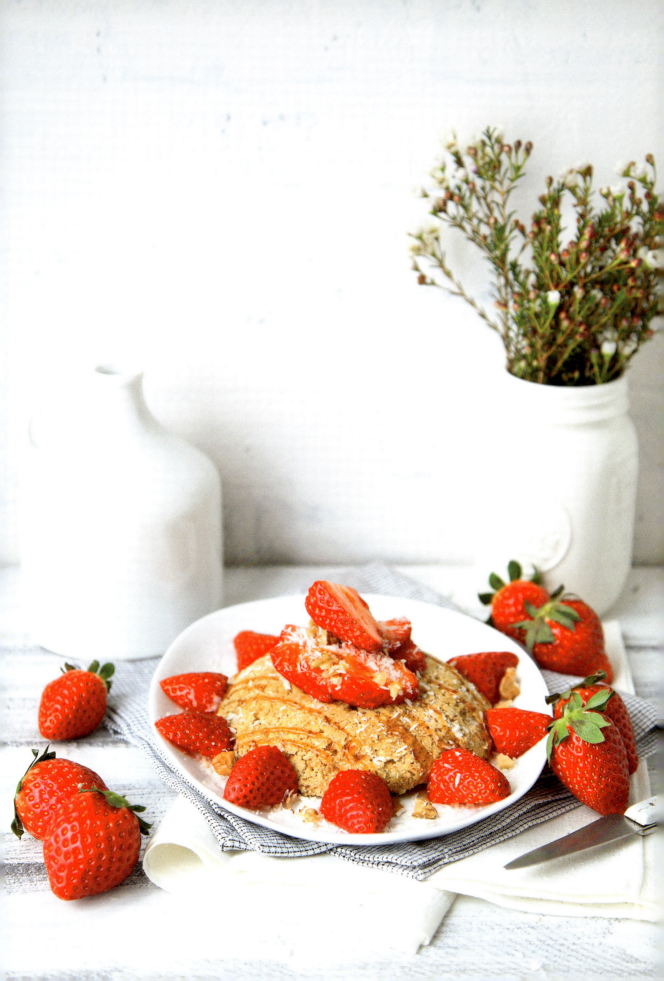

Porridge « pumpkin pie » cuit au four

Sans Gluten

Pour 4 personnes

170 g de potimarron ou autre courge
400 ml de lait végétal
100 g de flocons de riz
100 g de flocons de quinoa
3 c. à s. de sirop d'agave
¼ de c. à c. de cannelle en poudre

Couper le potimarron en dés et le cuire à l'eau ou à la vapeur. Mixer le potimarron cuit avec le lait végétal. Mélanger avec les flocons, le sirop d'agave et la cannelle. Verser dans un plat et cuire 20 minutes au four à 180 °C (th. 6). Servir avec des amandes ou des noix de pécan concassées, du sirop d'érable ou du chocolat fondu, des fruits frais...

Porridge de seigle au chocolat

Pour 1 bol

200 ml de lait végétal
60 g de flocons de seigle
1 c. à s. de cacao en poudre
1 c. à c. de beurre de cacahuète
Sirop ou sucre naturel au choix

Mélanger le lait végétal, les flocons, le cacao et le beurre de cacahuète dans une petite casserole. Porter à feu moyen et bien mélanger jusqu'à ce que le beurre de cacahuète fonde. Cuire quelques minutes, jusqu'à obtenir un porridge fondant et crémeux. Sucrer au goût.

Green bananice cream

Pour 1 personne / 1 petit bol

Recette express

1 poignée de jeunes pousses ou feuilles d'épinards
100 g de rondelles de banane congelées
100 g de morceaux d'ananas congelés

Bien séparer les morceaux de fruits congelés et hacher les feuilles d'épinards. Mixer l'ensemble pour obtenir une crème glacée et déguster sans attendre.

Galettes de muesli à la banane

Pour une dizaine de galettes

1 banane
150 ml de lait végétal
3 c. à s. d'huile végétale neutre
4 c. à s. de sucre complet
100 g de flocons de petit épeautre
115 g de farine d'avoine
1 poignée de cerneaux de noix
1 poignée de raisins secs

Dans un saladier, écraser la banane et la mélanger avec le lait végétal (ou mixer grossièrement au mixeur plongeant). Incorporer l'huile et le sucre, et mélanger au fouet. Ajouter les flocons et mélanger avec une spatule souple ou une fourchette. Ajouter la farine d'avoine, bien mélanger. Incorporer enfin les cerneaux de noix concassés et les raisins. Sur une plaque couverte de papier cuisson, déposer de bonnes cuillerées à soupe de préparation pour former des galettes. Parsemer de flocons de petit épeautre et d'éclats de noix si on souhaite ajouter une touche gourmande et croustillante. Cuire au four à 180 °C (th. 6) pendant environ 8 minutes ; les galettes doivent être dorées.

Une recette très pratique pour un petit déjeuner ou un en-cas sain et nourrissant à emporter.

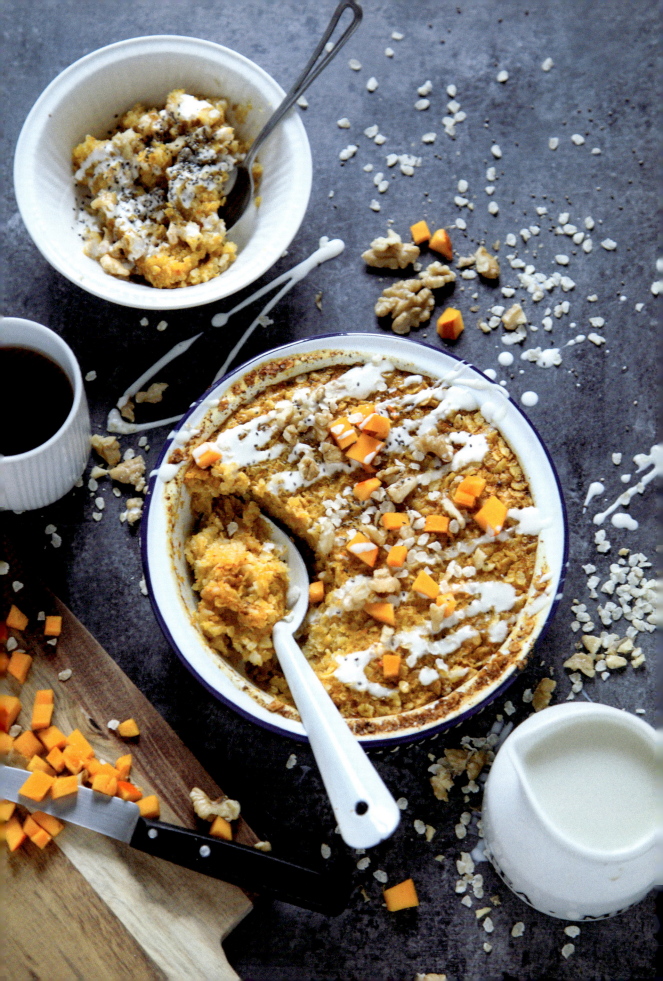

Lunchbox et **déjeuner**

Manger sainement quand on travaille peut parfois se révéler compliqué. Voici 50 idées de recettes idéales pour le repas du midi. Salades-repas tout-en-un, sandwichs gourmets et tartines gourmandes, bols colorés et recettes faciles à transporter : impossible de ne pas trouver de quoi vous concocter un déjeuner sur mesure !

SALADES-REPAS

Salade de petit épeautre, courge rôtie et tofu mariné

Pour 1 personne

50 g de tofu ferme
1 c. à c. de tamari
1 c. à c. de vinaigre balsamique
1 c. à c. d'huile de sésame toasté
35 g de petit épeautre
170 g de courge au choix épluchée
2 c. à c. d'huile d'olive
2 pincées de quatre-épices
1 poignée de jeunes pousses d'épinards
Poivre noir

Couper le tofu en petits dés, les mélanger avec le tamari, le vinaigre et l'huile de sésame dans un petit bol, et laisser mariner 15 minutes. Cuire le petit épeautre à l'eau, égoutter et réserver. Couper la courge en dés et les faire dorer à feu moyen, avec l'huile d'olive et les épices, jusqu'à ce qu'ils soient fondants. Réserver. Faire dorer le tofu avec 1 cuillerée à café de sa marinade dans une petite poêle sur feu moyen. Laisser refroidir avant de mélanger ou d'assembler en couches dans un bocal, avec les pousses d'épinards. Assaisonner avec le reste de la marinade.

Taboulé de quinoa, épinards, fraises et menthe

Pour 1 personne

Sans Gluten

• 125 g de quinoa cuit • 80 g de fraises équeutées • 40 g de jeunes pousses d'épinards • 3 c. à s. de menthe fraîche hachée • Un filet d'huile d'olive • Un filet de jus de citron • Sel, poivre

Dans un grand bol, mélanger le quinoa, les fraises coupées en petits dés, les feuilles d'épinards finement hachées et la menthe. Ajouter un filet d'huile d'olive et de jus de citron, et assaisonner.

Salade de lentilles corail au citron et herbes

Pour 1 personne

• 75 g de lentilles corail • 2 c. à c. de jus de citron • 1 c. à c. d'huile végétale • 1 c. à s. de coriandre fraîche hachée • 1 c. à s. de ciboulette ciselée • 2 poignées de roquette 1 carotte moyenne • ½ avocat • Sel, poivre

Cuire les lentilles corail à l'eau pendant 5 minutes (elles doivent rester fermes), puis les refroidir sous l'eau froide et les égoutter. Les mélanger avec le jus de citron, l'huile et les herbes, assaisonner. Éplucher et râper la carotte, couper l'avocat en dés. Assembler dans un bocal ou mélanger.

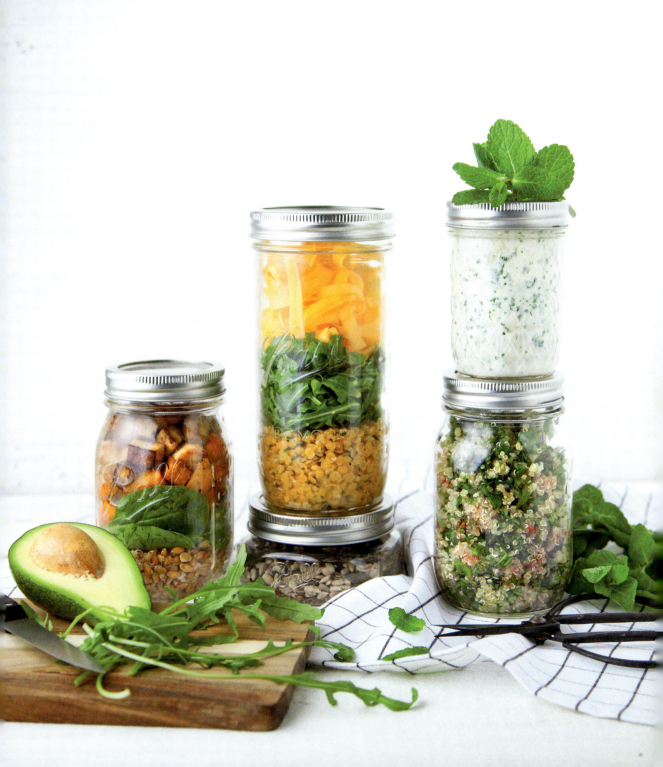

Salade de riz sauvage, pois chiches et aubergine rôtie au zaatar

Pour 2 personnes

150 g de pois chiches cuits
2 c. à c. d'huile d'olive
1 c. à c. de ras-el-hanout
1 c. à s. d'eau
150 g de riz sauvage cuit
4 poignées de jeunes pousses d'épinards
$^{1}/_{2}$ grenade
Sauce tahini (voir page 208)

Sans Gluten

Aubergine au zaatar
$^{1}/_{2}$ aubergine
1 c. à s. d'huile d'olive
2 c. à c. de zaatar

Couper l'aubergine en morceaux et les faire sauter avec l'huile d'olive et le zaatar dans une petite poêle sur feu moyen jusqu'à ce qu'ils soient tendres et bien dorés. En même temps, faire dorer les pois chiches dans une autre poêle sur feu moyen, avec l'huile d'olive et le ras-el-hanout, pendant 2 bonnes minutes ; ajouter l'eau et cuire encore 3 à 4 minutes. Les pois chiches doivent être bien dorés et parfumés. Laisser refroidir. Dans un saladier, mélanger le riz, les pousses d'épinards, l'aubergine cuite et les pois chiches. Ajouter les graines de la grenade et servir avec la sauce tahini.

Salade de pommes de terre rôties au fenouil et lentilles

Pour 4 personnes

350 g de pommes de terre
1 bulbe de fenouil
100 g de lentilles cuites
2 c. à c. d'aneth haché
2 c. à c. de menthe hachée
Le jus d' $^{1}/_{2}$ citron
Huile d'olive
Sel, poivre

Couper les pommes de terre en dés moyens, les disposer sur une plaque couverte de papier cuisson, arroser d'un filet d'huile d'olive, saler et poivrer. Les faire rôtir au four à 175 °C environ 25 minutes, jusqu'à ce qu'elles soient dorées. Découper le fenouil en fines lamelles, puis les mélanger avec les pommes de terre, les lentilles et les herbes. Saler, poivrer, ajouter le jus de citron et un filet d'huile d'olive.

Salade de choux de Bruxelles poêlés au quinoa

Pour 1 personne

100 g de quinoa
125 g de choux de Bruxelles
1 c. à s. d'huile d'olive
1 petite poignée de raisins secs
8 cerneaux de noix
Optionnel : 1 orange

Rincer le quinoa et le cuire à l'eau dans une petite casserole. Nettoyer les choux de Bruxelles et les couper en quatre. Faire chauffer l'huile dans une petite poêle sur feu moyen et y poêler les choux pendant 5 minutes. Ajouter le quinoa égoutté et faire sauter l'ensemble pendant 1 minute. Déposer dans un récipient, ajouter les raisins et les noix concassées. Laisser refroidir, ajouter l'orange en quartiers ou en suprêmes si on le désire, puis conserver au frais. Parfait avec la vinaigrette au sirop d'érable (voir page 209).

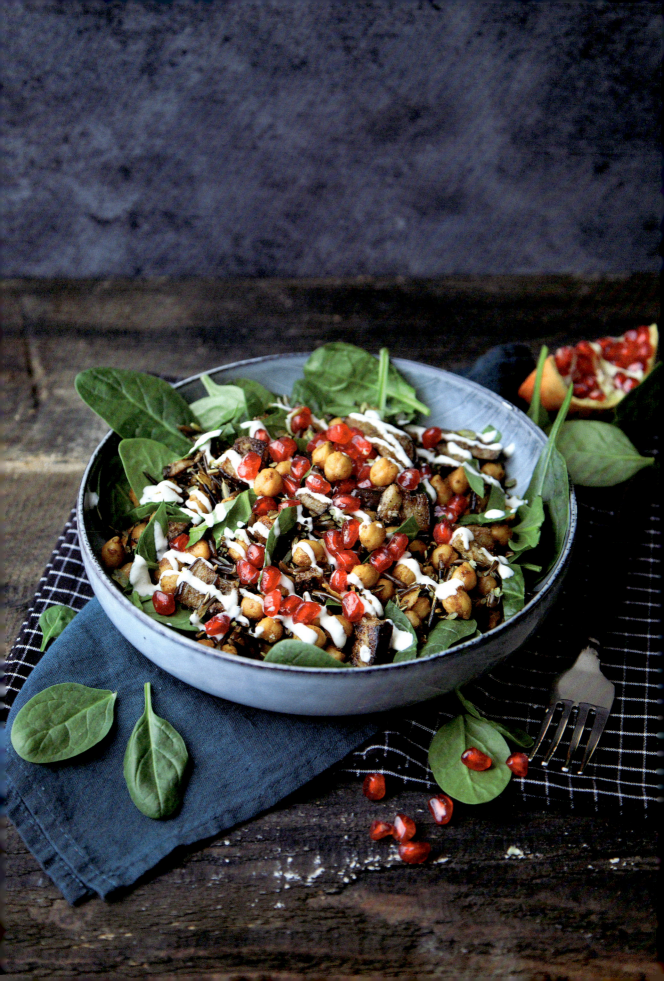

Lentilles germées, oranges et radis

Pour 2 personnes

100 g de lentilles germées
3 oranges
1 botte de radis
2 c. à c. d'huile d'olive
1 c. à s. de jus de citron
Sel, poivre

Dans un saladier, déposer les lentilles germées lavées et égouttées. Éplucher les oranges au couteau et les découper en fins quartiers, puis les mélanger avec les lentilles. Laver les radis et les couper en fines rondelles. Mélanger dans le saladier et assaisonner avec l'huile, le jus de citron, du sel et du poivre.

Salade d'orge perlé, asperges sautées et petits pois

Pour 2 à 4 personnes

150 g d'orge perlé
200 g d'asperges vertes
2 branches de kale
100 g de petits pois cuits
$1/4$ de c. à c. d'ail en poudre
3 c. à s. de menthe fraiche ciselée
Le jus d'$1/2$ citron
2 c. à c. de vinaigre de cidre
Huile d'olive
Sel, poivre

Cuire l'orge perlé à l'eau et l'égoutter. Couper les asperges en biseau et les faire sauter quelques minutes à l'huile d'olive, avec le kale émincé. Assaisonner. Mélanger avec l'orge perlé et les petits pois. Ajouter l'ail en poudre, la menthe, le jus de citron, le vinaigre et un filet d'huile d'olive, et bien mélanger. Rectifier l'assaisonnement et conserver au frais.

Salade de sarrasin aux poivrons grillés, roquette, menthe et grenade

Pour 2 à 4 personnes

Sans Gluten

100 g de sarrasin décortiqué
2 poivrons rouges
1 gousse d'ail
3 belles poignées de roquette
3 brins de menthe fraîche
$1/2$ grenade
Huile d'olive
Sel, poivre

Assaisonnement : Sauce tahini au citron ou huile d'olive + le jus d'$1/2$ citron

Cuire le sarrasin à l'eau bouillante dans une casserole moyenne. Égoutter, passer sous l'eau froide et bien égoutter à nouveau. Couper les poivrons en lamelles ou en dés et les faire sauter à feu vif, avec l'ail, dans un filet d'huile d'olive. Laisser refroidir. Hacher grossièrement la roquette. Hacher finement les feuilles de menthe. Détacher les graines de la grenade. Mélanger le tout avec le sarrasin dans un saladier. Ajouter les poivrons refroidis. Assaisonner avec de la sauce tahini au citron ou un simple filet d'huile d'olive et le jus d'1/2 citron. Saler et poivrer au goût.

Salade de millet aux carottes et agrumes

Pour 2 personnes

125 g de millet
2 carottes
3 c. à c. d'huile d'olive
$1/2$ c. à c. de coriandre en poudre
$1/4$ de c. à c. d'ail en poudre
2 oranges
2 kumquats
Le jus d'$1/2$ citron
2 c. à c. de coriandre fraîche hachée
1 c. à s. de menthe fraîche hachée
Sel, poivre

Laver le millet et le cuire dans 3 fois son volume d'eau bouillante salée. Rincer sous l'eau froide et égoutter.
Éplucher les carottes, les couper en trois puis en bâtonnets moyens. Les cuire à la vapeur, juste assez pour qu'elles soient encore fermes.
Dans une poêle de taille moyenne, faire chauffer 2 cuillerées à café d'huile d'olive et y faire sauter le millet à feu vif, avec la coriandre et l'ail en poudre. Saler et poivrer. Cuire 5 à 10 minutes, pour que le millet soit légèrement doré et croustillant. Peler les oranges et les couper en morceaux. Hacher finement les kumquats (bien retirer les pépins). Dans un petit saladier, mélanger le millet, les carottes et les agrumes, ajouter les herbes, 1 cuillerée à café d'huile d'olive et assaisonner. Placer au frais.

Salade de pâtes au brocoli, pesto et fromage d'amande

Pour 2 personnes

200 g de pennes demi-complètes
(ou autres pâtes)
100 g de fleurettes de brocoli
2,5 c. à s. de pesto de kale aux noix
(ou autre pesto vert)
2 c. à c. de fromage d'amande (p. 288)
2 c. à c. de jus de citron
Sel, poivre

Cuire les pâtes à l'eau selon les instructions sur le paquet. Cuire les fleurettes de brocoli à l'eau ou à la vapeur environ 5 minutes, pour qu'elles soient encore fermes, puis les hacher finement au couteau. Passer les pâtes sous l'eau froide. Égoutter le brocoli et le laisser refroidir quelques minutes. Mélanger le pesto avec les pâtes égouttées, ajouter le fromage d'amande, mélanger, puis ajouter le brocoli et le jus de citron. Mélanger et rectifier l'assaisonnement. Bien que parfait froid, en salade, ce plat sera aussi délicieux chaud.

Salade de chou-fleur rôti

Pour 2 à 4 personnes

Sans céréales

1 chou-fleur
3 c. à s. d'huile d'olive
$1/2$ c. à c. de poivre noir
1,5 c. à c. de coriandre en poudre
$1/4$ de c. à c. de sel
200 g de tomates cerise
4 grosses poignées de jeunes pousses d'épinards
1 c. à s. de vinaigre balsamique

Couper le chou-fleur en petites fleurettes, les déposer sur une plaque couverte de papier cuisson, arroser avec l'huile d'olive, ajouter les épices et le sel. Mélanger et cuire au four à 180 °C (th. 6) pendant 20 minutes. Laisser refroidir. Mélanger avec les tomates coupées en deux et les jeunes pousses, et ajouter le balsamique.

TARTINES, CROQUES ET SANDWICHS

Pâté olives, tournesol, herbes

Pour 1 petit bocal

20 g d'olives noires dénoyautées
50 g d'olives vertes dénoyautées
100 g de graines de tournesol
1 c. à s. d'huile d'olive
1 c. à s. de menthe fraîche hachée
2 c. à c. de basilic frais haché
60 g de tofu fumé aux herbes
Optionnel : 1 c. à s. de sirop d'érable

Rincer les olives et bien les égoutter. Les placer dans le bol du mixeur, ajouter les graines de tournesol et l'huile d'olive, et mixer pour obtenir une pâte sans morceaux. Transvaser dans un grand bol à l'aide d'une spatule souple, ajouter les herbes et le tofu fumé émietté, mélanger. Ajouter le sirop d'érable pour adoucir selon le goût. Conserver 2 à 3 jours dans un petit bocal hermétique au réfrigérateur.

Tartinade tofu, petits pois et menthe

Pour 1 à 2 personnes

100 g de tofu
100 g de petits pois blanchis
3 c. à s. de yaourt de soja
1 petite gousse d'ail émincée
2 c. à c. d'huile d'olive
1 c. à s. de menthe hachée
Sel, poivre

Riche en protéines

Placer tous les ingrédients dans le bol du robot et mixer pour obtenir une tartinade épaisse. Utiliser en tartines ou pour confectionner des sandwichs.

Tartines de fromage d'amande à l'aneth et betterave poêlée

Pour 1 à 2 personnes

100 g de fromage d'amande frais (p. 288)
1 c. à c. de vinaigre de cidre
2 c. à c. d'aneth frais ou surgelé haché
100 g de betterave crue épluchée
2 tranches de pain de taille moyenne
2 c. à c. d'huile d'olive
Poivre noir

Mélanger le fromage d'amande avec le vinaigre, l'aneth et 1 pincée de poivre moulu. Couper la betterave en lamelles et les faire poêler dans l'huile d'olive, à feu moyen pendant 5 bonnes minutes. Faire légèrement griller les tranches de pain. Étaler le fromage sur le pain et garnir de betterave poêlée. Consommer chaud ou froid. Parsemer d'un peu d'aneth pour plus de saveur et de graines germées pour plus de nutriments. Pour une version « sandwich express », tartiner les tranches de pain de fromage d'amande à l'aneth et garnir de betterave crue râpée.

Grilled cheese aux épinards

Le grilled cheese sandwich, « sandwich grillé au fromage », est un classique américain, cousin de nos croque-monsieur.

Pour 2 sandwichs

• 100 g de mozzarella vegan • 4 grandes tranches de pain de mie complet • 4 pincées d'ail en poudre • 2 c. à c. de ciboulette ciselée • 1 poignée de jeunes pousses d'épinards • Huile neutre

Couper la mozza en 4 morceaux de taille égale et les étaler grossièrement (et délicatement) sur les tranches de pain. Ajouter 1 pincée d'ail en poudre et ½ cuillerée à café de ciboulette sur chaque tranche. Déposer les jeunes pousses sur 2 tranches et refermer en sandwich avec les 2 autres. Faire cuire à feu moyen dans une poêle légèrement huilée, quelques minutes de chaque côté. Parfait pour accompagner une soupe à la tomate.

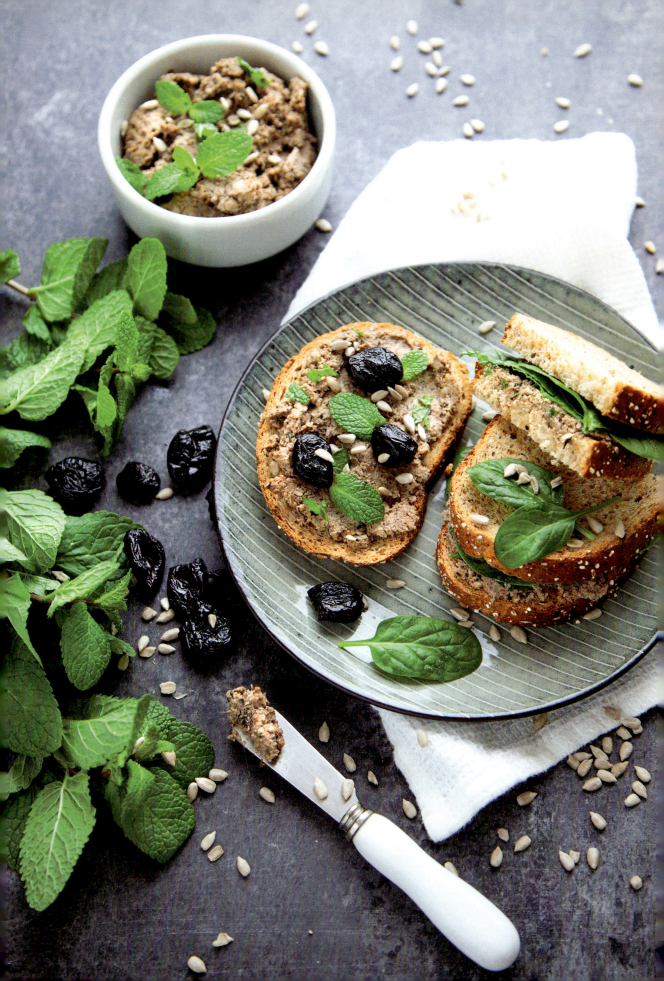

Croque tofu fumé, courge rôtie, avocat

Pour 2 croques

6 petites tranches de courge
$\frac{1}{2}$ avocat
100 g de tofu fumé
4 petites tranches de pain
Huile d'olive
Sel, poivre

Sur une plaque couverte de papier cuisson, déposer les tranches de courge, ajouter 1 cuillerée à soupe d'huile d'olive et bien enduire les tranches. Saler et poivrer, puis cuire 5 à 10 minutes au four à 180 °C (th. 6), jusqu'à ce que la courge soit tendre et dorée. Couper l'avocat et le tofu fumé en fines tranches. Garnir 2 tranches de pain en superposant courge, tofu et avocat, puis fermer en sandwich avec les 2 tranches restantes. Faire chauffer les sandwichs dans un appareil à croques légèrement huilé, dans une poêle-gril ou sous le gril.

Bagel au portobello, roquette et fromage d'amande

Pour 2 personnes

2 gros champignons portobello
ou 4 à 6 gros shiitakés)
2 bagels
8 c. à s. de fromage d'amande (p. 288)
2 poignées de roquette
Huile d'olive
Sel, poivre

Brosser ou laver délicatement les champignons. Les faire dorer à la poêle sur feu vif avec un filet d'huile d'olive. Saler et poivrer. Couper les bagels en deux et les réchauffer/toaster à la poêle ou au four. Garnir les demi-bagels du dessous avec le fromage d'amande, ajouter la roquette, puis répartir les champignons. Refermer les bagels et déguster sans attendre.

Sandwich crème d'avocat à la menthe, tempeh fumé au sésame et tomate

Pour 2 sandwichs

1 avocat
2 c. à c. de jus de citron
1 pincée de sel
1 c. à s. de menthe fraîche hachée
100 g de tempeh fumé
2 c. à c. d'huile d'olive
1 c. à c. de sésame complet
2 pincés d'ail en poudre
2 pincées de paprika
1 tomate
4 tranches de pain de taille moyenne
Poivre noir

Mixer la chair de l'avocat avec le jus de citron, le sel et la menthe. Réserver. Couper le tempeh en fines tranches. Les faire dorer à feu moyen avec l'huile d'olive, le sésame et les épices. Couper la tomate en tranches. Assembler les sandwichs : étaler la crème d'avocat sur le pain, garnir d'une tranche de tempeh, ajouter des tranches de tomate et fermer les sandwichs avec une tranche de pain à la crème d'avocat.

«*Green* tartinade» aux fèves

Pour 1 petit bol

100 g de fèves cuites et dérobées
50 g de chair d'avocat en dés
1 poignée de pousses d'épinards hachées
4 c. à c. de jus de citron
$\frac{1}{4}$ de c. à c. d'ail en poudre
2 c. à c. de menthe hachée
2 c. à c. de coriandre hachée
Sel, poivre

Mixer tous les ingrédients et utiliser pour des tartines et sandwichs. Consommer dans les 24 heures.

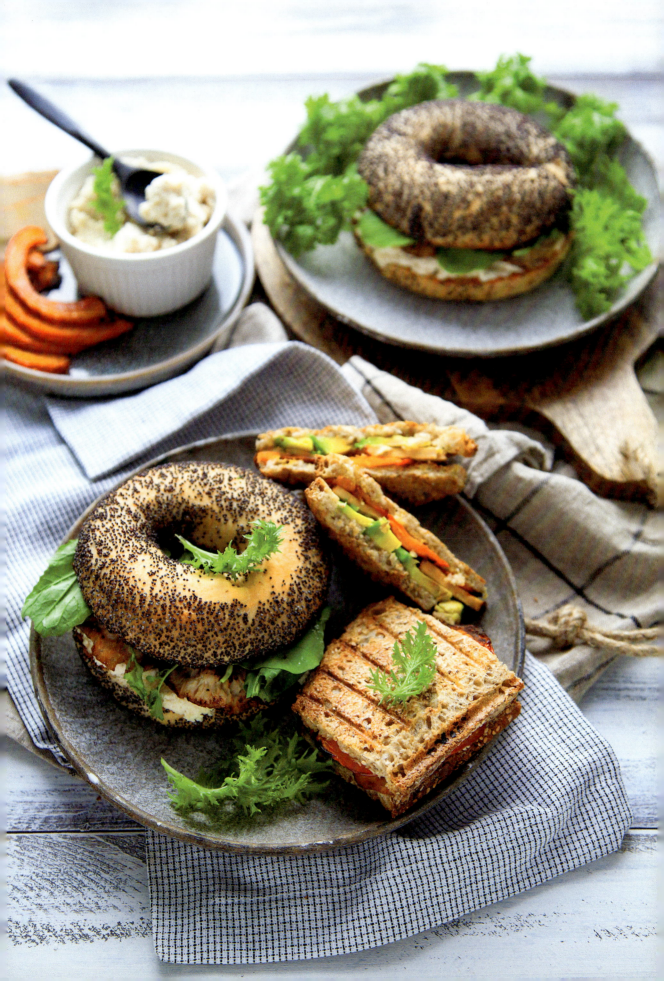

Tartine de houmous, carotte rôtie et roquette

Pour 2 tartines

1 grosse carotte
1,5 c. à c. d'huile d'olive
½ c. à c. de coriandre en poudre
¼ de c. à c. d'ail en poudre
2 grandes tranches de pain complet ou au levain
6 c. à c. de houmous
1 poignée de roquette
1 c. à c. de zaatar
Sel, poivre

Laver la carotte et la couper en rondelles moyennes. Les déposer sur une plaque couverte de papier cuisson, ajouter l'huile d'olive, la coriandre et l'ail en poudre, saler et poivrer légèrement. Cuire environ 5 minutes au four à 180 °C (th. 6) ; les rondelles de carotte doivent être dorées et tendres. Toaster légèrement le pain si on le désire. Étaler le houmous dessus, garnir de roquette hachée, déposer les rondelles de carotte rôties et saupoudrer de zaatar. Pour une version sandwich : étaler le houmous sur les deux tranches de pain avant de garnir. Parfait en wrap avec du pain libanais ou pour garnir des petits pains pita.

Crème de roquette à la moutarde

Pour 1 bol

50 g de roquette
80 g de tofu ferme
4 c. à s. de crème de soja
5 c. à c. de moutarde
2 c. à c. de jus de citron
2 c. à s. d'huile végétale
½ c. à c. de sel, Poivre

Hacher grossièrement la roquette et la mixer avec le reste des ingrédients pour obtenir une crème épaisse et lisse. Utiliser en tartine ou en sandwich, en dip ou pour remplacer une mayonnaise.

Club sandwich à la crème de tomate séchée et concombre

Pour 4 à 6 sandwichs

1 concombre
8 à 12 tranches de pain de mie complet

Crème de tomate séchée
60 g de tomates séchées
2 c. à s. de yaourt de soja
2 c. à s. de crème de soja
2 c. à s. de purée de noix de cajou

Couper les tomates séchées en 3 ou 4 morceaux. Les faire tremper 5 à 10 minutes dans de l'eau chaude. Égoutter et placer dans le bol du mixeur. Ajouter les autres ingrédients et mixer pour obtenir une crème épaisse et homogène. Laver le concombre et le couper en trois, puis en fines tranches. Étaler une fine couche de crème de tomate séchée sur chaque tranche de pain, garnir de concombre la moitié des tranches et fermer en sandwich. Couper les sandwichs en deux dans la diagonale pour une dégustation plus facile. La crème se conserve quelques jours dans un bocal au frais.

Cette recette sera aussi parfaite pour réaliser des mini-sandwichs salés pour un tea time vegan ! Dans ce cas, coupez les sandwichs en quatre.

Sandwich à la crème de champignon et pousses d'épinards

Pour 2 à 4 sandwichs

100 g de champignons de Paris émincés
2 petites gousses d'ail
1 c. à s. d'huile d'olive
2 c. à c. de persil haché
1 c. à s. de tamari
175 g de haricots blancs bien cuits
1 c. à s. de jus de citron frais
1/4 de c. à c. d'ail en poudre
4 grandes tranches de pain complet ou
8 petites
2 poignées de jeunes pousses d'épinards
Sel, poivre

Dans une poêle de petite taille, faire revenir à feu vif les champignons et l'ail émincé avec l'huile d'olive. Poivrer. Quand les champignons ont réduit de moitié, ajouter le persil et le tamari. Cuire encore 1 minute et réserver. Mixer les haricots avec le jus de citron et l'ail en poudre. Assaisonner ; la texture doit être bien lisse. Transvaser dans un bol et ajouter les champignons poêlés. Bien mélanger. Tartiner les tranches de pain (les toaster pour un effet croustifondant) avec la crème de champignon, déposer une couche de jeunes pousses et fermer en sandwich.

Croque à l'aubergine poêlée

Pour 2 croques

4 grosses rondelles d'aubergine
2 c. à c. de thym frais
2 c. à s. de crème cajou-pignon (p. 206) ou de fromage d'amande (p. 288)
4 tranches de pain
50 g de tofu aux herbes
Huile d'olive
Sel, poivre

Faire dorer les rondelles d'aubergine avec un filet d'huile d'olive à la poêle sur feu moyen jusqu'à ce qu'elles soient tendres. Ajouter le thym, saler et poivrer. Étaler un peu de fromage d'amande ou de crème cajou-pignon sur les tranches de pain. Garnir de rondelles d'aubergine et de tofu aux herbes finement tranché. Faire chauffer dans un appareil à croques légèrement huilé, dans une poêle-gril ou sous le gril du four.

Crème «no tuna» aux herbes

Pour 2 sandwichs

150 g de pois chiches cuits
1,5 c. à c. de moutarde
5 c. à c. de crème végétale
2 c. à c. d'huile d'olive
2 c. à c. de jus de citron
3 c. à s. d'aneth haché
2 c. à c. de ciboulette hachée
Sel, poivre

Mixer les pois chiches avec la moutarde, la crème, l'huile d'olive et le jus de citron. Assaisonner et ajouter les herbes. Mélanger. Utiliser dans des club sandwichs, en tartine ou pour garnir des toasts pour l'apéritif.

BOLS-REPAS

Récemment devenus très « tendance », les bols-repas, que l'on retrouve sous diverses appellations (telles que *veggie bowl, power bowl, rainbow bowl*, bol Bouddha, bol d'abondance...), sont des variantes des bols garnis que l'on trouve dans plusieurs pays d'Asie, comme le bibimbap coréen ou le donburi japonais. Le principe est simple : une base de riz (ou d'une autre céréale, de nouilles ou encore de salade ou de légumes) sur laquelle on ajoute plusieurs garnitures, cuites et/ou crues.

Bibimbap aux légumes

Pour 2 bols

100 g de racine de lotus
2 c. à s. de tamari
2 c. à s. de sirop de malt
2 c. à s. d'eau
100 g de champignons
4 grosses poignées d'épinards
2 c. à c. d'huile de sésame
$\frac{1}{2}$ carotte
$\frac{1}{8}$ de concombre
$\frac{1}{4}$ de feuille de yakinori
350 g de riz rond demi-complet cuit
Au goût : kimchi, sauce soja, pâte de piments coréenne (gochujang)
Huile neutre
Sel, poivre

Couper la racine de lotus en tranches d'environ $\frac{1}{2}$ cm d'épaisseur. Les cuire à l'eau pendant 20 minutes. Mélanger le tamari, le sirop de malt et l'eau. Verser dans une petite poêle, y déposer les tranches de racine de lotus égouttées et cuire à feu moyen-doux pendant 15 à 20 minutes pour bien laquer les tranches, qui vont devenir brunes, presque confites. Réserver. Couper les champignons en tranches et les faire sauter quelques minutes à feu vif avec un peu d'huile neutre. Assaisonner. Réserver. Faire sauter les épinards dans une poêle moyenne, avec l'huile de sésame, quelques minutes à feu vif. Assaisonner. Couper la carotte en julienne et la cuire 5 minutes environ à la vapeur (ou à l'eau). Couper le concombre en julienne.

À l'aide de ciseaux bien propres, couper la feuille de yakinori en fines lamelles. Répartir le riz cuit chaud dans les bols et garnir avec les différents ingrédients préparés. Ajouter une petite portion de kimchi et servir avec de la sauce de soja ainsi que de la pâte de piments coréenne.

Bol façon chirashi à l'avocat, patate douce et sésame

125 g de riz demi-complet
1 c. à s. de vinaigre de riz
2 c. à c. de sirop d'agave
90 g de patate douce
2 c. à c. d'huile végétale au choix
1 c. à c. de sésame blond
2 pincées de sel
50 g de tofu
$\frac{1}{2}$ c. à c. d'huile de sésame
1 c. à c. de tamari
$\frac{1}{4}$ d'avocat

Cuire le riz à l'eau et l'égoutter. Mélanger avec le vinaigre et le sirop d'agave, et laisser refroidir. Couper la patate douce en dés, puis la faire dorer avec l'huile végétale et le sésame à feu moyen jusqu'à ce qu'elle soit tendre. Assaisonner. Couper le tofu en fines tranches et le faire dorer quelques minutes avec l'huile de sésame dans une petite poêle sur feu vif. Ajouter le tamari, cuire encore 1 minute et réserver. Dans un grand bol, tasser le riz vinaigré, déposer la patate douce cuite sur une moitié du riz, garnir l'autre moitié avec le tofu et l'avocat coupé en fines tranches. Pour accompagner : gingembre vinaigré et pâte de wasabi ou un filet de jus de citron.

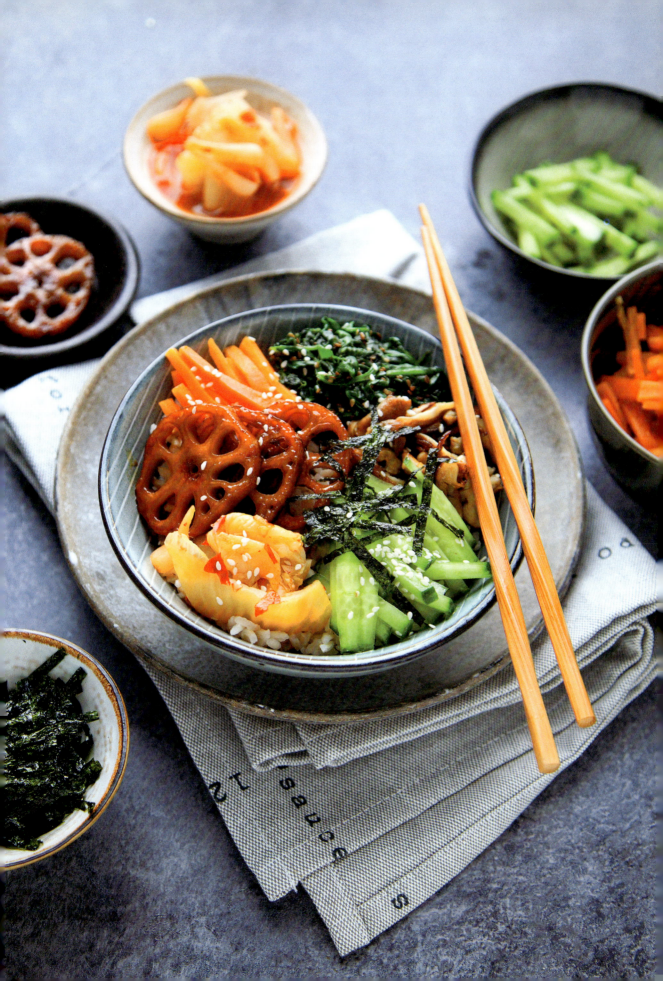

Go green bowl : brocoli, avocat, kale sauté

Pour 1 personne

150 g de brocoli finement haché
4 c. à s. d'eau
6 asperges
50 g de tofu
½ avocat
1 poignée de salade au choix : jeunes pousses d'épinards, mâche, romaine
Huile d'olive
Ail des ours haché ou séché
Sel, poivre

Dans une poêle, faire sauter quelques minutes à feu vif le brocoli haché avec un filet d'huile d'olive. Assaisonner. Ajouter l'eau. Cuire à nouveau quelques minutes, puis déposer dans un grand bol. Couper les asperges en morceaux de taille moyenne, couper le tofu en dés et faire sauter le tout dans une petite poêle avec un filet d'huile d'olive. Assaisonner avec de l'ail des ours, du sel et du poivre. Quand l'ensemble est bien doré, l'ajouter dans le bol. Couper l'avocat en dés et les ajouter. Ajouter enfin la salade légèrement hachée.

Sauce « *green dream* »

Pour 4 personnes

175 g de chair d'avocat mûr à point (environ 1 avocat)
1 c. à s. de coriandre hachée
1 c. à s. de ciboulette hachée
1 c. à s. de menthe hachée
1 gousse d'ail émincée
Le jus de 1 citron (environ 2 c. à s.)
3 c. à c. d'eau
Sel, poivre

Mixer tous les ingrédients pour obtenir une crème onctueuse et lisse. Au besoin, ajouter 1 ou 2 cuillerées à soupe d'eau. Assaisonner au goût. Utiliser dans des bols, crudités, salades, rouleaux de printemps… Consommer dans les 48 heures.

Donburi au tofu, shiitakés, épinards

Pour 1 grand bol

180 g de riz rond demi-complet cuit

Shiitakés poêlés
100 g de shiitakés
2 c. à c. d'huile d'olive
1 c. à c. de tamari
1 c. à c. de cébette ciselée

Tofu aux épinards et sésame
80 g de tofu
1 c. à c. d'huile de sésame toasté
2 grosses poignées d'épinards hachés
2 c. à c. de mirin
1 c. à c. de tamari
1 c. à s. de graines de sésame

Émincer les shiitakés. Les faire sauter à feu moyen avec l'huile pendant 5 minutes. Ajouter le tamari et la cébette. Cuire encore 1 ou 2 minutes et réserver. Couper le tofu en gros dés et les faire dorer à feu vif avec l'huile de sésame. Ajouter les épinards, le mirin, le tamari et les graines de sésame. Cuire 2 minutes. Déposer le riz chaud dans un bol et disposer les shiitakés dessus, puis le tofu aux épinards et sésame à côté. Parsemer de cébette ciselée et déguster chaud, sans attendre.

Red bowl : riz, betterave, chou rouge mariné

(Voir photo page suivante)

Pour 1 bol

50 g de chou rouge
1,5 c. à c. de vinaigre de cidre
1 c. à c. d'huile de sésame toasté
1 c. à c. de tamari
170 g de riz cuit
4 c. à s. de betterave râpée et finement hachée
1 poignée de chicorée rouge
(ou autre salade rouge)
1 poignée de graines de radis germées
1 c. à s. de graines de tournesol
Optionnel : tofu doré (voir page 153) ou tempeh poêlé
Pour accompagner : sauce dragon
(voir page 142)

Hacher finement le chou rouge au couteau, puis le mélanger avec le vinaigre, l'huile de sésame et le tamari dans un bol et laisser mariner au moins 1 heure. Mélanger le riz cuit avec la betterave et répartir dans le fond du bol. Couper la salade en lanières, rincer les graines germées et les disposer sur le riz, avec le chou mariné. Parsemer de graines de tournesol, ajouter du tofu ou du tempeh si on le désire et servir arrosé de sauce dragon.

Bol de polenta à la tomate rôtie, poivron grillé, tofu lactofermenté et crème de basilic

Sans Gluten

Pour 1 grand bol ou 2 petits

1 tomate
½ poivron rouge
1 poignée de jeunes pousses d'épinards ou de roquette grossièrement hachées
50 g de tofu lactofermenté mariné au tamari
Huile d'olive
Herbes de Provence, sel, poivre

Crème citron-basilic
2 c. à s. de basilic
3 c. à s. de crème de soja (ou crème végétale)
3 c. à c. de jus de citron, sel, poivre

Polenta crémeuse
150 ml de lait végétal
150 ml d'eau
50 g de polenta instantanée
¼ de c. à c. d'ail en poudre
Huile d'olive, sel, poivre

Couper la tomate en quartiers et le poivron en gros dés. Les déposer sur une plaque couverte de papier cuisson et arroser d'un filet d'huile d'olive. Parsemer les tomates d'herbes de Provence, saler et poivrer. Faire griller au four à 180 °C (th. 6) en position gril pendant 20 minutes. Pendant ce temps, préparer la crème de basilic et la polenta. Mélanger tous les ingrédients de la crème dans un petit bol et réserver. Dans une casserole de taille moyenne, mélanger le lait et l'eau, puis faire chauffer à feu vif. Ajouter la polenta et mélanger au fouet. Assaisonner, ajouter l'ail en poudre et ajouter un filet d'huile d'olive. Cuire en mélangeant sans arrêt pendant quelques minutes. Quand la polenta forme une purée épaisse et commence à coller au fond de la casserole, l'ôter du feu et la transvaser dans un grand bol (ou 2 petits). Garnir la moitié du bol avec les jeunes pousses, verser la crème sur l'autre moitié puis garnir avec les légumes grillés et le tofu en dés. Déguster sans attendre.

Bol de riz à la noix de coco, légumes au gingembre et sauce cacahuète

Pour 1 personne

185 g de riz thaï demi-complet cuit
2 c. à s. de noix de coco râpée
1 poignée de carottes râpées
1 poignée de graines germées
Optionnel : tempeh poêlé
2 c. à s. de cacahuètes hachées
Sauce cacahuète (voir page 206)

Légumes au gingembre
50 g de brocoli
½ poivron rouge
1 c. à c. d'huile de sésame
1 petite gousse d'ail
½ c. à c. de gingembre en purée
1 c. à s. de jus de citron vert
2 c. à c. de tamari

Mélanger le riz et la noix de coco, puis les déposer dans un bol. Disposer côte à côte les carottes râpées et les graines germées. Dans une petite poêle, faire sauter pendant quelques minutes les légumes émincés avec l'huile de sésame, l'ail et le gingembre. Verser le jus de citron vert et le tamari, cuire encore 1 minute, puis ajouter dans le bol. Ajouter quelques morceaux de tempeh poêlé si on le désire. Parsemer de cacahuètes hachées et servir avec la sauce cacahuète.

Sauce dragon

Pour 4 bols

35 g de levure maltée
3 c. à s. d'huile d'olive
2 c. à s. de tamari
2 c. à s. de sirop d'érable
2 c. à s. d'eau
2 gousses d'ail en purée

Mixer tous les ingrédients à l'aide d'un mixeur plongeant pour obtenir une sauce onctueuse.

Inspirée de la fameuse sauce du « bol dragon » du restaurant vegan Aux Vivres à Montréal, cette sauce divine accompagnera merveilleusement vos bols-repas.

Bol d'hiver : nouilles soba, céleri-rave rôti et pois chiches teriyaki

Sans Gluten

Pour 2 personnes

150 g de nouilles soba 100 % sarrasin
150 g de céleri-rave épluché
1 c. à s. d'huile d'olive
½ c. à c. de thym séché
2 c. à c. d'huile de sésame toasté
150 g de pois chiches cuits
1 c. à s. de tamari
2 c. à s. de mirin
1 c. à s. de graines de sésame
2 petites poignées de salade wazabina
(ou de roquette)
1 c. à s. de graines de courge
Sel, poivre

Cuire les nouilles soba selon les indications du paquet et les égoutter. Couper le céleri-rave en dés, les mélanger avec l'huile d'olive et le thym, assaisonner et les étaler sur une plaque couverte de papier cuisson. Les cuire au four à 180 °C (th. 6) pendant 15 minutes. Dans une petite poêle, faire chauffer l'huile de sésame à feu moyen, puis faire revenir les pois chiches 2 minutes. Ajouter le tamari et le mirin, et bien mélanger. Cuire une dizaine de minutes en mélangeant régulièrement, le temps que la sauce réduise et laque les pois chiches. Ajouter le sésame et mélanger. Répartir les nouilles dans 2 bols, puis répartir le céleri-rave cuit et les pois chiches teriyaki. Ajouter la salade découpée. Parsemer de graines de courge hachées.

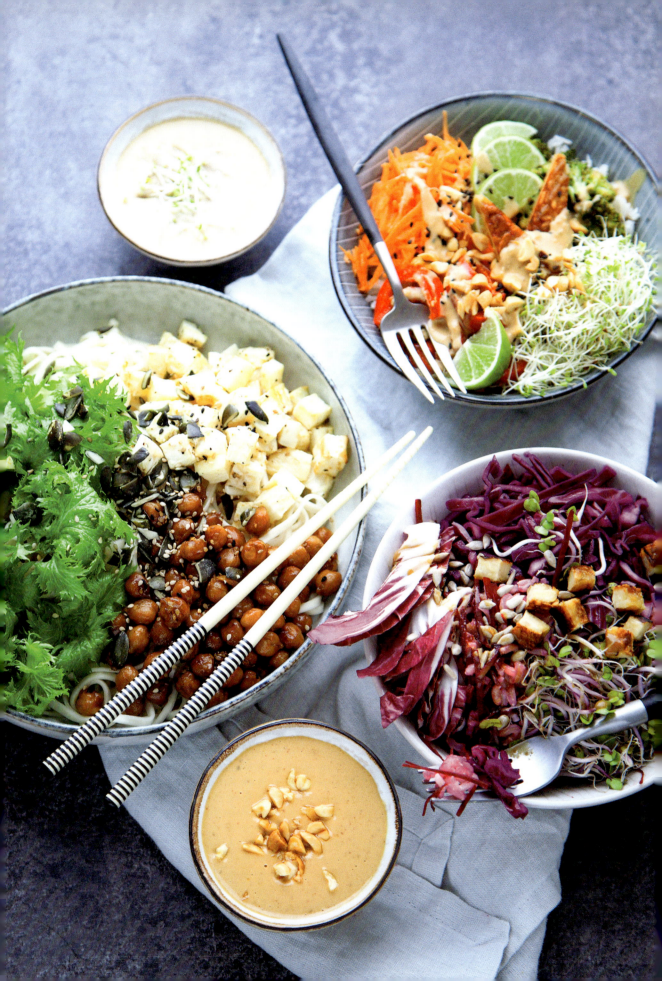

Bol «fresh chili»

Pour 1 grand bol

½ c. à s. d'huile d'olive
1 petite échalote
1 petite gousse d'ail
100 g de haricots rouges cuits
1 pincée d'origan séché
1 pincée de cumin en poudre
2 c. à s. de pulpe de tomates
Sauce pimentée
125 g de riz long demi-complet cuit
40 g de grains de maïs doux
½ avocat
1 petite poignée de jeunes pousses d'épinards
ou de salade
5 tomates cerise (ou ½ tomate)
Jus de citron vert
Sel, poivre

Dans une petite poêle, faire chauffer l'huile
d'olive avec l'échalote et l'ail émincés.
Ajouter les haricots rouges et cuire 1 minute
à feu vif. Baisser à feu moyen, ajouter les
aromates et la pulpe de tomates, assaisonner
et ajouter la sauce pimentée au goût. Cuire
2 minutes et ôter du feu. Dans un grand bol,
tasser le riz cuit. Déposer le chili sur un bord
et disposer les ingrédients suivants côte à
côte : grains de maïs, avocat en dés, salade
ou jeunes pousses émincées et tomates
cerise coupées en quartiers. Ajouter un filet
de jus de citron vert et déguster !

Bol couscous

Pour 2 bols

1 carotte
1 pomme de terre moyenne
½ courgette
600 ml d'eau
2 gousses d'ail
½ cube de bouillon de légumes
1 c. à c. de ras-el-hanout
2 c. à c. d'huile d'olive
100 g de pois chiches cuits
300 g de semoule moyenne cuite (ou de
millet pour une version sans gluten)
Facultatif : harissa, cannelle en poudre,
1 brin de menthe fraîche
Sel, poivre

Éplucher la carotte et la pomme de terre
puis les couper en petits dés, ainsi que
la courgette. Porter l'eau à ébullition
avec la moitié de l'ail, le bouillon cube et
½ cuillerée à café de ras-el-hanout.
Y cuire les légumes à feu vif jusqu'à ce
qu'ils soient tendres. Dans une petite poêle,
faire chauffer l'huile d'olive, puis y faire
dorer les pois chiches avec le reste de l'ail
et ½ cuillerée à café de ras-el-hanout à feu
moyen pendant quelques minutes. Porter
à feu vif pour 2 à 3 minutes quand les pois
chiches commencent à dorer, afin de les
rendre croustillants. Assaisonner. Répartir
la semoule dans 2 bols, puis les légumes
cuits. Mélanger un peu de harissa (selon le
goût) avec un peu de bouillon de cuisson et
arroser les bols avec 1 à 2 cuillerées à soupe
de ce bouillon. Répartir les pois chiches
par-dessus les légumes. Parsemer de
1 pincée de cannelle et de quelques feuilles
de menthe hachées.

Bol BBQ

Pour 2 personnes

4 grosses poignées de laitue
Vinaigrette ou sauce salade au choix

Légumes grillés
1 petite courgette
100 g de champignons
1 petit poivron rouge
1,5 c. à s. d'huile d'olive
2 c. à c. de tamari
1 c. à c. de moutarde
1 c. à c. d'herbes de Provence

Pois chiches BBQ
2 c. à c. d'huile d'olive
125 g de pois chiches cuits
½ oignon
1 gousse d'ail
½ c. à c. de *liquid smoke*
1 c. à c. de tamari
1 c. à c. de sirop d'érable
1 c. à s. de ketchup

Laver les légumes et les couper en morceaux de taille moyenne. Mélanger l'huile, le tamari, la moutarde et les herbes. Répartir les légumes sur une plaque couverte de papier cuisson et les arroser avec la sauce. Mélanger pour bien imprégner les légumes, puis les cuire au four à 180 °C (th. 6) pendant 10 à 15 minutes. Dans une poêle, chauffer l'huile d'olive et faire dorer les pois chiches avec l'oignon et l'ail émincés à feu moyen pendant quelques minutes. Ajouter le *liquid smoke*, le tamari et le sirop d'érable. Laisser réduire et caraméliser. Ajouter le ketchup et porter à feu vif pour 1 minute, en mélangeant. Hacher grossièrement la laitue. Ajouter la vinaigrette et répartir dans 2 bols. Répartir les légumes grillés par-dessus, puis les pois chiches, et déguster.

Mezze bowl

Pour 1 bol

½ aubergine en dés
Un filet d'huile d'olive
1 gousse d'ail
1 c. à c. de zaatar
2 c. à c. de jus de citron
1 c. à c. de menthe hachée
1 poignée de laitue
100 g de boulgour cuit
2 falafels
2 c. à s. de houmous
½ tomate

Dans une poêle de taille moyenne, faire sauter l'aubergine avec l'huile d'olive pendant quelques minutes à feu moyen-vif. Ajouter l'ail en purée et le zaatar. Cuire encore quelques minutes ; l'aubergine doit être dorée et fondante. Ajouter le jus de citron et la menthe. Réserver. Déposer la laitue hachée au fond d'un grand bol, puis déposer côte à côte le boulgour, l'aubergine poêlée, les falafels, le houmous et la tomate coupée en dés. Déguster.

Quinoa bowl de printemps

Pour 1 grand bol

150 g de quinoa cuit
6 radis roses
2 c. à c. de jus de citron
5 fraises
100 g de petits pois frais cuits
1 poignée de roquette
Huile d'olive
Jus de citron
Sel, poivre

Tasser le quinoa cuit refroidi dans un bol. Trancher les radis en fines rondelles et les faire mariner 10 minutes dans le jus de citron. Couper les fraises en morceaux. Les déposer sur le quinoa. Ajouter les petits pois à côté. Ajouter la roquette finement hachée. Ajouter enfin les radis. Assaisonner avec de l'huile d'olive, du jus de citron, du sel et du poivre.

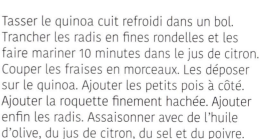

RECETTES FACILES À EMPORTER

Purple rolls : rouleaux de printemps au chou rouge, betterave, nouilles et tofu

Pour 10 rouleaux

50 g de nouilles de riz noir
50 g de chou rouge
100 g de betterave râpée ou passée au spiraleur
200 g de tofu doré (voir page 153)
2 poignées de graines de radis germées
10 feuilles de riz

Faire tremper les nouilles de riz 10 minutes dans de l'eau froide, puis les cuire quelques minutes à l'eau bouillante. Les rincer sous l'eau froide et réserver. Hacher le chou rouge. Répartir les différents ingrédients dans des petits bols ou coupelles. Préparer un plat rempli d'eau bien chaude. Déposer un torchon propre humide sur une planche à découper. Glisser une feuille de riz dans l'eau chaude, la laisser ramollir quelques secondes, puis la déposer délicatement sur le torchon. La garnir près du bord inférieur avec les différents ingrédients superposés, replier le bas de la feuille par-dessus la garniture, en la maintenant bien, puis replier les côtés et rouler pour former un rouleau. Réserver. Si on les emporte pour le déjeuner, les emballer individuellement dans du film alimentaire ; si on les déguste plus tard à la maison, les conserver dans un torchon humide au frais.
Servir avec une sauce au choix : « *green dream* » (voir page 140), cacahuète, dragon (voir page 142), sésame...

Cake à la courge, thym et tofu lactofermenté

Pour 1 cake

100 g de tofu lactofermenté mariné au tamari
225 g de farine de petit épeautre
75 g de farine de maïs
15 g de poudre à lever
1,5 c. à c. de sel
4 c. à s. d'huile d'olive
2 c. à c. de jus de citron
350 ml de lait de riz

Courge poêlée
200 g de courge au choix
1 c. à s. d'huile d'olive
1 c. à c. de thym frais
1 c. à s. de ciboulette
1 gousse d'ail
Sel, poivre

Couper la courge en dés et les faire revenir à feu moyen avec l'huile d'olive, le thym, la ciboulette et l'ail émincé. La courge doit être légèrement tendre et dorée. Assaisonner et réserver. Couper le tofu lactofermenté en dés. Dans un saladier, mélanger les farines, la poudre à lever et le sel. Ajouter l'huile et le jus de citron, mélanger, puis ajouter le lait de riz en mélangeant au fouet pour éviter les grumeaux. Incorporer le tofu et la courge. Verser dans un moule à cake de taille moyenne bien huilé et chemisé de papier cuisson. Cuire au four à 180 °C (th. 6) pendant environ 45 minutes (le temps de cuisson peut être différent selon les fours). Le cake est cuit quand la lame d'un couteau plantée à cœur en ressort sèche. Laisser tiédir, voire refroidir avant de démouler, pour que le cake se tienne bien.

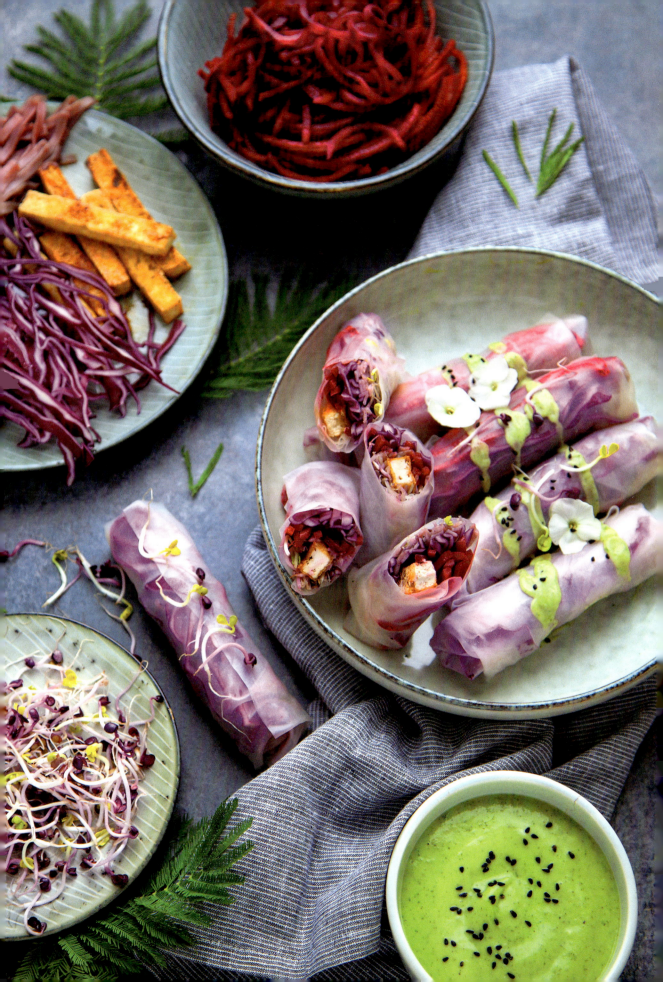

Temakis au quinoa et légumes

Pour 8 à 10 temakis

- 4 à 5 feuilles de yakinori • 200 g de quinoa cuit
- 2 c. à c. de sucre de canne blond
- 1 c. à c. de vinaigre de cidre • 1 pincée de sel
- 1 c. à s. de graines de chia • 1 avocat
- ½ carotte • 1 petit poivron jaune
- 1 poignée de chou rouge émincé

Couper les feuilles de nori en deux. Mélanger le quinoa avec le sucre, le vinaigre, le sel et les graines de chia, et laisser reposer 20 à 30 minutes. Couper les légumes en bâtonnets. Poser une feuille de yakinori dans la main. Déposer une grosse cuillerée de quinoa sur le côté de la feuille situé dans la paume. Le coin supérieur sera le haut du cône. Déposer les bâtonnets en diagonale vers ce coin. Plier la feuille en rabattant le coin inférieur de manière à former un cône, puis rouler le reste de la feuille de nori. Utiliser un peu de quinoa ou d'eau pour coller le coin de nori fermant le cône. Pour se familiariser avec ces gestes, on peut regarder une vidéo en ligne en tapant « pliage temaki ».

Makis californiens roses

Pour 3 à 4 personnes

- 225 g de riz rond demi-complet
- 400 ml d'eau • 1,5 c. à c. de vinaigre de cidre
- 2 c. à c. de sucre de canne • 2 c. à s. de purée de betterave crue • ½ c. à c. de sel
- 2 branches de céleri • ⅓ de concombre
- ½ avocat • Graines de sésame noir
- 3 demi-feuilles de yakinori • Sauce soja

Laver le riz 3 fois dans un saladier (verser de l'eau sur le riz, mélanger avec les mains pour laver le riz, puis jeter l'eau). Le cuire à feu moyen avec l'eau jusqu'à ce qu'elle soit complètement absorbée et que le riz soit tendre. Déposer le riz dans un petit saladier. Mélanger le vinaigre, le sucre, la purée de betterave et le sel dans un petit bol, puis les mélanger avec le riz. Laisser le riz refroidir. Couper les légumes en bâtonnets. Couvrir un makisu (natte de bambou utilisée pour faire les makis) d'une feuille de film étirable ou d'un sac de congélation (plus facile à laver et moins de déchets). Parsemer le milieu de la feuille de graines de sésame, puis y répartir un tiers du riz et l'étaler avec les mains mouillées pour former un rectangle. Déposer dessus ½ feuille de yakinori et y répartir les bâtonnets de légumes. Rouler le maki et déposer le rouleau sur une planche. Façonner les deux autres rouleaux et les découper avec un grand couteau. Passer régulièrement la lame sous l'eau pour éliminer l'amidon de riz et faciliter la découpe. Ne pas hésiter à regarder une vidéo en ligne pour observer les gestes.

Muffins façon pain de maïs au poivron

Pour 6 à 8 muffins

1 poivron rouge
150 g de farine demi-complète
100 g de farine de maïs
3 c. à s. de polenta instantanée
½ c. à c. de sel
1 c. à c. d'ail en poudre
10 g de poudre à lever
2 c. à c. d'herbes de Provence
6 c. à s. d'huile d'olive
200 ml de lait végétal

Couper le poivron en petits dés et les poêler dans une petite poêle avec un filet d'huile d'olive pendant 5 minutes. Dans un saladier, mélanger les farines, la polenta, le sel, l'ail en poudre, la poudre à lever et les herbes de Provence. Ajouter l'huile d'olive et bien mélanger. Incorporer le lait végétal, puis ajouter le poivron cuit. Répartir dans des moules à muffins chemisés de caissettes en papier et cuire au four à 180 °C (th. 6) pendant 20 minutes.

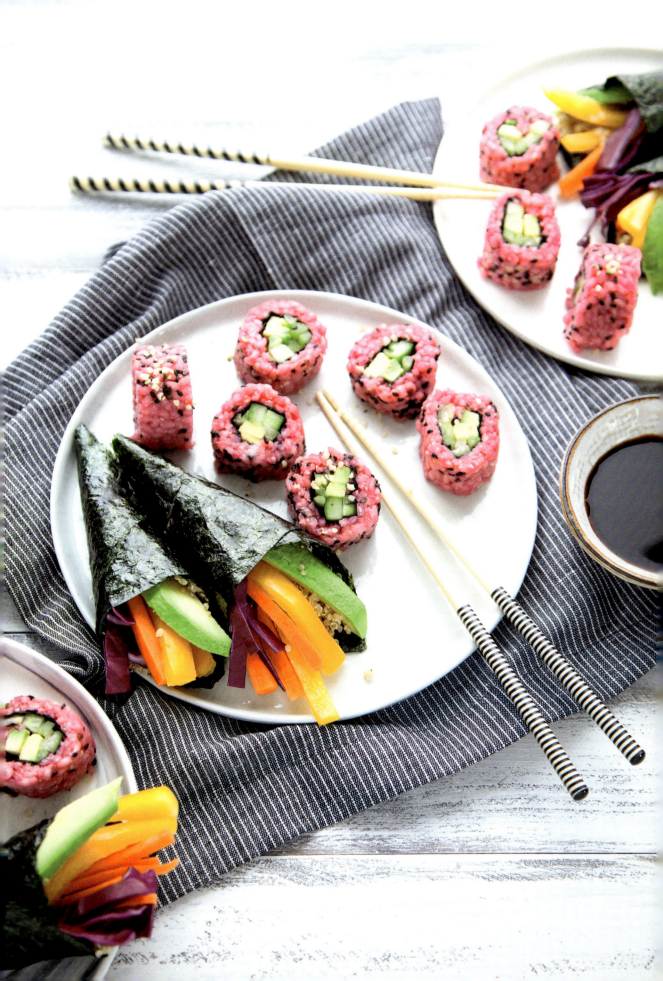

Onigiris tempeh-avocat-concombre

Pour environ 5 onigiris

250 g de riz rond blanc
1 c. à c. d'huile de sésame
50 g de tempeh
2 c. à c. de ciboulette
$^1/_2$ c. à c. de tamari
$^1/_4$ d'avocat
50 g de concombre
1 feuille de yakinori

Laver le riz 3 fois dans un saladier (le couvrir d'eau, mélanger avec les mains, puis jeter l'eau). Le cuire avec 2,5 fois son volume d'eau. Le déposer dans un saladier et laisser refroidir. Chauffer l'huile de sésame dans une petite poêle sur feu moyen, y faire dorer le tempeh coupé en petits dés pendant quelques minutes, puis ajouter la ciboulette et le tamari, cuire encore 1 minute et réserver. Couper l'avocat et le concombre en petits dés. Couper la feuille de yakinori en bandes d'environ 5 cm de large et 10 cm de long. Dans la main, presser un tas de riz, déposer au centre un peu de tempeh et de légumes, refermer en pressant un peu de riz et façonner un onigiri en triangle aux bords arrondis. Entourer l'onigiri d'une bande de yakinori. Cela permettra de le tenir pour le déguster. Pour emporter les onigiris, bien les emballer dans du film alimentaire.

Panisse poêlée à l'ail et herbes de Provence

Pour 2 à 4 personnes

• 500 ml d'eau • 150 g de farine de pois chiche
• $^1/_2$ c. à c. de sel • $^1/_2$ c. à c. d'ail en poudre
• 2 c. à c. d'herbes de Provence • Huile d'olive

Dans une casserole de taille moyenne, porter l'eau à ébullition. Hors du feu, ajouter la farine de pois chiche en pluie, le sel, l'ail en poudre et les herbes de Provence, tout en mélangeant au fouet pour éviter la formation de grumeaux. Remettre sur le feu et cuire à feu vif pendant 5 minutes, en mélangeant vigoureusement avec une cuillère en bois. Étaler dans un petit moule huilé et laisser refroidir. Quand la panisse a bien durci, la découper en tranches et les poêler avec un filet d'huile d'olive, ou les faire dorer quelques minutes de chaque côté au four en position gril, sur une plaque couverte de papier cuisson, après les avoir badigeonnés d'huile d'olive.

Wraps à la crème d'artichaut et courgette poêlée

Pour 2 gros wraps

2 feuilles de laitue (ou salade au choix)
2 grands wraps

Crème d'artichaut
200 g de cœurs d'artichaut
1 c. à s. d'huile végétale
2 c. à s. de crème végétale
1 c. à c. de moutarde
1 c. à c. de persil haché
1 c. à c. d'aneth haché
1 c. à c. de jus de citron
$^1/_2$ c. à c. d'ail en poudre
Sel, poivre

Courgette poêlée
• 1 courgette • 2 c. à c. d'huile d'olive
• $^1/_2$ gousse d'ail • 1,5 c. à c. d'herbes de Provence • Sel, poivre

Cuire les cœurs d'artichaut à la vapeur ou à l'eau et les mixer avec le reste des ingrédients de la crème d'artichaut. Assaisonner. Couper la courgette en grosses frites et les poêler quelques minutes dans l'huile à feu moyen-vif. Ajouter l'ail et les herbes, et cuire encore 2 minutes environ. Assaisonner légèrement. Déposer une feuille de laitue sur chaque wrap. Y étaler de la crème d'artichaut, répartir les frites de courgette poêlées, replier le bas des wraps, puis les côtés, et les emballer si on souhaite les emporter.

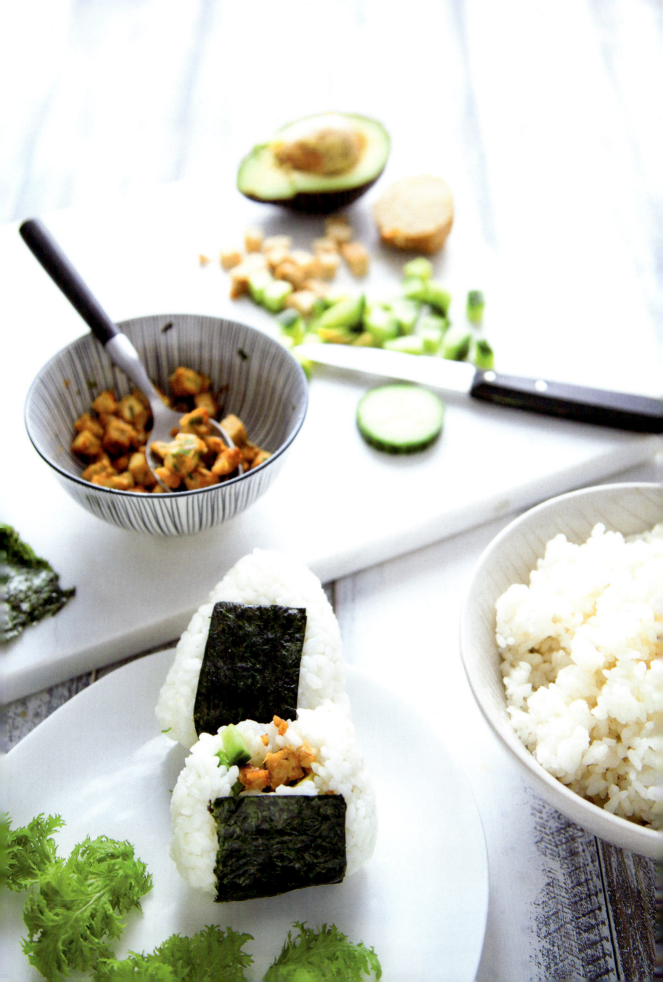

Burrito chipotle

Pour 2 burritos

2 c. à c. d'huile d'olive
1 petit oignon
2 petites gousses d'ail
100 g de haricots noirs cuits
100 g de riz long demi-complet cuit
1 c. à s. de coriandre fraîche hachée
1 c. à c. de coriandre en poudre
2 grands wraps
4 c. à s. de crème cajou-pignon (voir page 206)
2 poignées de jeunes pousses d'épinards
Sauce de piment chipotle
$1/_2$ citron vert
Sel, poivre

Dans une poêle de taille moyenne, chauffer l'huile d'olive à feu moyen-vif, puis y faire revenir l'oignon et l'ail émincés. Ajouter les haricots noirs cuits, le riz et les aromates, et assaisonner avec la sauce de piment Chipotle et le jus de citron vert. Cuire 5 minutes en mélangeant régulièrement. Pour confectionner les burritos, réchauffer légèrement les wraps, étaler 2 cuillerées à soupe de crème au centre, ajouter 1 poignée de jeunes pousses, déposer la moitié de la garniture aux haricots noirs et replier le bas des wraps, puis les deux côtés. Si on emporte les burritos, les emballer dans du papier d'aluminium.

Galettes de riz aux légumes

Pour une dizaine de galettes

150 g de riz cuit
150 g de légumes au choix cuits à l'eau ou à la vapeur et coupés en dés
50 g de petits flocons d'avoine
1 c. à s. de ciboulette ciselée
Huile végétale pour la cuisson,
sel, poivre

Dans un saladier, mélanger le riz et les légumes, et écraser grossièrement à la fourchette. Ajouter les flocons d'avoine et la ciboulette, assaisonner. Bien mélanger et laisser reposer 10 minutes. Former des galettes dans les mains : façonner une boule et l'aplatir en pressant bien. Mouiller légèrement les mains si la préparation colle trop. Cuire les galettes quelques minutes de chaque côté dans une grande poêle sur feu moyen, avec un filet d'huile, pour qu'elles soient bien dorées.

Steak de pois chiches à la courgette

Pour 3 steaks

200 g de pois chiches cuits
85 g de courgette râpée et pressée dans un linge (environ 120 g avant de presser)
2 petites gousses d'ail
1 c. à s. de graines de chia
1 c. à s. de menthe ciselée
1 c. à s. de coriandre ciselée
$1/_2$ c. à c. de coriandre en poudre
$1/_4$ de c. à c. de cumin en poudre
Huile neutre pour la cuisson
sel, poivre

Mettre tous les ingrédients dans le bol d'un robot ménager avec la lame en S. Mixer en quelques impulsions pour former une pâte encore un peu grumeleuse. Retirer la lame et laisser reposer 15 minutes. Former 3 steaks à la main ou à l'aide d'une presse à burgers. Les cuire environ 5 minutes de chaque côté à la poêle, à feu moyen, avec un filet d'huile pour qu'ils soient bien dorés.

Croquettes de lentilles à la patate douce

Pour environ 12 croquettes

150 g de patate douce épluchée
150 g de lentilles cuites
1 c. à c. de coriandre en poudre
1 pincée de muscade en poudre
1 c. à s. de levure maltée
20 g de polenta instantanée
Huile d'olive pour la cuisson
Sel

Couper la patate douce en petits dés et la cuire à la vapeur ou à l'eau jusqu'à ce qu'elle soit bien fondante (10 minutes environ). La mélanger avec les lentilles dans un saladier, en écrasant grossièrement à la fourchette. Ajouter les aromates, la levure maltée, la polenta et 1 ou 2 pincées de sel. Bien mélanger. Laisser reposer 10 à 15 minutes. La polenta va épaissir. Former des croquettes de taille homogène à la main : façonner une boule, l'allonger et l'aplatir aux extrémités. Les déposer sur une plaque couverte de papier cuisson, les huiler légèrement avec un pinceau et les cuire 20 minutes au four à 180 °C (th. 6). Consommer chaud, tiède ou froid. Parfait avec une salade.

Tofu doré

Pour 2 à 4 personnes

200 g de tofu ferme
1 c. à s. d'huile au choix (neutre, sésame, olive, coco…)
1 c. à c. de tamari

Emballer le bloc de tofu dans deux feuilles d'essuie-tout et le placer entre deux planches à découper (ou sur une assiette et le couvrir d'une planche). Placer un poids (une petite casserole remplie d'eau par exemple) dessus et laisser dégorger pendant 10 minutes. Le découper en tranches, en lamelles ou en dés. Chauffer l'huile dans une petite poêle sur feu moyen. Y faire revenir le tofu en le retournant régulièrement pour que toutes les faces soient dorées. Selon le feu, cela peut prendre de 5 à 10 minutes. Il vaut mieux une cuisson un peu plus lente qu'un tofu trop grillé. Éteindre le feu, ajouter le tamari, bien mélanger et laisser cuire 1 minute à peine dans la poêle chaude. Le tofu doit être parfaitement doré, légèrement croustillant et moelleux à l'intérieur. À cette base, on peut ajouter des herbes, des épices, du sésame, ou varier les huiles.

Buns salés aux topinambours et tempeh fumé

Pour 4 buns

1 c. à c. de levure de boulanger déshydratée
50 ml de lait d'amande + pour badigeonner
75 ml d'eau
1 c. à c. de sucre de canne blond ou complet
250 g de farine d'épeautre complète
$\frac{1}{2}$ c. à c. de sel
1,5 c. à s. d'huile au goût neutre
150 g de topinambours épluchés
1 c. à c. de bicarbonate de soude
2 c. à c. d'huile d'olive
1 échalote
1 gousse d'ail
50 g de tempeh fumé
2 c. à s. de ciboulette
$\frac{1}{2}$ c. à c. de thym
1 c. à c. de tamari
Graines de sésame

Déposer la levure dans un bol et la mélanger avec le lait d'amande et l'eau tiédis, ainsi que le sucre. Laisser reposer 5 minutes. Dans un petit saladier, mélanger la farine et le sel. Verser le liquide et bien mélanger. Pétrir 1 à 2 minutes. Ajouter l'huile puis pétrir 4 à 5 minutes. Déposer la boule de pâte dans un petit saladier huilé et couvrir d'un torchon propre humide. Laisser lever pendant 1 heure dans un endroit chaud (environ 25 °C). Couper les topinambours en dés et les cuire à l'eau avec le bicarbonate. Chauffer l'huile d'olive dans une petite poêle puis y faire revenir l'échalote et l'ail émincés à feu vif. Ajouter les topinambours égouttés et le tempeh en dés. Faire sauter avec les herbes quelques minutes à feu moyen. Ajouter le tamari et réserver.
Séparer la pâte en 4 boules, les aplatir et déposer 1 cuillerée à soupe bombée de farce au tempeh au centre. Rabattre la pâte et appuyer délicatement pour former des boules. Les déposer sur une plaque couverte de papier cuisson, les badigeonner de lait d'amande, parsemer de graines de sésame et cuire au four à 180 °C (th. 6) pendant 20 minutes.

Rouleaux aux légumes d'hiver

Pour 4 rouleaux

4 petites feuilles de batavia
50 g de patate douce crue en fines lamelles
50 g de céleri-rave râpé
50 g de panais râpé
1 poignée de graines de haricot mungo germées
2 brins de coriandre
1 brin de menthe
4 feuilles de riz
Sauce au choix pour tremper : sauce dragon (voir page 142), sauce cacahuète (voir page 206), sauce tahini (voir page 208)...

Répartir les différents ingrédients dans des petits bols ou coupelles. Préparer un plat rempli d'eau bien chaude. Déposer un torchon propre humide sur une planche à découper. Glisser une feuille de riz dans l'eau chaude, la laisser ramollir quelques secondes, puis la déposer délicatement sur le torchon. Déposer une feuille de batavia au bord, puis garnir de légumes et de graines germées. Ajouter quelques feuilles de coriandre et de menthe. Replier le bas de la feuille de riz par-dessus la garniture en la maintenant bien, puis replier les côtés et rouler pour former un rouleau. Si on emporte les rouleaux pour le déjeuner, les emballer individuellement dans du film alimentaire ; si on les déguste plus tard à la maison, les conserver dans un torchon humide au frais. Servir avec la sauce choisie.

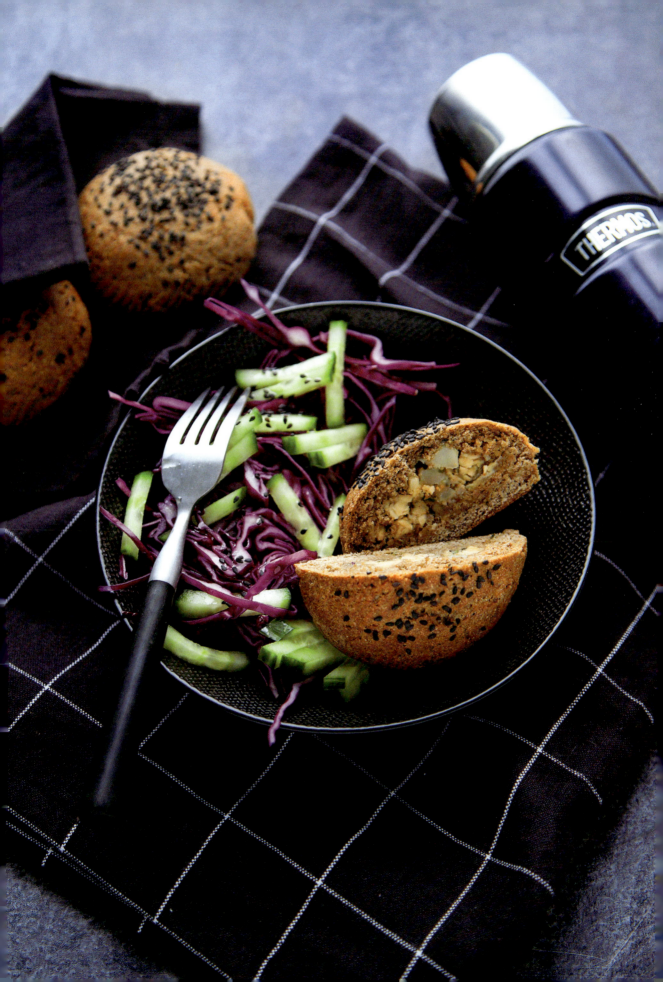

Snacks **et goûters**

Besoin de faire une pause ? Sucrée ou salée, à base de fruits ou de légumes frais, énergétique ou gourmande ? Vous trouverez forcément la vôtre parmi ces 50 recettes !

SNACKS SALÉS

Tartine gourmande figues et olives

Pour 4 tartines

- 100 g de fromage d'amande (voir page 294)
- 4 petites tranches de pain au levain
- 2 grosses figues • Environ 16 olives vertes
- Huile d'olive • Optionnel : feuilles de thym ou de menthe

Étaler le fromage d'amande sur les tranches de pain légèrement toastées. Répartir les figues en morceaux et quelques olives, ajouter un très fin filet d'huile d'olive et quelques herbes fraîches si on le désire. Et voilà ! Une tartine gourmet en 2 minutes. Parfait pour les petits creux, pour accompagner les assiettes de soupe qui s'ennuient un peu toutes seules ou les salades de tomates au balsamique.

Tartine fromagère aux crudités

Pour 2 tartines

- 50 g de tofu lactofermenté • 4 c. à s. de yaourt végétal • 2 c. à c. de levure maltée
- 2 c. à c. de ciboulette fraîche hachée
- 1 pincée de sel • 1 pincée d'ail en poudre
- 2 tranches de pain suédois (ou pain au choix)
- 50 g de carottes râpées • 50 g de concombre
2 poignées de graines germées

Mixer le tofu lactofermenté coupé en petits morceaux avec le yaourt et la levure maltée. Mélanger ensuite avec la ciboulette, saler, ajouter l'ail en poudre et étaler sur le pain. Garnir de carottes râpées, de concombre en fines tranches et de graines germées.

Caviar d'aubergine et courgette

Pour 1 bol

1 aubergine
2 petites courgettes
2 c. à s. de tahini
1 c. à s. d'huile d'olive
1 c. à s. de jus de citron
½ gousse d'ail
Optionnel : 1 c. à s. de menthe hachée
Sel, poivre

Couper l'aubergine et les courgettes en deux dans la longueur, les déposer sur une plaque ou une grille de cuisson, peau en bas, puis tracer quelques hachures au couteau et les cuire au four à 180 °C (th. 6), sous le gril, jusqu'à ce que la chair soit bien tendre. Retirer la peau, couper la chair puis la mixer avec un mixeur plongeant ou au *personal blender* avec le reste des ingrédients. Assaisonner et ajouter de la menthe fraîche si on le désire. Parfait en tartine ou en dip.

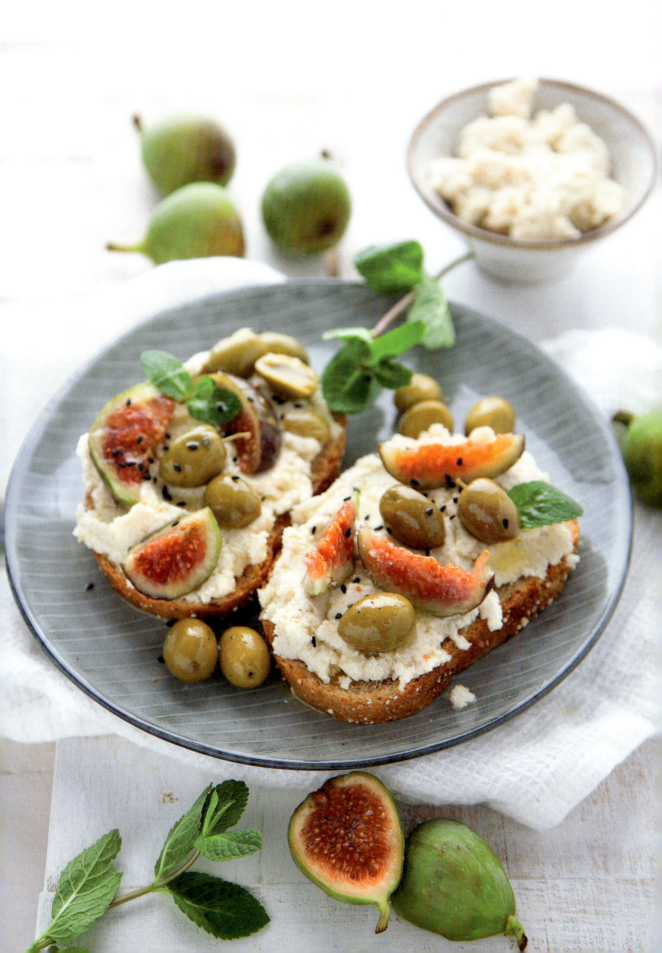

Crème de haricot blanc au sésame, ail et herbes

Pour 1 petit bol

200 g de haricots blancs bien cuits
2 c. à s. de purée de sésame
3 c. à s. de jus de citron
3 c. à s. d'eau
1 pincée de sel
1 c. à s. de menthe fraîche hachée
1 c. à s. de basilic frais haché

Mixer tous les ingrédients sauf les herbes à l'aide d'un mixeur plongeant pour former une crème onctueuse. Transvaser dans un bol, ajouter les herbes, mélanger et rectifier l'assaisonnement selon le goût.

Crackers crus à la tomate et aux herbes

Pour environ 15 crackers

150 g de sarrasin décortiqué
40 g de tomates séchées
1 c. à s. d'huile d'olive
2 c. à c. d'origan séché
1 pincée de sel

Faire tremper le sarrasin dans un grand bol d'eau pendant 2 heures. Faire tremper les tomates séchées dans un bol d'eau pendant 1 heure. Mixer le sarrasin avec les tomates finement hachées, l'huile et l'origan. Assaisonner. Déposer 1 cuillerée à soupe de ce mélange sur un plateau du déshydrateur couvert d'une feuille antiadhésive ou de papier cuisson légèrement huilé et l'étaler avec le dos d'une cuillère mouillée. Déshydrater environ 8 heures à 40 °C. Les crackers doivent être croustillants.

Crème menthe-coriandre-citron et carottes crues

Pour 2 personnes

3 carottes de taille moyenne

Crème
100 g de yaourt de soja nature
4 c. à s. de crème de soja
2 c. à c. de jus de citron
½ c. à c. de zeste de citron râpé
1 c. à s. de menthe fraîche hachée
1 c. à s. de coriandre fraîche hachée
Sel, poivre

Mélanger tous les ingrédients de la crème dans un petit bol. Éplucher les carottes (ou les laver) et les couper en bâtonnets. Tremper les bâtonnets dans la crème.

Croque tomate-pesto

Pour 2 croques

4 c. à c. de pesto
4 petites tranches de pain complet aux graines
4 rondelles de tomate

Étaler le pesto sur les tranches de pain et déposer les rondelles de tomate sur 2 tranches. Couvrir avec les autres tranches et faire griller dans un appareil à croques ou une poêle-gril, ou quelques minutes de chaque côté sous le gril du four.

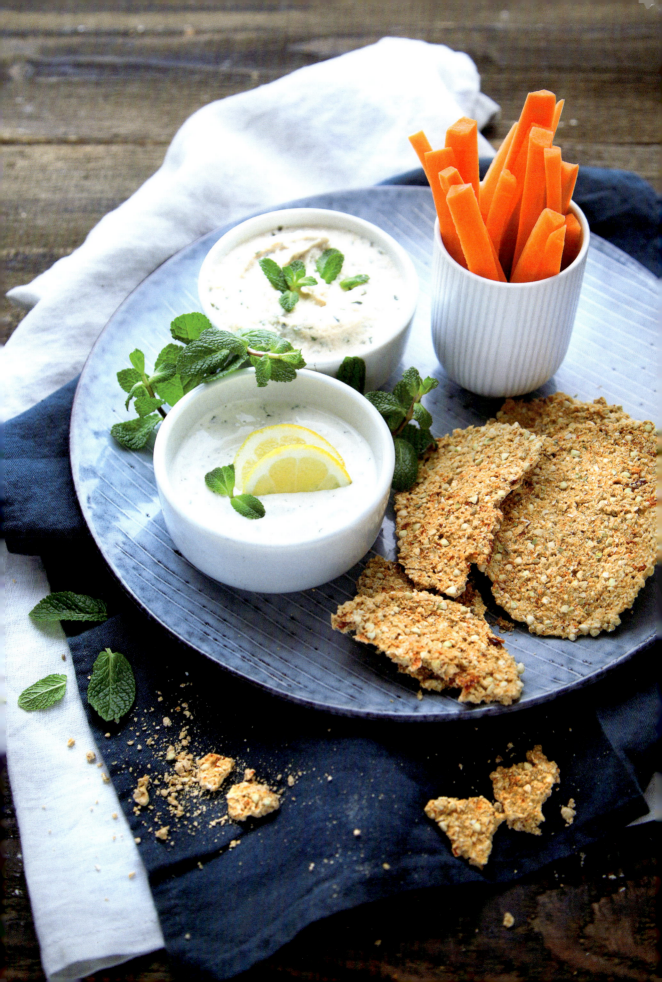

SNACKS GOURMANDS POUR REFAIRE LE PLEIN D'ÉNERGIE

Barres de granola aux fruits secs et noix de cajou

Pour une dizaine de barres

- 200 g de flocons de petit épeautre
- 3 c. à s. de sirop d'érable • 2 c. à s. d'huile de coco vierge • 1 c. à s. de graines de chia
- 50 g de noix de cajou • 60 g de petits fruits secs (baies de goji, raisins, physalis, mulberries, myrtilles…) • 3 c. à s. d'eau

Mélanger les flocons, le sirop et l'huile de coco fondue. Ajouter les graines de chia et les noix de cajou concassées. Ajouter les fruits secs et l'eau, bien mélanger et tasser dans un plat huilé d'environ 20 × 20 cm. Cuire 10 minutes au four à 180 °C (th. 6), puis laisser refroidir complètement avant de démouler et de découper en barres. Conserver dans un bocal ou une boîte hermétique.

Boules d'énergie datte-caroube-cajou

Pour 10 boules

60 g de dattes moelleuses dénoyautées • 10 g de noix de cajou • 2 c. à s. de caroube en poudre

Hacher les dattes et concasser les noix de cajou. Les placer dans le bol du mixeur ou d'un robot assez puissant. Ajouter la caroube. Mixer jusqu'à obtenir une pâte homogène. Il peut rester des petits morceaux de noix de cajou. Ne pas hésiter à faire des pauses et à dégager régulièrement les lames du mixeur, hors tension, avec une petite spatule en caoutchouc. Former 10 boules en les roulant entre les paumes. Les conserver quelques jours dans une boîte hermétique.

Carrés aux noix et *cranberries*

Pour 8 à 10 carrés

50 g de noix
100 g de cranberries
50 g de petits flocons d'avoine
1 c. à s. de graines de chia
6 c. à s. d'eau

Hacher finement les noix et les *cranberries* au couteau ou au robot. Les mélanger avec le reste des ingrédients. Étaler le mélange dans le fond d'un petit plat filmé ou chemisé de papier cuisson, puis rabattre le film ou le papier pour le couvrir. Placer au frais pour la nuit. Démouler, découper en carrés et conserver dans une petite boîte hermétique.

Cobbler pomme-framboise au matcha

Pour 2 à 4 personnes

2 grosses pommes
50 g de framboises
70 g de farine de blé complète
3 c. à s. de sucre complet
2 c. à s. de purée d'amandes
2 c. à s. d'huile végétale neutre
3 c. à s. de lait végétal
1 c. à c. de matcha

Éplucher les pommes et les couper en dés. Les mélanger avec les framboises et répartir dans un petit plat. Mélanger la farine et le sucre, ajouter la purée d'amandes, l'huile, le lait végétal et le matcha, bien mélanger. Répartir grossièrement la pâte sur les fruits à l'aide d'une cuillère. Cuire au four à 180 °C (th. 6) pendant 20 à 25 minutes. Déguster tiède.

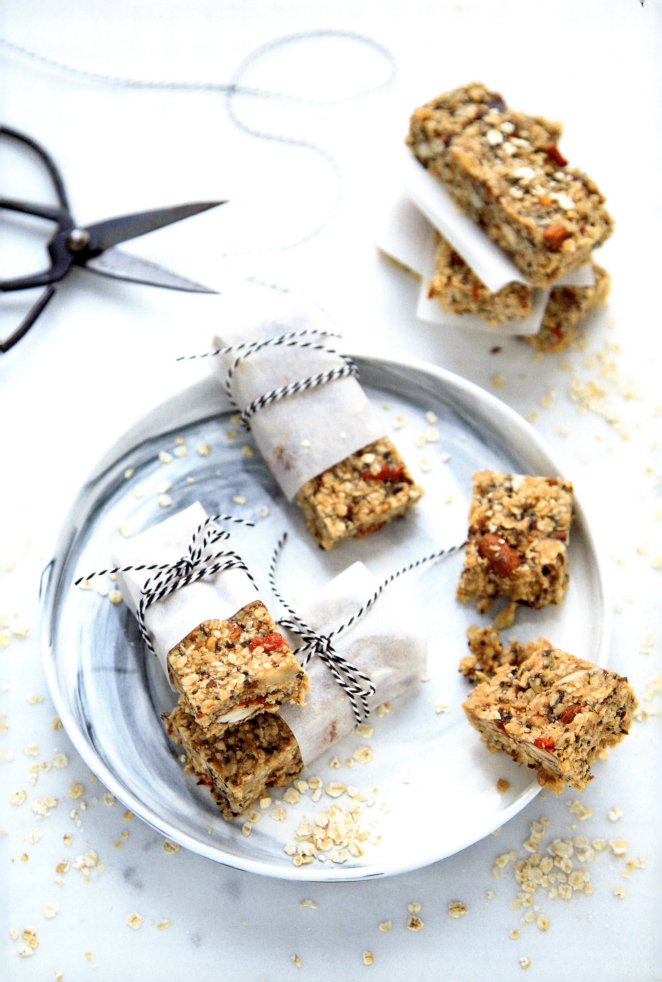

Barres gourmandes cacahuète-datte-chocolat

Pour 6 barres

20 g de tartines craquantes sans gluten (de type Pain des Fleurs)
70 g de beurre de cacahuète
70 g d'huile de coco vierge
50 g de dattes moelleuses dénoyautées
200 g de chocolat noir de couverture

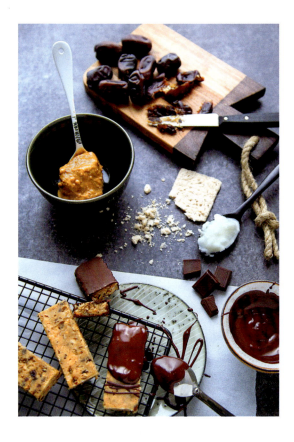

Casser les tartines craquantes en morceaux et les réduire en miettes à la main, au mortier ou au robot. Mélanger avec le beurre de cacahuète, l'huile de coco fondue ou bien ramollie et les dattes réduites en purée au couteau (les hacher finement, puis les écraser avec le couteau : une purée se forme rapidement). Déposer le mélange dans un petit plat (environ 10 × 15 cm) chemisé de film alimentaire ou de papier cuisson et bien tasser. Replier le papier ou le film pour protéger la surface et placer pour 1 nuit au réfrigérateur. Démouler délicatement, découper des barres et les placer pour 1 à 2 heures au congélateur afin qu'elles durcissent bien. Faire fondre le chocolat au bain-marie. Déposer les barres sur une grille (placer une assiette en dessous pour récupérer le chocolat). Les napper de chocolat, puis les retourner, les napper à nouveau de chocolat et les placer immédiatement au frais, sur une plaque couverte de papier cuisson. Laisser durcir environ 2 heures avant de déguster. Conserver dans une boîte hermétique, en intercalant des morceaux de papier cuisson entre les barres.
Attention, même si elles sont composées d'ingrédients sains, ces barres sont très caloriques. Elles sont idéales pour faire le plein d'énergie avant ou pendant le sport. Une barre par personne.

Brownies crus

Pour 4 personnes

100 g de dattes moelleuses dénoyautées
40 g de poudre d'amandes
40 g de farine de coco
3 c. à s. de cacao cru en poudre
1 grosse poignée de noix de pécan

Hacher finement les dattes au couteau sur une grande planche pour obtenir une purée. Les mélanger avec la poudre d'amandes, la farine de coco et le cacao cru pour former une pâte épaisse. Réserver 4 demi-noix de pécan et concasser le reste, puis les ajouter à la pâte. Chemiser une petite boîte hermétique carrée de 10 cm de côté et bien y tasser la pâte. Démouler et couper en 4 parts. Décorer chaque part avec $\frac{1}{2}$ noix de pécan. Pour un goûter gourmand, servir avec la sauce cajou-choco-cannelle (p. 120).

Bouchées saveur tarte aux noix de pécan

Pour une dizaine de bouchées

50 g de noix de pécan
60 g de dattes moelleuses dénoyautées
2 c. à s. de petits flocons d'avoine

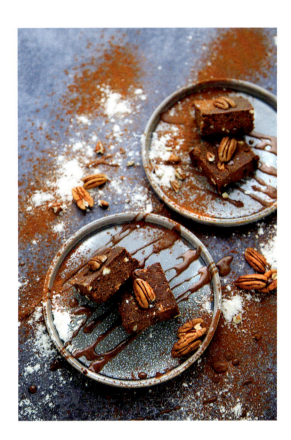

Écraser les noix de pécan au mortier ou les passer au robot. Hacher finement les dattes au couteau. Mélanger les noix de pécan écrasées, les dattes hachées et les flocons d'avoine, et former des petites boules. Les conserver au frais dans une boîte hermétique.

Rochers coco et chocolat

Pour 16 rochers

100 g de noix de coco râpée
3 c. à s. d'huile végétale neutre
2 c. à s. de purée de noix de cajou
3 c. à s. de psyllium en poudre
1 c. à s. de graines de chia
5 c. à s. de lait d'amande
2 c. à s. de sucre de canne blond non raffiné
50 g de chocolat noir

Dans un saladier, mélanger tous les ingrédients sauf le chocolat à la fourchette. Laisser reposer 10 minutes. Couvrir une plaque de papier cuisson et y former des rochers à la main ou à l'aide d'une cuillère. Les cuire 20 minutes au four à 180 °C (th. 6). Laisser refroidir sur une grille. Faire fondre le chocolat au bain-marie et le verser en filet sur les rochers. Laisser refroidir et déguster. Conserver dans une boîte hermétique.

Noix et amandes au sirop d'érable

50 g d'amandes
50 g de noix
3 c. à s. de sirop d'érable

Mélanger les amandes et les noix avec le sirop d'érable, puis répartir sur une plaque couverte de papier cuisson. Cuire au four à 100 °C (th. 3-4) pendant environ 15 minutes. Le sirop doit avoir épaissi, mais les noix ne doivent pas brûler. Adapter la durée de cuisson si nécessaire. Sortir le mélange du four et le laisser complètement refroidir. Détacher les noix et conserver dans un bocal. On peut ajouter un peu de cette préparation dans les mélanges de fruits secs, en consommer une petite poignée comme en-cas ou encore l'utiliser pour accompagner des yaourts, pancakes ou desserts.

Trail mix aux noix et superbaies

Pour 1 bocal / 4 portions

30 g de noix de pécan
30 g d'amandes
30 g de baies de goji
30 g de physalis séchés
30 g de *mulberries*

Mélanger tous les ingrédients dans un petit bocal puis le secouer. Parfait pour emporter au bureau, laisser dans la voiture et toujours avoir un snack sain et nutritif sous la main.

Idéal à emporter

Matcha balls

Pour 10 boules

60 g de poudre d'amandes
1 c. à c. de matcha
80 g de dattes moelleuses dénoyautées
1 c. à c. d'eau

Dans un bol, mélanger la poudre d'amandes et le matcha. Hacher le plus finement possible les dattes au couteau sur une grande planche. Ajouter le mélange au matcha et l'eau, et mélanger du bout des doigts pour former une pâte. Former 10 boules en les roulant entre les doigts.

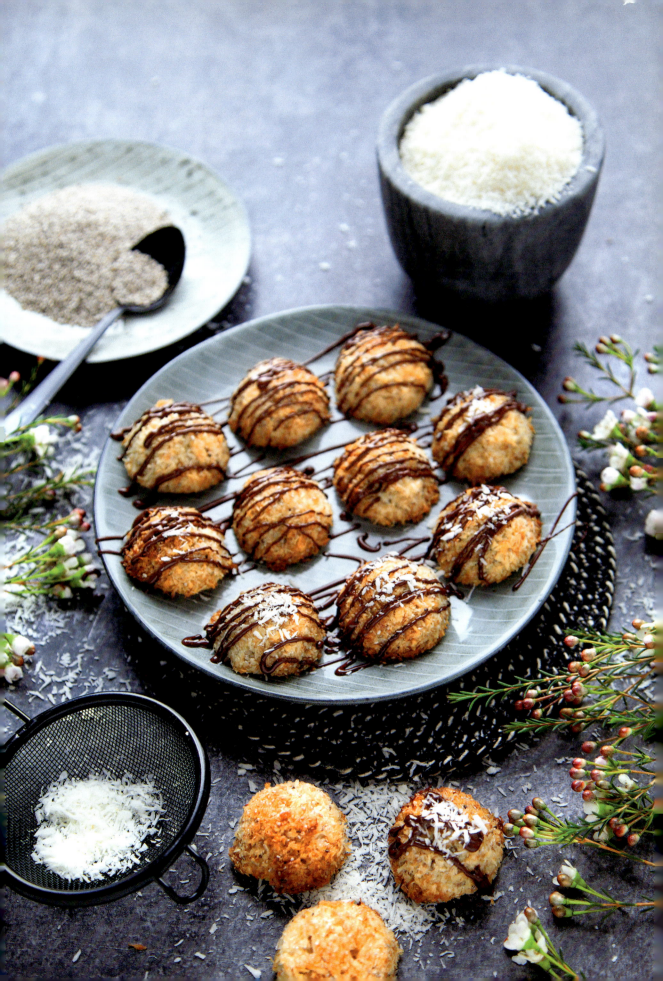

GOÛTERS RÉCONFORTANTS

Scones à l'avoine et aux fruits rouges

Pour une dizaine de scones

175 g de farine de blé semi-complète
100 g de farine d'avoine
10 g de poudre à lever
40 g de sucre complet
$\frac{1}{2}$ c. à c. de sel
75 g d'huile de coco vierge fondue
150 ml de lait végétal
100 g de fruits rouges frais (ou surgelés)

Dans un saladier, mélanger les farines, la poudre à lever, le sucre et le sel. Incorporer l'huile et le lait végétal, et bien mélanger. Ajouter les fruits rouges concassés. Sur une plaque couverte de papier cuisson, déposer une dizaine de boules de pâte à l'aide d'une cuillère à soupe. Les cuire environ 20 minutes au four à 180 °C (th. 6). Laisser tiédir avant de déguster. Parfait accompagné d'un thé, mais également pour le petit déjeuner.

Pumpkin spice cake

Pour 6 à 10 personnes

300 g de farine de blé T110
85 g de sucre de canne complet
10 g de poudre à lever
$\frac{1}{2}$ c. à c. de sel
2 c. à c. de cannelle en poudre
1 c. à c. de cardamome en poudre
150 ml d'huile végétale
300 ml de lait d'amande
280 g de potimarron ou de butternut râpé

Dans un grand saladier, mélanger la farine, le sucre, la poudre à lever, le sel et les épices. Ajouter l'huile et le lait d'amande, et bien mélanger. Ajouter la courge râpée et bien mélanger à l'aide d'une spatule souple. Huiler un moule rectangulaire (15 × 25 cm) et y étaler la pâte. Cuire environ 25 minutes au four à 180 °C (th. 6). Laisser tiédir avant de démouler et de couper en carrés.

Cake de polenta à l'orange

Pour 6 à 8 personnes

140 g de polenta instantanée
100 g de farine de coco
10 g de poudre à lever
100 g de sucre de canne complet
2 c. à c. de zeste d'orange
150 ml de jus d'orange pressée
250 ml de lait d'amande
100 ml d'huile végétale neutre
50 g d'amandes émondées ou non

Dans un saladier, mélanger les ingrédients secs et le zeste. Dans un verre mesureur, mélanger les ingrédients humides, puis verser dans le saladier et mélanger à l'aide d'une spatule en caoutchouc. Hacher les amandes au couteau et les ajouter à la pâte. Huiler un moule à cake de taille moyenne et y verser la pâte. Cuire au four à 180 °C (th. 6) pendant 30 minutes.

Milkshake d'automne à la figue

Pour 1 grand ou 2 petits verres

1 banane
1 pomme
3 figues fraîches
200 ml de lait d'amande (ou autre lait végétal)
Quelques glaçons

Couper les fruits en morceaux et les mixer avec le lait et les glaçons pour obtenir un milkshake onctueux. Déguster dans attendre.

Latte à la caroube

Pour 1 tasse

200 ml de lait végétal
1 c. à s. de caroube en poudre
1 c. à s. de crème végétale
1 c. à c. de sirop d'érable (ou autre sucrant liquide)

Dans une petite casserole, mélanger tous les ingrédients au fouet et porter à feu moyen. Cuire quelques minutes pour obtenir une boisson chaude. Verser dans une tasse et déguster sans attendre.

Crumble de poires amande-avoine-noisette

Pour 2 à 4 personnes

3 poires
15 g de poudre d'amandes
15 g de poudre de noisettes
20 g de farine d'avoine
40 g de farine de blé complète
30 g de sucre complet
2,5 c. à s. d'huile de coco (vierge ou désodorisée, au goût)

Éplucher les poires et les couper en petits dés, puis les répartir dans un petit plat. Dans un grand bol, mélanger les poudres d'amandes et de noisettes, les farines, le sucre et l'huile de coco pour former le crumble. Le répartir sur les poires et enfourner pour 20 minutes à 180 °C (th. 6).

Nœuds briochés à la cannelle

Pour 8 nœuds

250 ml de lait de riz tiède
1,5 c. à c. de levure de boulanger déshydratée
300 g de farine de blé khorasan complète
1/2 c. à c. de sel
65 g de sucre de canne complet
1 c. à s. d'huile neutre
1 c. à s. de purée de noix de cajou

Mélange à la cannelle :
2 c. à c. d'huile neutre
1 c. à c. de purée de noix de cajou
2 c. à c. de sucre de canne complet
1/3 de c. à c. de cannelle en poudre

Dans un grand verre, mélanger le lait de riz et la levure. Laisser reposer 10 minutes. Dans un saladier, mélanger la farine avec le sel et le sucre. Verser le lait, bien mélanger, ajouter l'huile et la purée de noix de cajou. Pétrir la pâte 5 bonnes minutes sur un plan de travail fariné. Former une boule et la placer dans un saladier fariné, sous un linge humide, dans un endroit chaud. Laisser lever 1 h 30. Séparer la pâte en huit. Former 8 longs boudins sur un plan de travail fariné. Former des nœuds et rabattre les extrémités en dessous. Les déposer sur une plaque couverte de papier cuisson. Mélanger les ingrédients du mélange à la cannelle et badigeonner les nœuds généreusement. Cuire au four à 180 °C (th. 6) pendant 15 à 20 minutes (les nœuds doivent être bien dorés).

Beurre pomme-poire au sirop d'érable

Pour 1 bocal

• 2 pommes • 2 poires • 120 ml d'eau • 4 c. à s. d'huile de coco désodorisée • 2 c. à s. de purée de noix de cajou • 2 c. à s. de sirop d'érable

Éplucher les fruits et les couper en petits morceaux, puis les mettre dans une petite casserole avec l'eau. Couvrir et porter à feu moyen. Cuire environ 5 minutes. Quand les fruits sont tendres, ajouter le reste des ingrédients et mélanger. Cuire environ 1 minute, pour que l'huile de coco fonde bien. Mixer pour obtenir une purée lisse et verser dans un bocal. Laisser refroidir à température ambiante puis conserver au frais. Utiliser comme du beurre pour les tartines et sandwichs sucrés, ou pour accompagner gaufres, crêpes...

Gaufres au blé khorasan, épeautre et sirop d'érable

Pour 10 à 12 gaufres

• 3 c. à s. d'huile végétale neutre + pour le gaufrier • 3 c. à s. de purée d'amandes • 60 g de sucre de canne complet • 200 ml de lait végétal au choix• 10 g de poudre à lever • 1/2 c. à c. d'extrait de vanille liquide • 100 g de farine d'épeautre complète • 100 g de farine de blé khorasan • 2 c. à s. de sirop d'érable

Dans un saladier, mélanger l'huile et la purée d'amandes au fouet. Ajouter le sucre, mélanger. Verser le lait petit à petit en mélangeant au fouet. Ajouter la poudre à lever et la vanille, et fouetter. Incorporer les farines petit à petit et ajouter le sirop d'érable à la fin. Cuire les gaufres selon les instructions fournies avec le gaufrier.

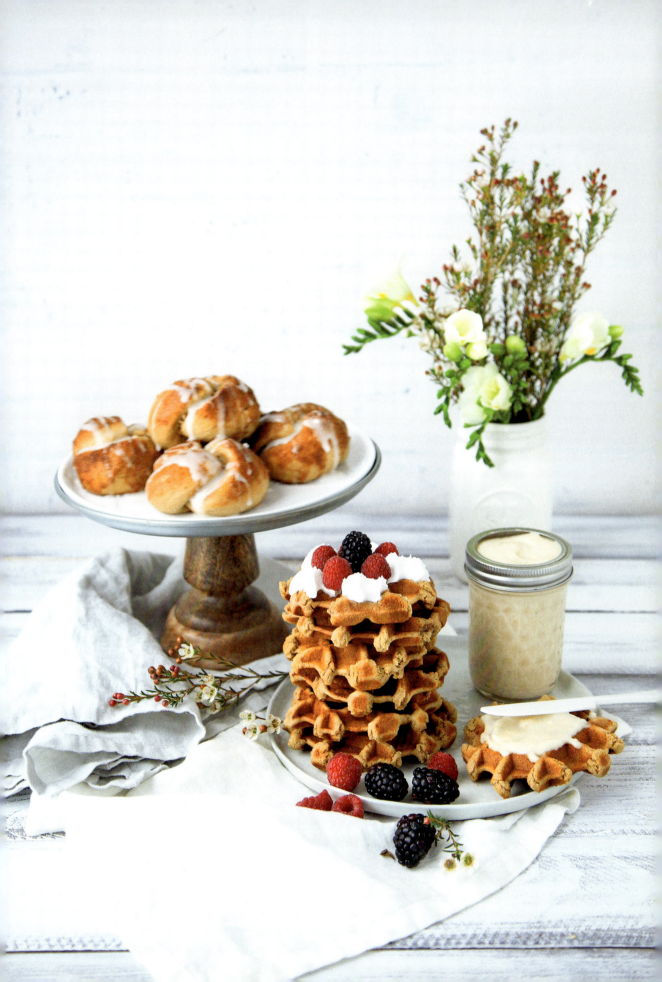

Muffins choco-betterave

Pour 6 à 8 muffins

100 g de farine de blé demi-complète
100 g de farine de sarrasin
5 c. à s. de cacao en poudre
10 g de poudre à lever
70 g de sucre de canne complet
100 ml d'huile neutre
150 ml de lait de riz
150 g de betterave râpée et finement hachée

Dans un saladier, mélanger les farines, le cacao, la poudre à lever et le sucre de canne. Ajouter l'huile et le lait végétal, et bien mélanger au fouet. Ajouter la betterave et mélanger à la cuillère. Remplir des moules à muffins huilés ou garnis de caissettes en papier et cuire environ 20 minutes au four à 175 °C (th. 6).

Gaufres sans gluten à la farine de châtaigne

Pour 8 gaufres

2 c. à s. de purée d'amandes blanches
3 c. à s. d'huile végétale neutre + pour le gaufrier
50 g de sucre de canne complet
150 ml de lait d'amande
100 g de farine de châtaigne
50 g de farine de riz blanc
15 g de farine de lupin
1 c. à c. de poudre à lever
$\frac{1}{4}$ de c. à c. de vanille en poudre

Mélanger la purée d'amandes et l'huile au fouet dans un petit saladier. Ajouter le sucre puis le lait. Incorporer les farines une à une, avec la poudre à lever et la vanille. Cuire les gaufres selon les instructions fournies avec le gaufrier.

Cake à la carotte, noisette et noix de pécan

Pour 6 à 8 personnes

100 g de sucre complet
6 c. à s. d'huile végétale
3 c. à s. de purée de noisettes
6 c. à s. de poudre de noisettes
200 ml de lait végétal
3 c. à s. de farine de coco
1 sachet de poudre à lever
200 g de farine T80
140 g de carottes râpées
35 g de noix de pécan

Dans un saladier, mélanger les ingrédients avec une spatule en caoutchouc, en les ajoutant un par un et dans l'ordre indiqué. Huiler un moule à cake de taille moyenne et y verser la pâte. Cuire au four à 180 °C (th. 6) pendant 30 minutes.

Scones complets aux baies de goji et noix

Pour 8 scones

200 g de farine d'épeautre complète
3 c. à s. de poudre d'amandes
3 c. à c. de poudre à lever
$\frac{1}{2}$ c. à c. de sel
100 g de sucre complet
2 pincées de cannelle en poudre
80 ml d'huile végétale neutre
120 ml de lait végétal
1 poignée de baies de goji
1 poignée de noix

Dans un saladier, mélanger la farine, la poudre d'amandes, la poudre à lever et le sel. Incorporer le sucre et la cannelle, puis l'huile et le lait végétal, et bien mélanger. Ajouter les baies de goji et les noix concassées. Sur une plaque couverte de papier cuisson, déposer 8 boules de pâte à l'aide d'une cuillère à soupe. Les cuire environ 20 minutes au four à 180 °C (th. 6).

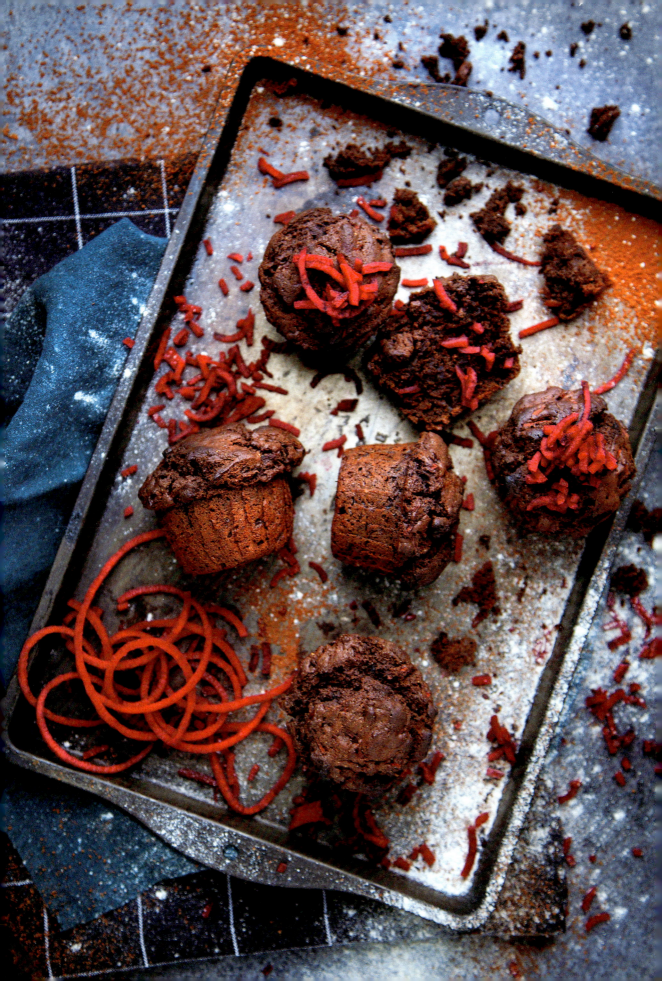

SNACKS AUX FRUITS FRAIS

Glaces 100% fruits

Pour 8 à 10 bâtonnets glacés

Sans sucre ajouté

125 g de fraises équeutées
2 kiwis
500 ml de jus d'orange pressée (ou autre jus de fruit frais maison ou 100 % pur jus bio)

Couper les fraises en morceaux. Éplucher les kiwis et les couper en rondelles ou en morceaux. Répartir les fraises dans le fond de moules à bâtonnets glacés, ajouter les morceaux de kiwi et remplir les moules avec le jus de fruit. Insérer les bâtonnets et placer les moules au congélateur pour au moins 6 à 8 heures. Passer sous l'eau chaude pour démouler.

Idéales pour les enfants et les fortes chaleurs, ces glaces sont personnalisables à l'infini, en fonction de ce que vous avez sous la main. Du jus de fruit (que vous pouvez diluer avec de l'eau pour un résultat plus désaltérant et moins sucré) et des morceaux de fruits frais, et le tour est joué !

Pommes et sauce cacahuète-caroube

Pour 2 personnes

2 petites pommes
1 c. à s. de beurre de cacahuète
2 c. à c. de caroube en poudre
4 c. à c. d'eau
1 c. à c. de sirop d'agave (ou sucrant liquide)

Couper les pommes en quartiers. Dans un petit bol, mélanger le beurre de cacahuète et la caroube. Ajouter l'eau et bien mélanger pour obtenir une texture lisse. Sucrer avec le sirop d'agave. Tremper les quartiers de pomme dans la sauce.

Compote crue pommes-kakis

Pour 1 à 2 personnes

120 g de pommes
200 g de chair de kaki bien mûr

Mixer quelques secondes les fruits coupés en morceaux à l'aide d'un mixeur plongeant ou d'un *personal blender*, pour obtenir une texture encore un peu grumeleuse. Conserver au frais et déguster dans les 24 heures.

Chips de pomme à la cannelle

Pour 1 bol de chips

2 pommes
1 c. à c. de cannelle en poudre

Évider la partie centrale des pommes à l'aide d'un vide-pomme. Trancher les pommes en rondelles d'environ 1 mm d'épaisseur à l'aide d'une mandoline. Les répartir sur les plateaux du déshydrateur et saupoudrer légèrement de cannelle. Déshydrater à 42 °C pendant 8 à 10 heures. Les chips doivent être croustillantes ; adapter le temps de déshydratation au besoin, notamment si les tranches font un peu plus de 1 mm d'épaisseur.

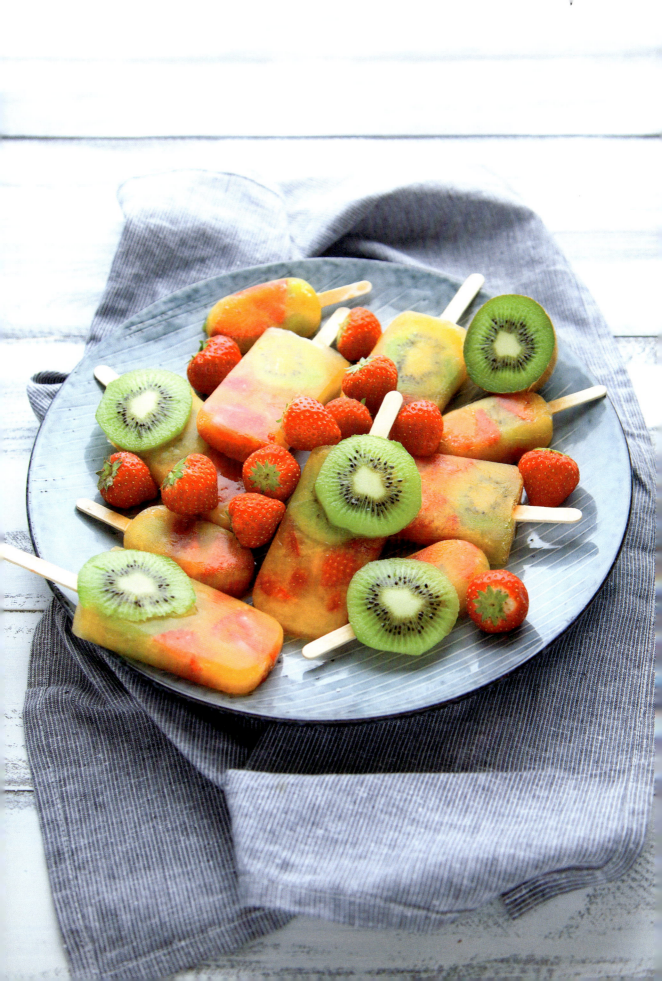

Bol de chia aux fruits frais

Pour 2 petits bols

350 ml de jus d'orange pressée
100 g de framboises
6 c. à s. de graines de chia
Fruits frais au choix en morceaux

Mixer le jus d'orange et les framboises, mélanger avec les graines de chia et répartir dans 2 bols. Laisser épaissir environ 15 minutes. Garnir de fruits frais au choix.

Glace melon-pêche-citron

Pour 6 bâtonnets glacés

250 g de pêches jaunes épluchées
150 g de chair de melon
3 c. à s. de jus de citron
2 c. à s. de sirop d'agave

Mixer tous les ingrédients et verser le mélange dans des moules à bâtonnets glacés. Insérer les bâtonnets et faire prendre au moins 5 heures au congélateur. Passer sous l'eau chaude pour démouler.

Brochettes fraises-mangue et graines

Pour 4 brochettes

10 grosses fraises
1 mangue mûre à point
2 c. à s. de graines de chia
2 c. à s. de graines de sésame

Laver les fraises et éplucher la mangue. Couper les fruits en morceaux et assembler 4 brochettes en les intercalant. Parsemer de graines de chia et de sésame. Pour encore plus de gourmandise, ajouter quelques fins filets de chocolat noir fondu et laisser prendre au frais avant de déguster.

Crème d'avocat aux fruits frais

Pour 2 personnes

200 g de chair d'avocat
Le jus d' $\frac{1}{2}$ citron
Le jus d' $\frac{1}{2}$ orange
1,5 c. à s. de sirop d'agave
75 g de fruits frais en dés ou de petits fruits

Mixer l'avocat avec les jus d'agrume et le sirop d'agave. Verser dans 2 ramequins ou petits bols et répartir les fruits frais par-dessus. Servir sans attendre.

Crème de fruits au psyllium

Pour 4 personnes

4 c. à s. de psyllium blond
400 ml de lait d'amande
125 g de fruits frais (fruits rouges, mangue, kiwi, abricot, kaki...)
3 c. à s. de sucre naturel au choix

Mixer tous les ingrédients et laisser épaissir 5 à 10 minutes. Mélanger et déguster ou placer au frais. Consommer dans les 24 heures.

Salade d'agrumes à la fleur d'oranger

Pour 2 personnes

1 pamplemousse
2 oranges
1 clémentine
1 c. à c. d'eau de fleur d'oranger
1 c. à s. de menthe fraîche ciselée
Quelques pistaches concassées

Peler le pamplemousse et les oranges au couteau ; éplucher la clémentine. Couper les fruits en quartiers ou en demi-quartiers. Ajouter l'eau de fleur d'oranger et la menthe, et servir en parsemant de pistaches concassées.

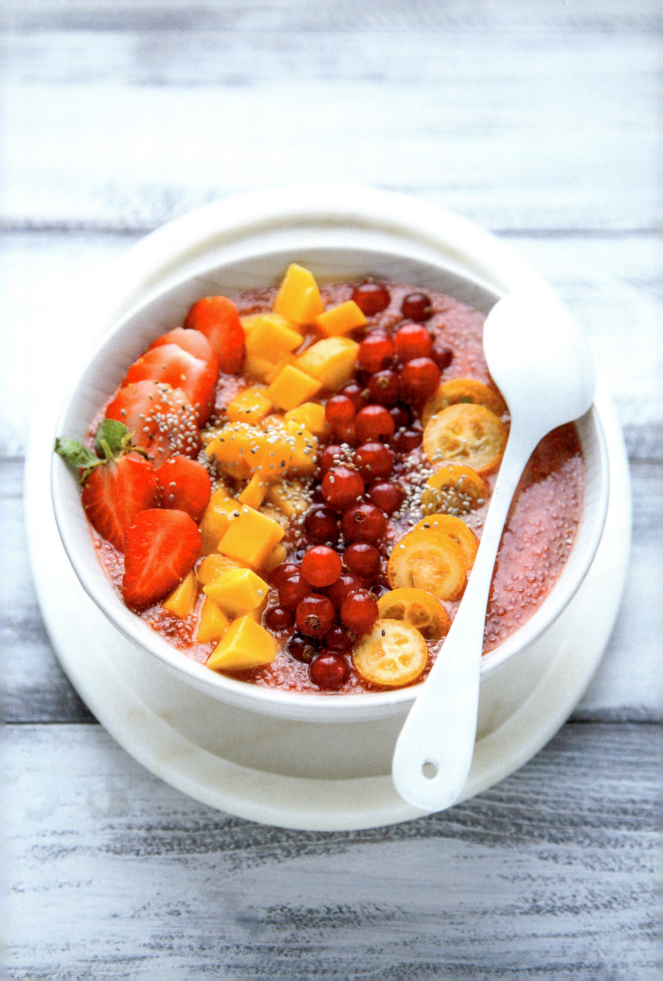

GOÛTERS EXPRESS

Cookies aux flocons d'avoine et raisins

Pour 20 cookies environ

140 g de sucre de canne roux
60 g de sucre complet
120 ml d'huile neutre
$1/4$ de c. à c. de vanille en poudre
$1/4$ de c. à c. de cannelle en poudre
$1/2$ c. à c. de bicarbonate de soude
$1/4$ de c à c de sel
3 c. à s. de lait végétal
150 g de farine de blé complet
100 g de petits flocons d'avoine
80 g de raisins secs
45 g de noix

Dans un saladier, mélanger les sucres et l'huile. Ajouter les épices, le sel et le bicarbonate, puis le lait végétal. Incorporer la farine, puis les flocons d'avoine et enfin les raisins et les noix finement hachées. Façonner des cookies en formant des petites boules de pâte dans les mains et en les aplatissant, puis les déposer sur une plaque couverte de papier cuisson. Cuire 7 à 8 minutes au four à 180 °C (th. 6). Les cookies doivent être à peine dorés et encore mous en sortant du four. Laisser refroidir 2 à 3 minutes, puis les déposer sur une grille à l'aide d'une spatule et les laisser refroidir complètement. Les cookies vont durcir. Deux fournées seront certainement nécessaires.

Cette recette est parfaite pour les goûters d'anniversaire ou pour faire des cadeaux gourmands. Je vous la conseille si vous n'êtes pas familier des farines et sucres complets, pour débuter. Cuisiner plus sainement peut aussi se faire par étapes, à son rythme, et utiliser des ingrédients plus nutritifs tout en se régalant me semble un bon début.

Cookies noix-choco au petit épeautre

Pour environ 20 cookies

160 ml d'huile végétale
100 g de sucre de canne complet
100 g de sirop de riz
50 ml de lait végétal
$1/2$ c. à c. de sel
$1/2$ c. à c. de bicarbonate de soude
1 c. à s. d'arrow-root
3 c. à s. de poudre de noisettes
350 g de farine de petit épeautre
40 g de noix concassées
60 g de chocolat noir haché au couteau

Dans un saladier, mélanger l'huile, le sucre et le sirop. Ajouter ensuite le lait végétal, puis le sel, le bicarbonate et l'arrow-root. Incorporer la poudre de noisettes puis la farine petit à petit. Enfin, ajouter les noix concassées et le chocolat noir. Former des petites boules dans les mains et les aplatir sur une plaque couverte de papier cuisson. Cuire au four à 180 °C (th. 6) pendant 8 minutes environ. Les cookies doivent être à peine dorés et encore mous en sortant du four. Les laisser refroidir 2 à 3 minutes, puis les déposer sur une grille à l'aide d'une spatule et les laisser refroidir complètement. Les cookies vont durcir. Deux fournées seront certainement nécessaires.

Mon astuce pour de jolis cookies : je réserve un peu de garniture (chocolat, noix, fruits secs, etc.) que je dispose sur les cookies, en appuyant légèrement, avant d'enfourner.

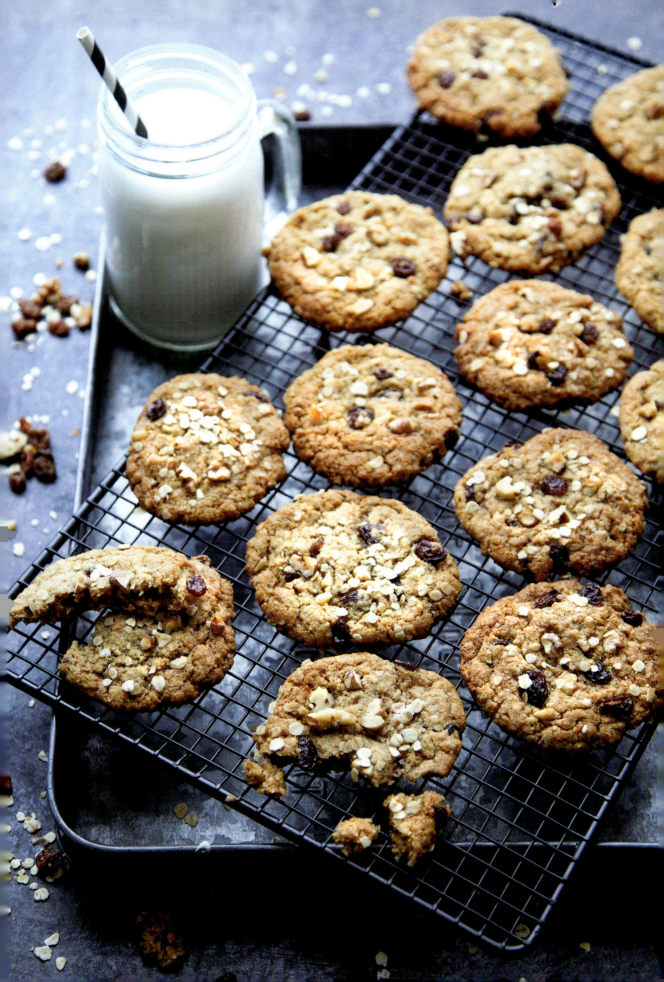

Pâte à tartiner coco-nut

Pour 1 petit pot

4 c. à s. de purée de noisettes
4 c. à s. de nectar de coco (sucre de coco liquide)
4 c. à s. de noix de coco râpée

Mélanger tous les ingrédients dans un petit bocal et conserver au frais.

Tartine des champions

Pour 1 tartine

1 grande tranche de pain (au levain, complet, aux graines, sans gluten…)
2 c. à s. de beurre de cacahuète avec morceaux
½ banane
1 c. à c. de nectar de coco
1 c. à c. de graines de chia

Toaster légèrement le pain, étaler le beurre de cacahuètes dessus et garnir de rondelles de banane. Ajouter le nectar de coco en filet et parsemer de graines de chia. Déguster sans attendre.

Pâte à tartiner amande-datte-caroube

Pour 1 petit pot

5 c. à s. de purée d'amandes
3 c. à s. de sirop de datte
2 c. à s. de caroube
2 à 3 c. à s. d'eau

Mélanger les ingrédients dans un bol, en les ajoutant un par un. Verser dans un petit bocal et conserver au frais pendant 2 semaines.

Parfait aux griottes

Pour 4 personnes

1 portion de crème pâtissière amande-cajou (voir page 180)
500 g de griottes
2 poignées de pistaches concassées

Déposer une couche de crème pâtissière d'environ 1 cm dans le fond de 4 verrines. Dénoyauter et hacher finement les cerises. Déposer une couche de cerises sur la crème pâtissière et parsemer de pistaches concassées. Renouveler l'opération pour remplir les verrines. Les placer au frais si on ne les déguste pas immédiatement. Consommer dans les 24 heures.

Curd d'orange

Pour 1 à 2 pots

5 c. à s. d'huile de coco désodorisée
3 c. à s. d'arrow-root
300 ml de jus d'orange pressée sans pulpe
1,5 c. à c. de zeste d'orange
6 c. à s. de sirop d'agave

Dans une petite casserole, faire fondre l'huile de coco à feu moyen. Mixer ensemble le reste des ingrédients à l'aide d'un mixeur plongeant et les ajouter dans la casserole. Mélanger au fouet. Porter à feu vif et cuire en continuant de mélanger au fouet. Ôter du feu quand on obtient une crème épaisse et la verser dans 1 ou 2 pots hermétiques. Laisser refroidir et conserver au frais. Parfait pour des tartines, mais peut également être utilisé pour réaliser une tarte à l'orange. Dans ce cas, verser le *curd* chaud sur un fond de tarte préalablement cuit à blanc et laisser refroidir avant de garnir de suprêmes d'orange.

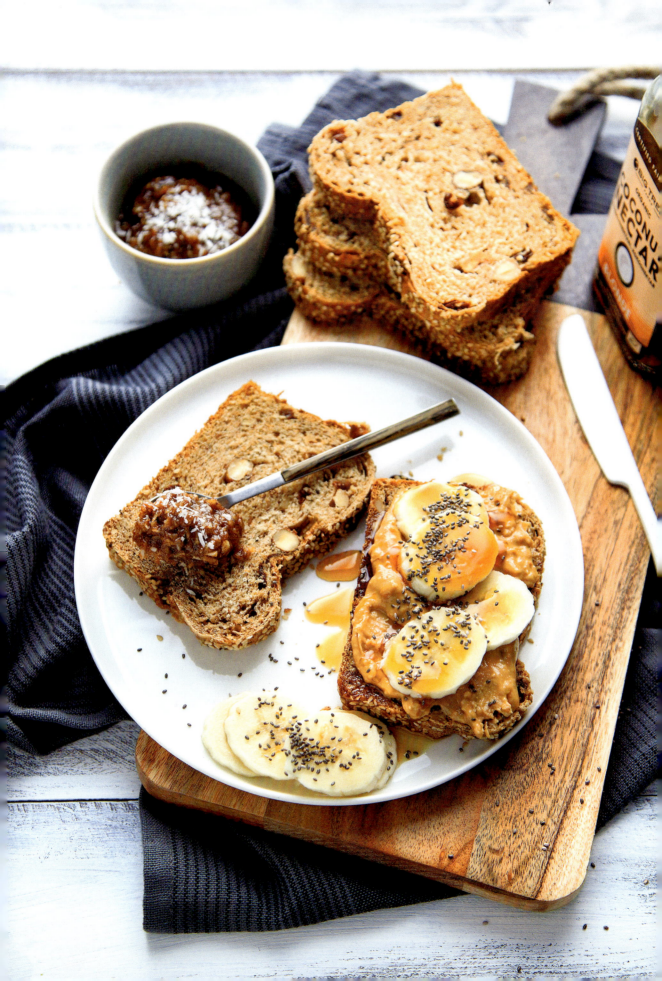

Desserts pour tous les jours

Riz au lait au matcha

Pour 4 à 6 personnes

• 250 g de riz demi-complet • 700 ml de lait d'amande • 3 c. à s. de sirop de riz ou d'agave • 2 c. à c. de matcha en poudre

Rincer le riz dans une passoire fine, égoutter et déposer dans une grande casserole. Ajouter le lait d'amande. Porter à petits bouillons, puis réduire à feu moyen. Cuire 20 minutes en remuant de temps en temps pour que le mélange n'adhère pas au fond de la casserole. En fin de cuisson, couper le feu, ajouter le sirop et le matcha tamisé, et bien mélanger. Servir dans des ramequins. On peut accompagner ce riz au lait d'un filet de sirop, de fruits rouges frais ou encore de coulis de framboises.

Crème pâtissière amande-cajou

Très peu sucré

Pour 4 à 8 personnes

• 500 ml de lait d'amande • 2 c. à s. de purée de noix de cajou • 2 c. à s. de xylitol cristallisé • 2 c. à s. de fécule de maïs

Bien mélanger tous les ingrédients au fouet dans une grande casserole. Porter à feu moyen, mélanger, cuire quelques minutes, puis porter à feu vif en mélangeant vigoureusement au fouet, jusqu'à obtenir une crème épaisse. Verser dans un récipient et laisser refroidir. Pour éviter que la surface ne sèche, huiler et déposer du film alimentaire (ou du papier cuisson) dessus. Bien fouetter ou mixer au mixeur plongeant quelques secondes avant d'utiliser dans les desserts et pâtisseries.

Glace minute à la mangue

Pour 1 à 2 personnes

• 150 g de mangue congelée en morceaux (environ 1 mangue) • 75 g de banane congelée en morceaux (environ 1/2 banane) 3 c. à s. de lait d'amande

Dans le bol d'un mixeur puissant, placer les morceaux de fruits congelés et verser le lait d'amande. Mixer doucement, en mélangeant régulièrement, jusqu'à obtenir une crème glacée. Pour plus de portions, renouveler l'opération avec les mêmes quantités.

Yaourt glacé fraise-menthe

Pour 4 à 6 personnes

• 400 g de yaourt végétal • 100 g de fraises équeutées • 100 ml de lait de riz • 4 c. à s. de sirop d'agave (ou sucrant liquide) • 10 petites feuilles de menthe

Mixer tous les ingrédients et faire prendre en sorbetière. Déguster immédiatement ou placer au congélateur, dans un bac hermétique. En sortir le yaourt glacé 10 à 15 minutes avant de le déguster. Ajouter quelques fruits frais en accompagnement.

Crème express praliné et poire

Pour 4 à 6 personnes

• 400 g de tofu soyeux • 3 c. à s. de purée de noisettes • 6 c. à s. de sucre complet • 2 poires

Mixer le tofu avec la purée de noisettes et le sucre. Éplucher les poires et les couper en dés. Mélanger les poires avec la crème et servir.

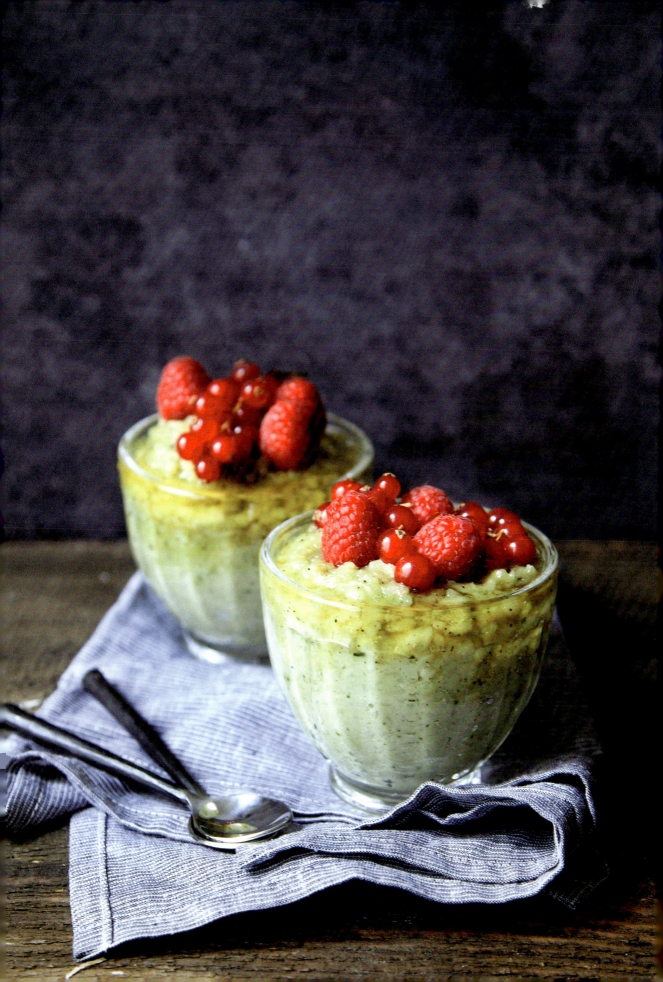

Tartelettes croustillantes aux fruits

Pour 6 à 8 tartelettes

1 portion de crème pâtissière amande-cajou
(voir page 180)
Fruits frais au choix

Fond de tarte
150 g de petits flocons d'avoine
3 c. à s. de sirop au choix
4 c. à s. de lait d'amande

Mélanger les ingrédients du fond de tarte. Laisser
reposer 15 minutes. Huiler des moules à tartelettes
et y tasser le mélange. Bien aplatir le fond et former
les bords. Cuire au four à 150 °C pendant 20 minutes
environ. Les fonds de tartelettes doivent être dorés
et croustillants. Les sortir du four et laisser tiédir.
Démouler. Garnir de crème pâtissière froide à l'aide
d'une poche à douille et de fruits frais au choix.
On peut aussi ajouter des graines, des noix,
des éclats de fève de cacao crue.

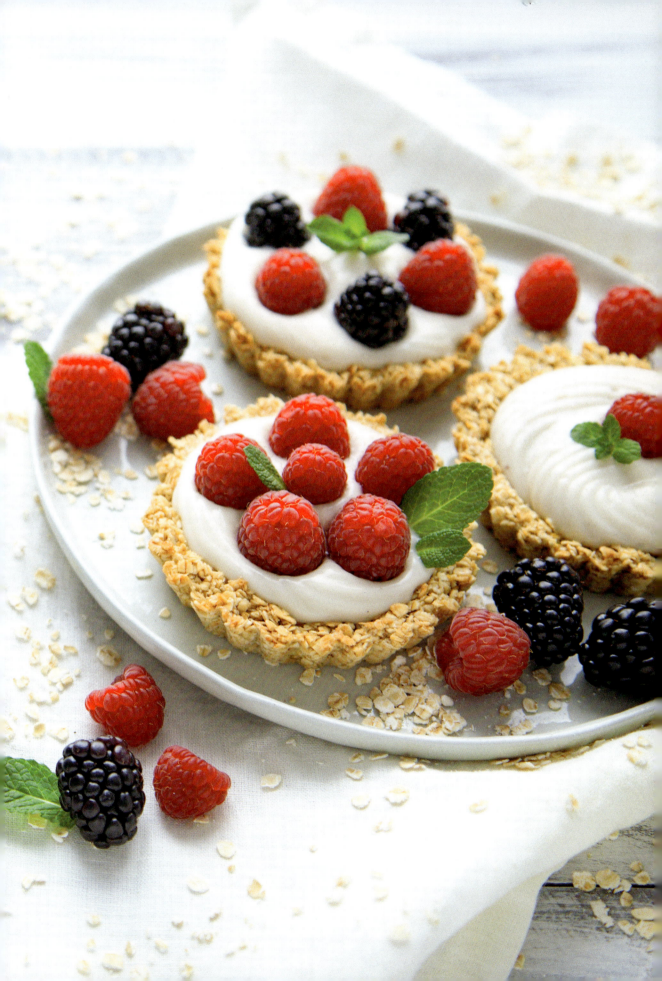

Crumble pêche-abricot à l'avoine

Pour 4 personnes

300 g d'abricots dénoyautés
250 g de pêches jaunes épluchées et dénoyautées
85 g de farine d'avoine
50 g de farine de maïs
85 g de sucre de canne complet
5 c. à s. d'huile de coco vierge

Couper les fruits en morceaux et les mélanger dans un plat de taille moyenne. Mélanger du bout des doigts les farines, le sucre et l'huile de coco dans un grand bol pour former le crumble. Répartir sur les fruits. Cuire 20 à 25 minutes au four à 180 °C (th. 6).

Compote pommes-coings à la cannelle

Pour 4 personnes

• 450 g de coings épluchés • 300 g de pommes épluchées • 200 ml d'eau • Cannelle en poudre

Couper les fruits en morceaux de taille moyenne et les placer dans une casserole avec l'eau. Couvrir, cuire quelques minutes à feu vif, puis baisser à feu moyen et cuire 10 minutes. Baisser à feu doux, ajouter la cannelle et cuire encore 10 minutes. Si on ne consomme pas la compote immédiatement, la transvaser dans un bocal, laisser refroidir et placer au frais.

Bâtonnets glacés «green»

Pour 4 à 6 bâtonnets

200 g d'ananas épluché
200 g de chair d'avocat
2 c. à c. de menthe fraîche hachée
Le jus d'$^1/_2$ citron vert (ou 1 c. à s. de jus de citron)
1 c. à s. de sirop d'agave (ou autre sucrant au goût neutre)

Mixer tous les ingrédients pour obtenir une crème épaisse. Repartir dans 4 à 6 moules à bâtonnets glacés, insérer les bâtonnets et placer au congélateur pour au moins 6 heures. Passer sous l'eau chaude pour démouler.

Glace *pumpkin spice*

Pour 6 personnes

230 g de potimarron cuit
500 ml de crème de soja
$^1/_4$ de c. à c. de vanille en poudre
1 c. à c. de cannelle en poudre
1 c. à c. de mélange d'épices pour pain d'épices
100 g de sucre complet
100 ml d'eau
3 c. à s. d'huile végétale neutre

Mixer tous les ingrédients au mixeur plongeant ou au blender et les passer en sorbetière. Verser dans un récipient hermétique et placer au congélateur pour au moins 5 heures. Sortir la glace 10 minutes avant de déguster. Parfait avec un peu de chantilly vegan et quelques noix de pécan.

Tian aux fruits d'hiver

Pour 4 personnes

2 pommes
2 poires
2 kakis
2 c. à s. d'huile végétale neutre
3 c. à s. de poudre d'amandes
$^1/_2$ c. à c. de cannelle en poudre
1 pincée de vanille en poudre

Bien laver les fruits et les couper en tranches fines (évider le cœur des pommes et poires à l'aide d'un vide-pomme). Huiler un petit plat et y alterner les tranches de fruits, comme pour un tian de légumes. Arroser d'huile, puis saupoudrer de poudre d'amandes préalablement mélangée avec la vanille et la cannelle. Cuire environ 20 minutes au four à 180 °C (th. 6).

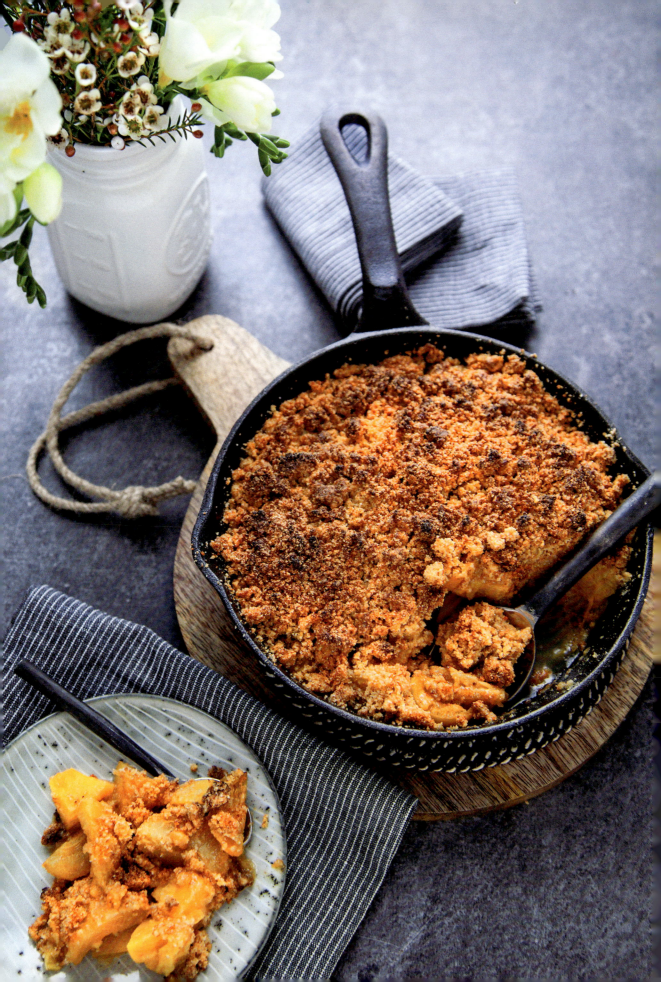

Tapioca caroube et cacahuète

Pour 4 personnes

100 g de tapioca
550 ml de lait végétal
2 c. à s. de caroube en poudre
5 c. à s. de sucrant liquide naturel
2 c. à s. de beurre de cacahuète
Déco : cacahuètes grillées hachées

Mélanger tous les ingrédients au fouet dans une casserole puis porter à feu moyen-vif. Mélanger régulièrement. Le tapioca va épaissir après quelques minutes. Cuire jusqu'à obtenir un mélange crémeux et onctueux. Verser dans 4 ramequins ou bols. Laisser tiédir, parsemer de cacahuètes grillées hachées et déguster.

Crumble cru

Pour 4 personnes

2 poires
2 pommes
20 g d'amandes
4 c. à s. de poudre de noisettes
40 g de dattes moelleuses dénoyautées
2 pincées de cannelle en poudre

Éplucher les fruits et les couper en petits dés. Hacher finement les amandes et les mélanger avec la poudre de noisettes. Hacher finement les dattes, puis les ajouter aux amandes et à la poudre de noisettes avec la cannelle pour former un crumble légèrement collant. Répartir les fruits dans 4 ramequins et émietter le crumble cru par-dessus.

Parfait d'automne aux pommes et poire caramélisées

Pour 2 à 4 personnes

2 pommes
1 poire
2 c. à s. de sucre de canne complet
3 c. à s. d'eau
60 g de noisettes
400 g de yaourt
Optionnel : 4 c. à c. de sirop au choix

Couper les fruits en quartiers, puis en fines tranches. Mélanger le sucre et l'eau dans une petite poêle et y déposer les tranches de fruits. Porter à feu moyen et faire caraméliser de chaque côté. Déposer les tranches de fruits sur un morceau de papier cuisson et réserver. Hacher les noisettes au couteau. Dans un verre, disposer 50 g de yaourt, parsemer de noisettes hachée et déposer quelques tranches de fruit caramélisées. Renouveler l'opération 1 fois si on prépare 4 petites portions, ou 3 fois si on préfère 2 grands parfaits. Consommer rapidement. Ce dessert est peu sucré ; si on préfère, on peut sucrer le yaourt avec du sirop au choix ou arroser le parfait de 1 ou 2 cuillerées à café de sirop.

Pomelos rôtis aux épices

Pour 4 personnes

2 pomelos roses
$1/2$ c. à c. de cannelle en poudre
1 pincée de cardamome en poudre
1 pincée de vanille en poudre
2 c. à s. de sucre complet

Couper les pomelos en deux et les placer dans un plat ou sur une plaque de cuisson. Dans un ramequin, mélanger les épices et le sucre. Saupoudrer ce mélange sur les demi-pomelos. Cuire au four à 200 °C (th. 6-7) en position gril pendant 15 minutes. Laisser tiédir avant de déguster à la cuillère.

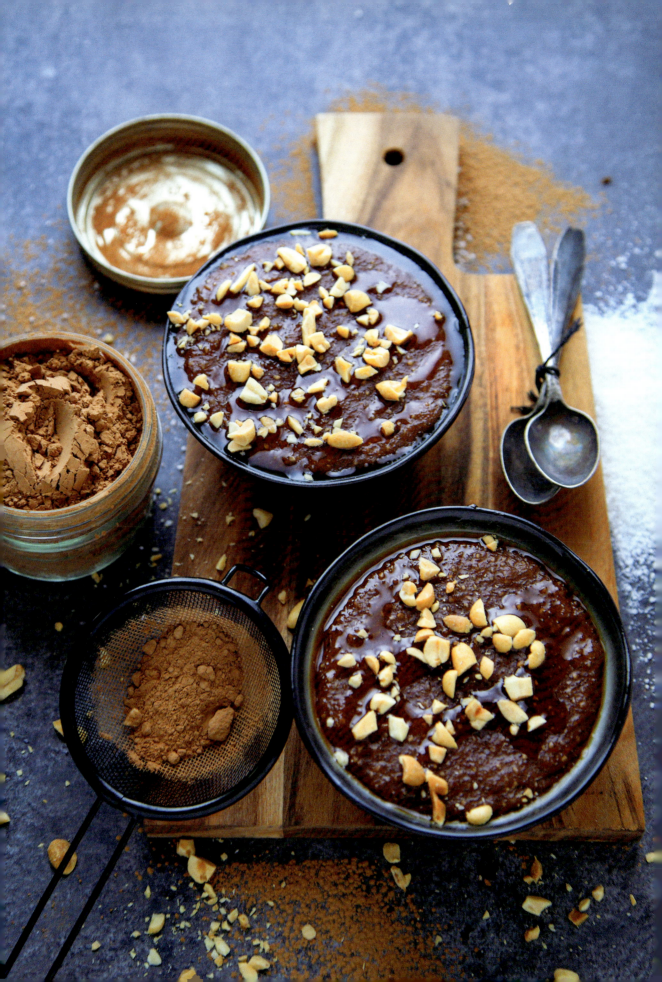

Gâteau tout simple à l'épeautre, avoine et orange

Pour 4 à 6 personnes

100 g de farine d'épeautre complète
100 g de farine d'avoine demi-complète
40 g de sucre de canne complet
60 g de sucre de canne roux ou blond
10 g de poudre à lever
1 pincée de sel
75 ml d'huile végétale neutre
2 c. à c. de zeste d'orange
150 ml de jus d'orange pressée
Sirop : 50 ml de jus d'orange pressée +
2 c. à s. de sirop d'agave

Dans un saladier, mélanger les farines, les sucres, la poudre à lever et le sel. Ajouter l'huile et le zeste, et mélanger. Ajouter le jus d'orange et mélanger pour obtenir une pâte homogène. Huiler un moule à charnière de 20 cm de diamètre et y verser la pâte. Cuire au four à 180 °C (th. 6) pendant environ 20 minutes. Laisser tiédir avant de démouler. Pour un gâteau plus gourmand, préparer un sirop pour l'imbiber avant de servir. Parfait pour réaliser des *layer cakes* pour les fêtes ; dans ce cas, préparer 2 ou 3 gâteaux.

Crème cajou sucrée

Pour 2 à 4 personnes

80 g de noix de cajou
80 ml d'eau
1 pincée de vanille en poudre
2 c. à c. de sirop d'agave (ou autre sucrant liquide)

Faire tremper les noix de cajou dans de l'eau pendant 2 à 4 heures. Les égoutter et les mixer avec le reste des ingrédients. Conserver dans un petit bocal au frais. Cette crème sera parfaite pour accompagner les desserts, fruits, goûters ou petits déjeuners.

Compote pommes-myrtilles à la vanille

Pour 4 personnes

6 pommes (choisir une variété sucrée)
4 c. à s. d'eau
60 g de myrtilles
2 c. à s. de sucre de canne complet (facultatif)

Éplucher les pommes et les couper en petits morceaux. Les placer dans une petite casserole avec l'eau, porter à feu vif et couvrir. Cuire quelques minutes. Ajouter les myrtilles. Baisser à feu moyen (ajouter le sucre si on le désire) et cuire en mélangeant régulièrement jusqu'à ce que les fruits forment une compote. Mixer si on préfère une texture sans morceaux. Conserver dans un bocal hermétique.

Clafoutis aux abricots

Pour 4 personnes

300 g d'abricots en morceaux
400 ml de crème végétale
2 c. à s. de purée d'amandes blanches
4 c. à s. de fécule de maïs
2 c. à s. de farine de blé demi-complète
3 c. à s. de poudre d'amandes
4 c. à s. de sucre de canne complet

Déposer les fruits en morceaux dans un plat de taille moyenne. Mélanger les autres ingrédients au fouet dans un grand bol et verser par-dessus. Cuire 40 à 45 minutes au four à 180 °C (th. 6).

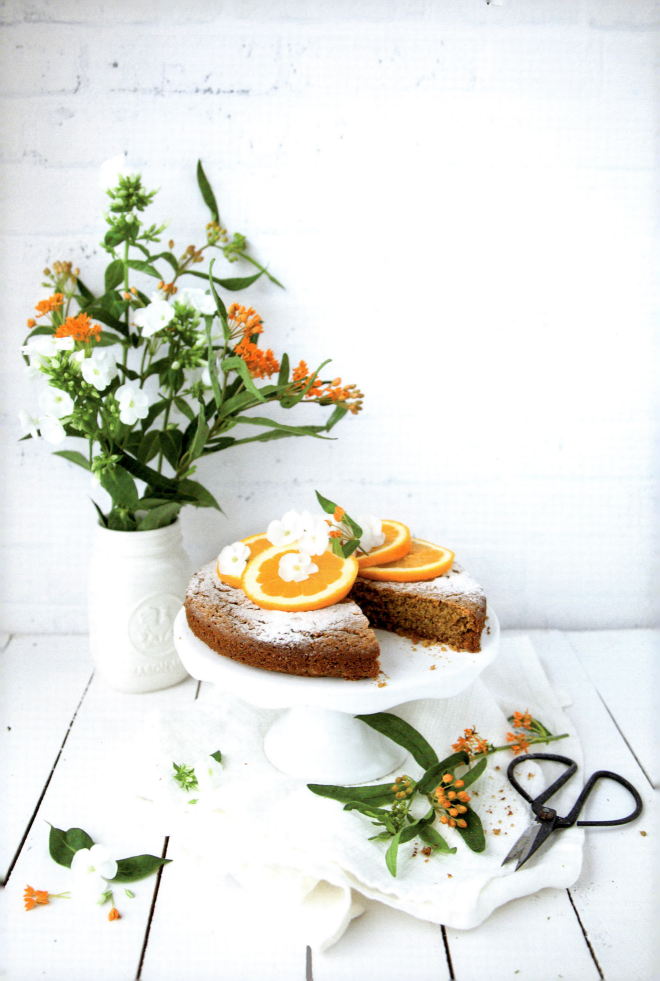

Pommes au four gourmandes

Pour 2 à 4 personnes

2 grosses pommes
2 pincées de cannelle en poudre
2 c. à c. de poudre de noisettes
2 c. à c. de sirop d'érable
1 c. à c. de purée d'amandes

Laver les pommes et évider leur partie centrale à l'aide d'un vide-pomme. Les placer dans un petit plat. Saupoudrer 1 pincée de cannelle dans chaque pomme. Ajouter 1 cuillerée à café de poudre de noisettes, 1 cuillerée à café de sirop d'érable et ½ cuillerée à café de purée d'amandes. Cuire 20 minutes au four à 180°C.

Entremets amande-pistache

Pour 4 personnes

½ l de lait d'amande
1 c. à c. d'agar-agar
2 c. à s. de purée de pistaches
40 g de sucre complet

Mixer tous les ingrédients au blender ou au mixeur et verser dans une grande casserole. Porter à ébullition et cuire pendant 2 minutes, en remuant sans arrêt pour que le mélange n'adhère pas au fond de la casserole. Verser dans 4 ramequins ou petits pots munis d'un couvercle et laisser refroidir à température ambiante, puis placer au frais. Consommer dans les 48 heures. Parfait accompagné de fruits rouges frais ou en coulis.
La purée de pistaches donne une couleur beaucoup moins verte que les entremets industriels. Si on le désire, on peut colorer les entremets avec un peu de matcha (il va aussi parfumer) ou de colorant vert bio et vegan (suivre les indications du produit pour les quantités).

Mousse de framboises

Pour 6 personnes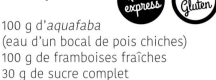

100 g d'*aquafaba*
(eau d'un bocal de pois chiches)
100 g de framboises fraîches
30 g de sucre complet

Monter l'*aquafaba* en neige au batteur à forte puissance pendant environ 5 minutes ; la mousse doit être bien épaisse. Ajouter les framboises et le sucre, et battre encore quelques minutes pour obtenir un mélange bien homogène. Verser dans des ramequins. Placer au frais pour au moins 2 heures. Déguster le jour même.

Crêpes de petit épeautre aux agrumes

Pour 12 crêpes environ

5 c. à s. de fécule de maïs
130 g de farine de petit épeautre demi-complète
1 c. à s. de purée d'amandes
1 c. à s. d'huile au goût neutre
400 ml de lait de soja
1 c. à c. de zeste d'orange
1 c. à c. de zeste de citron bergamote
Huile végétale neutre pour la cuisson

Dans un saladier, mélanger la fécule et la farine. Former un puits et y verser la purée d'amandes et l'huile. Mélanger au fouet en versant le lait petit à petit. Ajouter les zestes d'agrumes. Laisser reposer 1 heure. Huiler une poêle à crêpes et y cuire les crêpes quelques minutes de chaque côté, à feu moyen-vif. Si la pâte est trop épaisse, l'allonger avec un peu d'eau.

Boissons

Il est parfois difficile de résister à l'envie d'une boisson aromatisée, sucrée, pétillante et colorée. Pourtant on sait bien que les sodas et autres boissons riches en sucre sont à éviter. Je vous propose ici des boissons délicieuses, gourmandes, naturellement parfumées, riches en fruits (et même légumes) frais et pauvres en sucres, des sodas maison sains, des boissons pour l'effort, à emporter, à partager.

Eau infusée fraise-concombre-menthe

Pour 1 l

4 grosses fraises équeutées (ou 8 petites)
85 g de concombre
3 brins de menthe fraîche
1 l d'eau

Couper les fraises et le concombre en morceaux ou en rondelles. Les mélanger avec les feuilles de menthe lavées et l'eau dans une grande carafe ou une bouteille. Laisser reposer au moins 4 heures au frais pour que cela infuse bien. Ajouter des glaçons si on le désire. Réutiliser les fruits, légumes et feuilles pour un jus ou un smoothie. Si vous aimez quand ça pétille, utilisez de l'eau pétillante !

Maté glacé à la menthe

Pour 4 verres

800 ml d'eau
2 sachets de maté vert
2 brins de menthe

Dans une carafe ou une bouteille à large goulot, verser l'eau, ajouter les sachets de maté et les brins de menthe lavés. Placer au frais et laisser infuser 1 heure. Filtrer et déguster. Au besoin, sucrer avec un peu de sirop d'agave et ajouter quelques rondelles de citron et glaçons au moment de servir, comme pour un thé glacé.

Energy drink

Pour 1 l

2 c. à c. de guarana en poudre
1 sachet ou 1 c. à c. de maté
1 c. à c. de gingembre pelé en morceaux
$1/2$ c. à c. de thé vert
1 l d'eau pétillante
Le jus de 1 citron
2 c. à s. de sirop d'agave

Mélanger le guarana, le maté, le gingembre et le thé dans une carafe. Ajouter $1/2$ l d'eau pétillante et laisser reposer au frais 1 nuit. Filtrer, mélanger avec le jus de citron, le reste de l'eau pétillante et le sirop d'agave, et conserver au frais dans une bouteille en verre. Consommer dans les 48 heures.

Soda pomme-*cranberry*

Pour 1 l

300 ml de jus de pomme
100 ml de jus de *cranberry*
600 ml d'eau pétillante à grosses bulles

Verser les ingrédients bien frais les uns après les autres dans une bouteille en verre et conserver au frais. Consommer dans les 24 heures.

Jus «red velvet»

Pour 2 verres

1 pomme
10 petites fraises
1 betterave
1 petite grenade
$\frac{1}{2}$ citron

Laver les fruits et la betterave. Les couper en morceaux. Détacher les grains de la grenade. Retirer la peau du citron. Passer le tout à l'extracteur en suivant les instructions fournies avec l'appareil et déguster immédiatement.

Un jus à la texture « velours » ultra gourmand qui va vous faire aimer la betterave.

Jus «green love»

Pour 1 grand verre

$\frac{1}{2}$ bulbe de fenouil
2 poignées de fanes de légumes (radis, carotte, betterave...)
$\frac{1}{4}$ de concombre
1 pomme
15 feuilles de menthe
$\frac{1}{2}$ citron

Laver les ingrédients. Retirer la peau du citron. Couper le tout en morceaux et passer à l'extracteur en suivant les instructions fournies avec l'appareil. Déguster immédiatement.

Vous hésitez à tester les jus verts ? Essayez ce jus frais et gourmand, vous risquez d'en devenir accro !

Jus pomme-carotte-gingembre

Pour 1 verre

250 g de carottes
2 à 10 g de gingembre selon le goût
1 pomme
$\frac{1}{2}$ citron

Laver les ingrédients et retirer la peau du citron. Passer à l'extracteur en suivant les instructions fournies avec l'appareil et déguster immédiatement.

Jus «reboost» gingembre-ananas-grenade

Pour 1 verre

1 pomme
100 g d'ananas épluché
6 g de racine de gingembre
1 grenade

Laver, couper et épépiner la pomme. Couper l'ananas en morceaux. Couper le gingembre et détacher les grains de la grenade. Passer les fruits et le gingembre à l'extracteur et servir le jus sans attendre.

Soda pamplemousse-orange

Sans sucre ajouté

Pour 1 l

200 ml de jus d'orange pressée sans pulpe
150 ml de jus de pamplemousse pressé sans pulpe
650 ml d'eau pétillante

Mélanger tous les ingrédients dans une bouteille en verre ou une carafe munie d'un couvercle et garder au frais. Consommer dans les 2 jours. Pour une boisson bien pétillante, la préparer juste avant de la consommer.

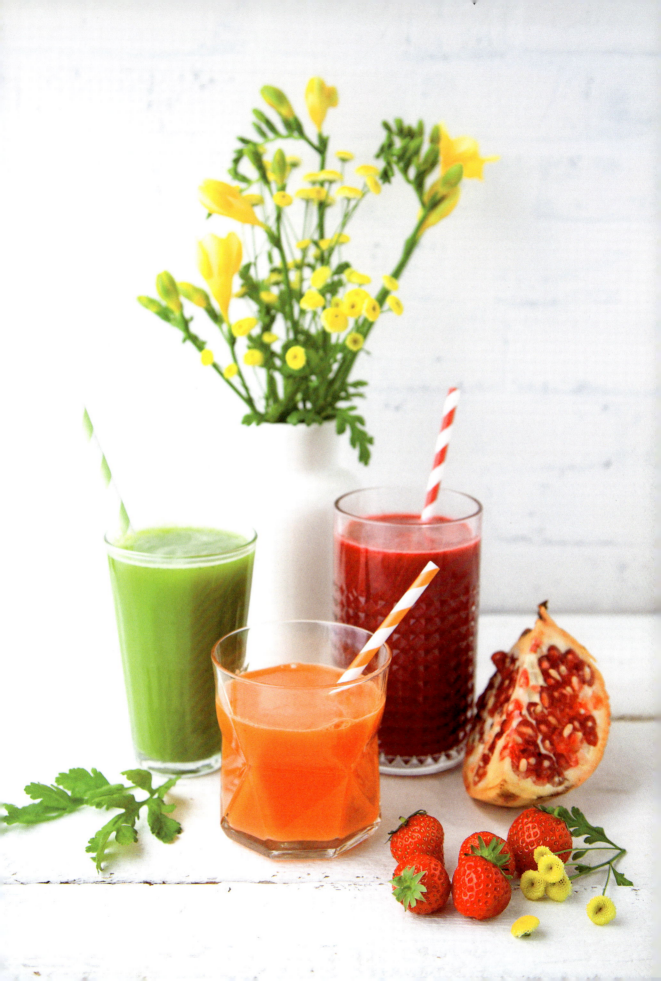

Smoothie banane-myrtille-orange

Pour 2 verres

1 grande banane
200 ml de jus d'orange pressée (4 oranges environ)
150 ml d'eau
60 g de myrtilles

Couper la banane épluchée en morceaux et les mettre dans le blender. Ajouter les autres ingrédients et mixer pour obtenir un smoothie onctueux.

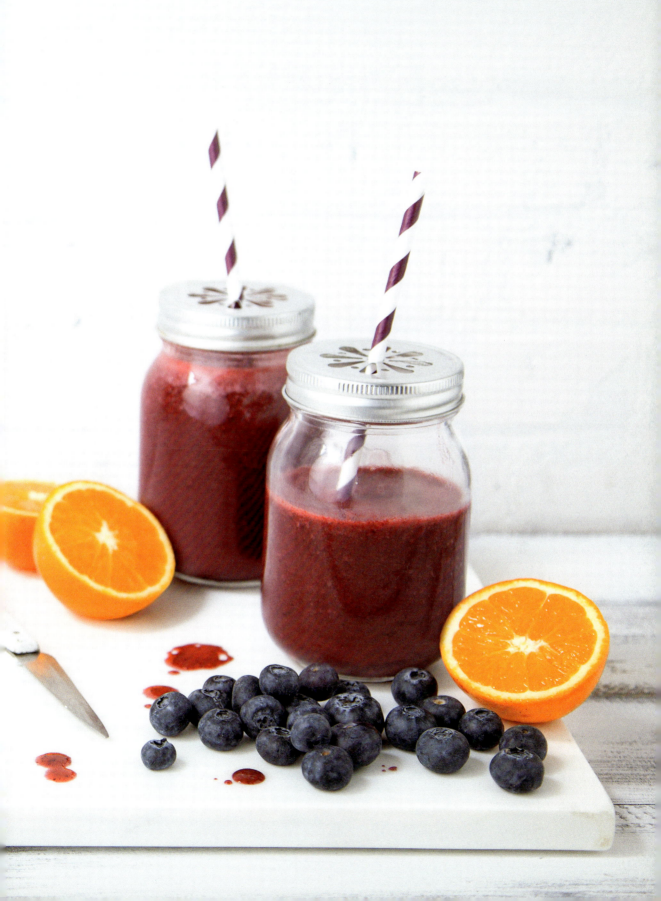

Pink lemonade

Pour environ 1 l

1 l d'eau pétillante
1 c. à c. de fleurs d'hibiscus
Le jus de 3 citrons
2 c. à s. de sirop d'agave

Dans une carafe ou une bouteille, mélanger les ingrédients, puis couvrir ou fermer et laisser infuser 15 à 30 minutes pour que les fleurs d'hibiscus colorent la limonade. Filtrer et verser dans une bouteille. Conserver au frais. Consommer dans les 2 jours.

Jus de pomme chaud au gingembre et épices

Pour 4 personnes

10 g de gingembre épluché en morceaux
Le jus d'$1/2$ citron
Le zeste d'$1/2$ citron
$1/2$ c. à c. de cannelle en poudre
$1/4$ de c. à c. de cardamome en poudre
750 ml de jus de pomme

Mélanger tous les ingrédients dans une casserole de taille moyenne et porter à ébullition. Filtrer, laisser refroidir un moment et déguster.

Infusion digestion légère

Pour 1 tasse

250 ml d'eau bouillante
$1/2$ c. à c. de graines d'anis vert
$1/2$ c. à c. de graines de fenouil
Quelques feuilles de menthe poivrée
Quelques feuilles de verveine
1 cm de racine de réglisse (bâton)

Verser l'eau bouillante sur les plantes. Laisser infuser 5 minutes, puis filtrer et déguster.

Infusion bien-être

Pour 1 bocal de mélange à infuser

5 g de feuilles de verveine séchées
2 bâtons de cannelle
1 bâton de réglisse
10 g de feuilles d'hibiscus

Dans un bocal, mettre les feuilles de verveine. Couper les bâtons de cannelle et de réglisse en petits morceaux à l'aide d'une paire de ciseaux solide, puis les ajouter ainsi que les feuilles d'hibiscus. Secouer le bocal pour mélanger. Utiliser 1 à 2 cuillerées à café de ce mélange pour 1 tasse, à faire infuser dans 250 ml d'eau bouillante.

Sirop de gingembre

Pour 1 petite bouteille

100 g de gingembre épluché
200 g de sucre de canne blond
300 ml d'eau

Couper le gingembre en petits morceaux. Les placer dans une casserole de taille moyenne avec le reste des ingrédients et porter à ébullition. Cuire 15 minutes à feu vif. Filtrer, laisser refroidir et conserver dans une petite bouteille au frais. Consommer dans le mois.

Chocolat chaud à la maca

Pour 1 personne

250 ml de lait d'amande
1 c. à s. de cacao en poudre
2 c. à c. de maca
2 c. à c. de sirop d'érable (ou autre sucrant au choix)

Dans une casserole, faire chauffer le lait d'amande. Ajouter le cacao et la maca, mélanger au fouet. Sucrer, mélanger : c'est prêt !

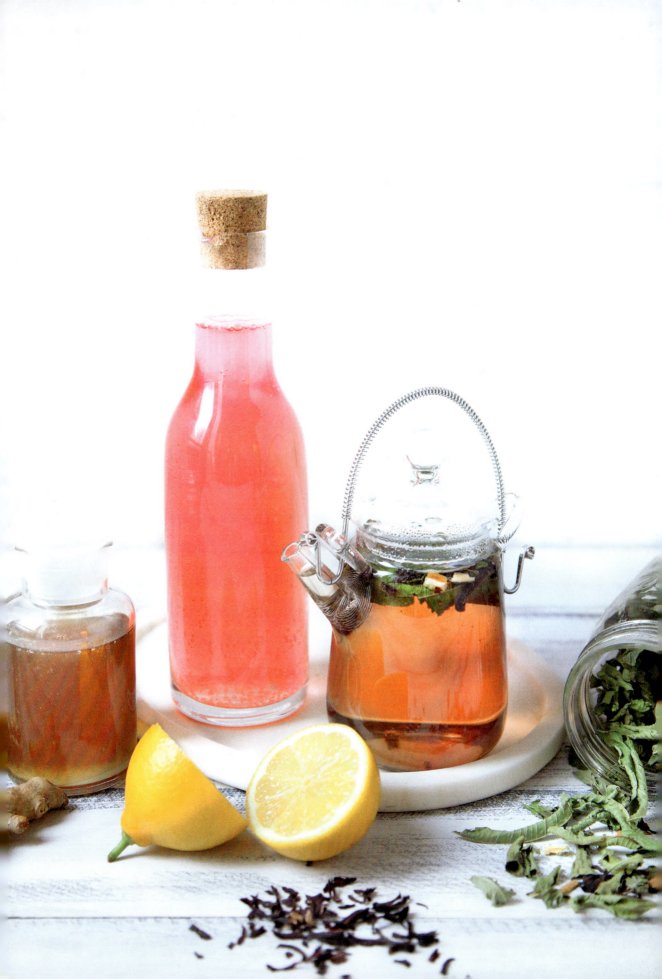

Eau matcha-citron

Pour 1 l

1 l d'eau
½ c. à c. de matcha
1 citron

Dans une bouteille, verser l'eau et ajouter le matcha. Couper le citron en deux, faire 2 rondelles et les couper en deux. Réserver. Presser les demi-citrons et ajouter le jus dans la bouteille. Fermer la bouteille et secouer énergiquement pour bien mélanger. Ajouter les demi-rondelles de citron et conserver au frais. Boire dans les 24 heures.

Eau vitaminée ananas-basilic-cerise

Pour environ 1 l

100 g de chair d'ananas acidulée
50 g de griottes
2 à 3 feuilles de basilic
1 l d'eau

Mixer tous les ingrédients au blender. Filtrer pour obtenir un liquide sans impuretés. Verser dans une ou plusieurs bouteilles et conserver au frais. Idéal pour s'hydrater pendant le sport, les fortes chaleurs ou pour boire pendant la journée.

Smoothie fraise-ananas-framboise

Pour 2 grands verres

100 g de fraises
100 g de framboises
150 g d'ananas
300 ml d'eau

Couper les fruits en morceaux et les mixer au blender avec l'eau. Déguster sans attendre. Pour un smoothie plus consistant, remplacer l'eau par du lait d'amande.
Au besoin, ajouter un peu de sirop d'agave pour sucrer.

Thé vert glacé à la grenade

Pour 1 l

1 c. à s. de thé vert
900 ml d'eau
1 grenade

Dans une carafe, faire infuser le thé vert dans l'eau, à froid, pendant 2 à 5 heures. Détacher les grains de la grenade et les passer à l'extracteur pour en récupérer le jus. Filtrer le thé et ajouter le jus de grenade frais. Conserver au frais et boire dans les 24 heures.

Sauces **et condiments**

Ajvar

Pour 1 bocal de taille moyenne

1 aubergine
3 poivrons rouges
2 c. à s. d'huile d'olive
2 gousses d'ail
1 c. à c. de vinaigre de cidre
Sel, poivre

Couper l'aubergine et les poivrons en deux puis les faire cuire au four, sous le gril et peau vers le gril, pendant 15 à 20 minutes, jusqu'à ce que la peau soit bien grillée et les légumes fondants. Retirer la peau et hacher finement les légumes. Les déposer dans une poêle avec l'huile, l'ail en purée et le vinaigre, et cuire 1 à 2 minutes à feu vif, puis 10 à 15 minutes à feu doux, en mélangeant régulièrement. Assaisonner. Transvaser dans un bocal préalablement passé sous l'eau bouillante et conserver 1 semaine au frais, ou stériliser pour une longue conservation.

J'ai découvert l'ajvar lors d'un voyage à travers la Croatie et la Bosnie. En tant que vegan, je suis toujours ravie de découvrir des recettes traditionnelles 100 % végétales lorsque je voyage. Cette recette est vraiment très simple à faire soi-même et est encore meilleure faite maison. Ce condiment aux poivrons se fera une place dans vos sandwichs et wraps, sur vos tartines, dans vos assiettes, vos burgers, vos salades…

Sauce aux pois chiches, curcuma, chipotle et coriandre

Pour 1 bol ou 1 petite bouteille

• 100 g de pois chiches cuits • 1 c. à s. de purée de sésame • 8 c. à s. d'eau • $1/4$ de c. à c. d'ail en poudre • 1 c. à c. de curcuma en poudre • 3 c. à s. de coriandre fraîche hachée • 1 c. à c. (plus ou moins selon le goût) de sauce de piment chipotle • 1 à 2 c. à c. de sirop d'agave • Sel, poivre

Mixer tous les ingrédients pour obtenir une sauce onctueuse. Rectifier l'assaisonnement selon le goût et verser dans une petite bouteille. Conserver au frais. Servir pour accompagner une salade, des pommes de terre, des légumes grillés ou vapeur, des crudités… Attention, cette sauce est très différente des sauces au beurre d'oléagineux ou des sauces salade classiques.

Gravy aux champignons et miso

Pour 4 personnes

• 100 g de champignons de Paris émincés
• 1 petit oignon • 2 c. à s. d'huile d'olive
• 1 c. à c. de miso d'orge • 2 c. à c. de tamari
• 1 c. à s. de fécule de maïs • 400 ml d'eau
• Poivre

Faire revenir les champignons et l'oignon émincé avec l'huile d'olive dans une casserole de taille moyenne sur feu moyen. Quand les champignons et l'oignon sont bien fondants, ajouter le miso et le tamari. Délayer la fécule avec l'eau et verser dans la casserole. Mixer au mixeur plongeant. Cuire à feu vif jusqu'à ce que le mélange épaississe et forme une sauce onctueuse. Servir.

Aïoli d'avocat

Pour 1 petit bol

1 avocat mûr
2 gousses d'ail
½ c. à c. de sel
1 c. à s. d'huile d'olive
2 c. à c. de jus de citron

Éplucher l'avocat et le couper en morceaux. Émincer l'ail. Mixer tous les ingrédients pour obtenir une sauce onctueuse et lisse.

Mayonnaise à la betterave

Pour 1 bol

100 g de noix de cajou non grillées
2 à 3 c. à s. de moutarde selon le goût
4 c. à s. d'eau
70 g de betterave crue épluchée
½ c. à c. de sel
2 c. à s. d'huile au goût neutre

Faire tremper les noix de cajou 1 heure dans un bol d'eau. Égoutter. Placer dans le bol du mixeur. Ajouter la moutarde, l'eau, la betterave coupée en petits morceaux et le sel, et mixer pour obtenir une crème lisse. Ajouter l'huile et mixer pour obtenir une sauce bien onctueuse.

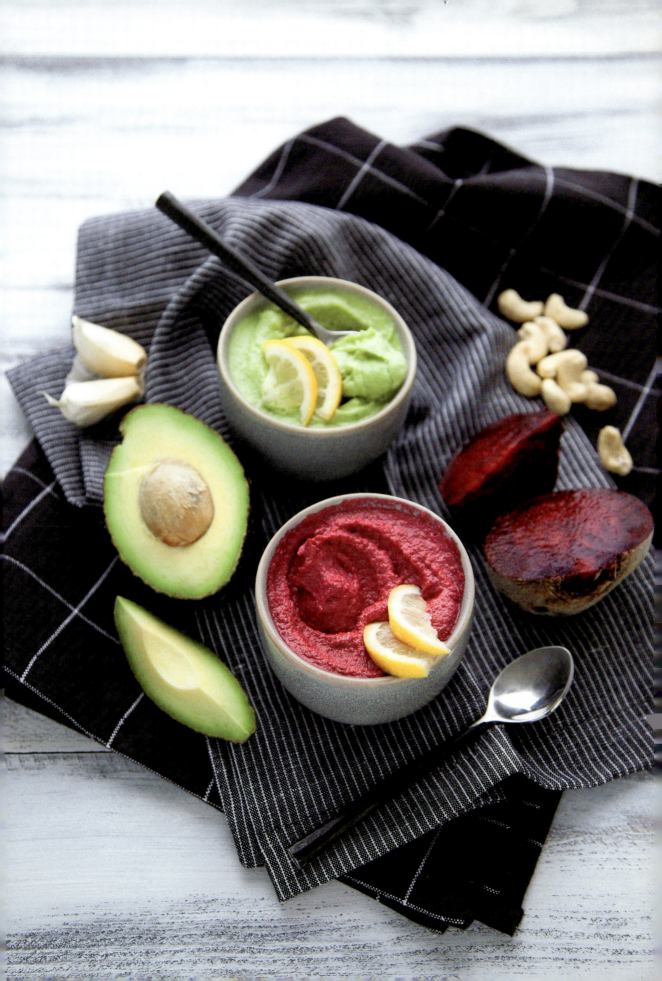

Ketchup cru

Pour 1 bouteille de taille moyenne

40 g de tomates séchées (pas de tomates à l'huile)
4 tomates
2 c. à s. de vinaigre balsamique
1 c. à c. d'eau
2 c. à s. de sirop d'agave
½ gousse d'ail
½ c. à c. de coriandre en poudre
Sel, poivre

Faire tremper les tomates séchées dans de l'eau tiède pendant 1 heure. Couper les tomates fraîches en morceaux. Égoutter les tomates séchées et les couper en petits morceaux. Mixer les tomates crues et séchées avec le reste des ingrédients au mixeur plongeant ou avec avec un mixeur puissant. Assaisonner. Verser dans une petite bouteille en verre et conserver au réfrigérateur. Consommer dans les jours suivants.

Pesto de tomates séchées et graines de tournesol

Pour 1 petit bocal / 4 personnes

75 g de tomates séchées émincées
25 g de graines de tournesol
25 g de noix de cajou non grillées
8 c. à s. d'huile d'olive
2 c. à s. de levure maltée
3 c. à s. d'eau

Dans le bol du mixeur ou du robot ménager avec la lame en S, déposer tous les ingrédients sauf l'eau. Mixer pour obtenir une pâte homogène, puis ajouter l'eau et mixer pour obtenir un pesto crémeux. Conserver dans un bocal hermétique au réfrigérateur et consommer dans les 72 heures.

Chutney de figues au balsamique et garam massala

Pour 2 bocaux

425 g de figues fraîches ou surgelées
2 oignons
4 gousses d'ail
2 c. à s. d'huile d'olive
1 c. à s. de gingembre en purée
6 c. à s. de vinaigre balsamique
2 c. à c. de garam massala
¼ de c. à c. de purée de piments
150 g de figues séchées
3 c. à s. de jus de citron pressé

Émincer les figues, les oignons et l'ail. Les faire revenir avec l'huile d'olive dans une casserole de taille moyenne sur feu vif pendant quelques minutes. Ajouter le reste des ingrédients et bien mélanger. Cuire pendant 10 minutes en mélangeant régulièrement. Déposer dans des bocaux préalablement passés sous l'eau bouillante. Fermer les couvercles et laisser refroidir. Conserver au réfrigérateur.

Pico de gallo

Pour un petit bol

4 petites tomates
½ oignon
3 c. à s. de coriandre hachée
Le jus d'½ citron vert
1 ou 2 petits piments vert
Sel

Couper les tomates et l'oignon et petits dés. Mélanger avec la coriandre hachée, le jus de citron et le piment vert finement haché selon votre goût. Saler et réserver au frais. Servir en accompagnement de guacamole, tacos, chips ou comme condiment pour un plat salé.

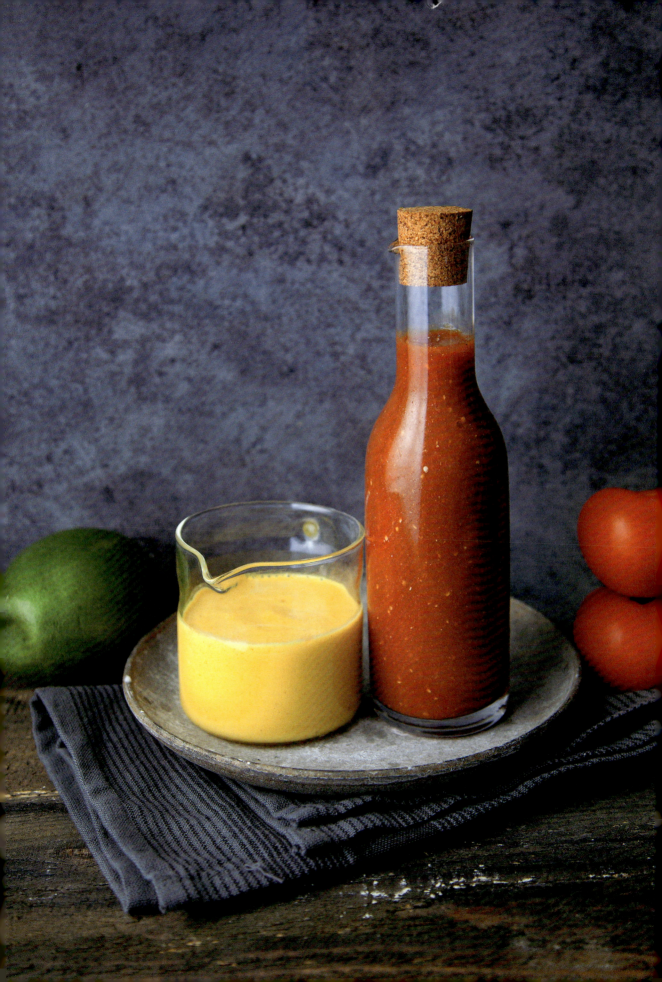

Pâte de curry rouge

Pour 1 petit bocal

3 gros piments rouges séchés
$\frac{1}{2}$ c. à c. de poivre noir
1 c. à c. de cumin en poudre
1 c. à c. de coriandre en poudre (ou en graines)
1 c. à c. de sel
30 g d'ail dégermé
15 g de galanga frais épluché
Le zeste de 1 combava (citron kaffir) haché
25 g de tiges de coriandre (ou de racines, mais pas les feuilles)
2 c. à s. d'huile végétale neutre
30 g d'échalotes hachées

Faire tremper les piment dans un bol d'eau pendant quelques heures. Égoutter. Retirer les tiges et les couper en morceaux (porter des gants). Mixer au robot avec les épices, le sel, l'ail et le galangal en petits morceaux pour former une pâte. Ajouter le zeste de combava, les tiges de coriandre, l'huile et l'échalotte et bien mixer pour obtenir une pâte homogène. Pour une pâte à la couleur bien rouge vous pouvez ajouter 1 à 2 c. à c. de paprika pour colorer. Verser dans un petit bocal hermétique et conserver au réfrigérateur. Se conserve plusieurs mois.

Pâte de curry verte

Pour 1 petit bocal

1 c. à c. de cumin en poudre
$\frac{1}{2}$ c. à c. de poivre en poudre
1 c. à s. de coriandre en poudre
30 g d'ail dégermé
15 g de galanga épluché (ou à défaut, de gingembre)
45 g de tiges de coriandre (pas les feuilles)
2 c. à s. d'huile végétale neutre
1 c. à c. de sel
20 g de citronnelle hachée (partie blanche des tiges, pas le vert)
Le zeste de 1 combava (citron kaffir) finement râpé
5 piments verts thaïs
30 g d'échalotes émincées

Verser les épices dans le bol du robot, ajouter l'ail et le galanga en morceau et mixer. Ajouter ensuite les tiges de coriandre, l'huile, le sel, la citronelle, le zeste de combava, les piment verts sans la tige, coupés en morceaux (portez des gants pour manipuler les piments) et l'échalotte. Mixer pour obtenir une pâte homogène. Verser dans un petit bocal hermétique et conserver au réfrigérateur. Se conserve plusieurs mois.

Gomasio oméga-3

Pour 1 bocal

60 g de graines de lin doré
100 g de sésame complet grillé
20 g de graines de chanvre décortiquées
1 c. à c. de sel

Mixer les graines de lin au blender ou au mixeur pour obtenir une poudre. La mélanger avec les autres ingrédients. Conserver dans un bocal au réfrigérateur (les graines de lin broyées rancissent si elles ne sont pas conservées au frais).

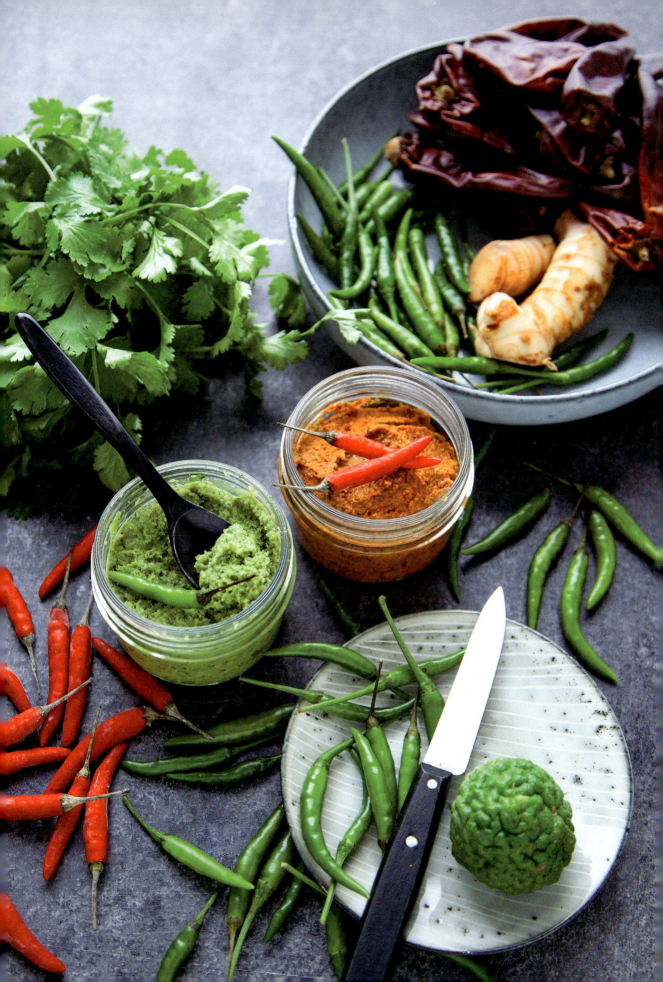

Pesto de kale, pignons et noix

Pour 2 à 3 personnes
• 3 branches moyennes de chou kale • 50 g de cerneaux de noix • 10 g de pignons de pin • 100 ml d'huile d'olive • 2 c. à s. de levure maltée • 1 c. à s. de basilic frais haché • ½ c. à c. de sel • Un filet de jus de citron

Retirer la nervure centrale des feuilles de kale et les laver. Bien égoutter, puis les essorer avec un torchon. Les hacher au couteau et les placer dans le bol du mixeur, du robot ménager avec la lame en S ou du Personnal Blender. Ajouter les noix concassées, les pignons et l'huile. Mixer pour obtenir un pesto homogène. Ajouter les aromates et mixer de nouveau. Servir avec des pâtes, en tartine ou en dip. Conserver dans un petit bocal au frais.

Sauce « cheesy » aux haricots blancs

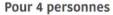

Pauvre en graisse · *Riche en protéines*

Pour 4 personnes
• 200 g de haricots blancs cuits • 125 ml d'eau • 2 c. à s. de purée de noix de cajou • 2 c. à s. de levure maltée • 1 c. à c. de moutarde • 2 c. à c. d'ail en poudre • ¼ de c. à c. de sel • 1 pincée de curcuma en poudre • 1 pincée de paprika

Mixer tous les ingrédients et verser dans une petite casserole. Porter à feu moyen et cuire quelques minutes en mélangeant. Utiliser pour des pâtes, des nachos, pour napper des légumes, dans des gratins, sur des tartes salées ou pizzas déjà cuites, en dip à l'apéritif, ou pour toute recette qui demande une sauce au fromage fondu.

Sauce cacahuète et citron vert

Pour 1 petit bocal
• 5 c. à s. de beurre de cacahuète • 5 c. à s. de jus de citron vert • 4 c. à s. d'eau • 1 à 2 c. à s. de tamari • 1 pointe de couteau de purée de piments

Dans un bol, mélanger le beurre de cacahuète avec le jus de citron vert. Délayer petit à petit avec l'eau. Ajouter le tamari et la purée de piment pour assaisonner.

Crème cajou-pignon

Pour 1 bol
• 100 g de noix de cajou • 25 g de pignons de pin • 100 ml d'eau • 2 c. à s. de jus de citron • ½ c. à c. de sel

Faire tremper les noix de cajou 1 nuit (ou au moins 4 heures). Les égoutter et les mixer avec le reste des ingrédients pour obtenir une crème épaisse et bien onctueuse. Utiliser comme une crème fraîche ou du fromage frais pour les sandwichs, wraps, croques, en dip, avec des pâtes…

Pizza mix

Pour 1 bocal
• 80 g d'olives noires dénoyautées • 50 g de tomates séchées (pas de tomates à l'huile) • 150 g de noix de cajou • 3 c. à s. de levure maltée • 4 c. à c. d'origan séché

Hacher finement les olives au robot. Hacher finement les tomates au couteau. Placer l'ensemble sur une plaque couverte de papier cuisson et cuire environ 20 minutes au four à 100 °C (th. 3-4). On peut aussi passer le mélanger au déshydrateur si on en possède un. Le mélange doit être bien sec. Mixer les noix de cajou pour les réduire en poudre, puis ajouter la levure, les olives et tomates séchées au four, et l'origan. Mixer l'ensemble pour obtenir un mélange très fin. Conserver dans un bocal au placard.

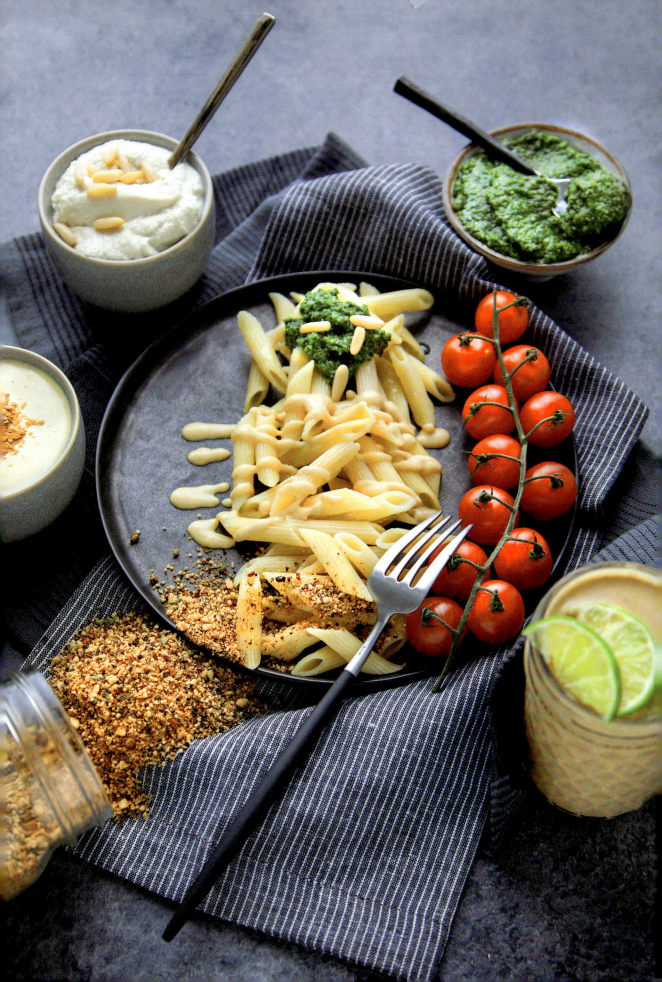

Sauce tomate aux herbes et balsamique

Pour 4 personnes

1 oignon
3 gousses d'ail
4 c. à s. d'huile d'olive
1 c. à s. de sucre complet
4 tomates
2 c. à c. de vinaigre balsamique
1 c. à s. de tamari
400 ml de pulpe de tomates
1 c. à s. de basilic frais haché
1 c. à c. de persil frais haché
1 c. à c. de thym frais haché

Émincer l'oignon et l'ail, puis les faire revenir 1 minute dans l'huile d'olive sur feu vif, dans une casserole de taille moyenne. Ajouter le sucre et mélanger. Ajouter les tomates coupées en dés et cuire 2 minutes. Ajouter le balsamique et le tamari, cuire 1 minute. Ajouter la pulpe de tomates et les herbes, et mélanger. Baisser à feu moyen et cuire 15 minutes.

Sauce salade à la mangue

(voir photo page 203)

Pour 6 personnes

1 mangue mûre à point
3 c. à s. d'huile au goût neutre
1 à 2 c. à s. de vinaigre de cidre
Optionnel : menthe et/ou coriandre fraîche ciselée
Sel, poivre

Éplucher la mangue et détacher toute la chair du noyau. La couper en morceaux. Les mixer avec le reste des ingrédients au *personal blender* ou à l'aide d'un mixeur plongeant. Assaisonner au goût et ajouter des herbes hachées si on le désire.

Sauce tahini au citron

Pour 2 personnes

3 c. à s. de purée de sésame blanc
3 c. à s. de jus de citron
3 c. à s. d'eau
Sel

Mélanger à la fourchette les ingrédients dans un petit bol, en les ajoutant un par un, pour obtenir une sauce onctueuse et lisse.

Guacamole doux coriandre et tomate

Pour 1 bol / 2 à 4 personnes

2 avocats mûrs à point
2 c. à s. de jus de citron vert pressé
1 petite tomate
2 c. à s. de coriandre hachée
1/2 c. à c. de sel
1/4 de c. à c. d'ail en poudre

Couper les avocats en quatre dans la hauteur. Retirer le noyau et tirer sur la peau par la pointe supérieure pour la détacher. Couper la chair en dés et les mixer grossièrement quelques secondes, avec le jus de citron. Déposer dans un bol. Couper la tomate en très petits dés et les mélanger avec la purée d'avocats et le reste des ingrédients. Garder au frais avant de servir.

Sauce salade au yaourt et aux herbes

Pour 1 personne

2 c. à s. de yaourt végétal nature
1 c. à c. de vinaigre de cidre
1 c. à c. de menthe hachée
1 c. à c. de coriandre hachée
1 c. à c. de ciboulette hachée
2 c. à c. d'huile d'olive
1 pincée d'ail en poudre
2 c. à c. d'eau
Sel, poivre

Dans un bol, mélanger le yaourt avec le vinaigre. Ajouter les herbes et mélanger. Émulsionner avec l'huile d'olive. Assaisonner avec du sel, du poivre moulu et l'ail en poudre. Ajouter l'eau pour allonger la sauce, bien mélanger. À préparer juste avant de servir ou à utiliser le jour même.

Sauce salade au sésame toasté

Pour 2 personnes

1,5 c. à s. de purée de sésame complet
1 c. à c. de sésame complet ou blond
1 c. à c. d'huile de sésame toasté
3 c. à c. de vinaigre de riz
3 c. à s. d'eau
2 c. à c. de tamari
1 c. à c. de sirop d'agave

Déposer tous les ingrédients dans un petit bocal et secouer énergiquement pour obtenir une sauce onctueuse. Conserver au frais.

Vinaigrette au sirop d'érable

Pour 4 personnes

2 c. à s. de vinaigre balsamique
1 c. à c. de moutarde de Dijon
2 c. à c. de tamari
1 c. à s. d'eau
1,5 c. à s. de sirop d'érable
4 c. à s. d'huile végétale neutre

Dans un bol, à l'aide d'un fouet, mélanger les ingrédients en les ajoutant un par un. Conserver 48 heures dans une petite bouteille au réfrigérateur.

Vinaigrette au miso et noix

Pour 1 petit bol

2 c. à s. de moutarde de Dijon
2 c. à s. de vinaigre balsamique à la noix (ou autre vinaigre au choix)
3 c. à s. d'huile neutre
1 c. à s. de miso
1 c. à s. de tamari
Poivre

Mélanger les ingrédients à la fourchette dans un petit bol, en les ajoutant un à un. Parfait pour les salades de crudités et de feuilles vertes. Conserver dans un petit bocal au frais.

Diners
et repas à partager

Apéro et **finger food**

Bruschettas à la courgette marinée au thym

Pour 4 bruschettas

• ½ courgette •1 petite gousse d'ail • 1 c. à s. d'huile d'olive + pour dorer • 2 c. à c. de jus de citron •1 c. à c. de feuilles de thym frais • 4 tranches de pain de taille moyenne • Sel, poivre

Couper la courgette en très petits dés, émincer l'ail, puis les mélanger avec l'huile d'olive, le jus de citron et le thym. Assaisonner au goût. Répartir la préparation sur les tranches de pain, les déposer sur une plaque couverte de papier cuisson et arroser d'un très fin filet d'huile d'olive. Cuire au four à 180 °C (th. 6) jusqu'à ce que les bruschettas soient légèrement dorées. Servir chaud ou tiède de préférence.

Crostinis au fromage d'amande, pesto de pourpier

Pour 8 crostinis

• 8 petites tranches de pain • 3 poignées de pourpier frais • 5 c. à s. d'huile d'olive • 1 petite gousse d'ail • 1 c. à c. de jus de citron • 1 petit bol de fromage d'amande (voir page 288) • 1 petit bol de fruits frais au choix (baies, fruits à noyau, pomme, agrumes...) • Optionnel : feuilles de pourpier, herbes fraîches, graines germées • Sel

Faire griller les tranches de pain au grille-pain ou au four. Mixer le pourpier avec l'huile d'olive, l'ail et le jus de citron.

Saler au goût. Garnir les tranches de pain avec un peu de fromage d'amande, quelques touches de pesto et des fruits frais. Ajouter selon le goût des feuilles de pourpier frais, des herbes, des graines germées...

Blinis aux légumes et pleurotes aux herbes

Pour 12 blinis

1 petit bol de crème de cajou-pignon (voir page 206)

Blinis

• 115 g de farine de blé T110 • 1 c. à c. de bicarbonate de soude • ¼ de c. à c. de sel • 2 c. à s. de yaourt végétal • 2 c. à c. d'huile végétale neutre + pour la cuisson • 8 c. à s. de lait végétal • 8 c. à s. de purée de légumes crus mixés (betteraves, carottes, courgettes...)

Pleurotes

• 150 g de pleurotes • 2 c. à s. d'huile d'olive • 2 petites gousses d'ail • 2 c. à s. de persil • 1 c. à s. de ciboulette •Sel, poivre

Dans un petit saladier, mélanger la farine, le bicarbonate et le sel. Ajouter le yaourt et mélanger à l'aide d'une spatule souple. Ajouter l'huile et mélanger. Ajouter le lait et mélanger. Enfin, ajouter la purée de légumes et mélanger. Cuire la pâte à blinis dans une poêle chaude légèrement huilée, à feu vif. Laisser refroidir. Émincer les pleurotes et les faire sauter quelques minutes dans une poêle moyenne sur feu vif, avec l'huile d'olive. Ajouter l'ail et les herbes, baisser à feu moyen et cuire encore quelques minutes, puis assaisonner au goût. Étaler un peu de crème de cajou sur chaque blini et garnir de pleurotes aux herbes.

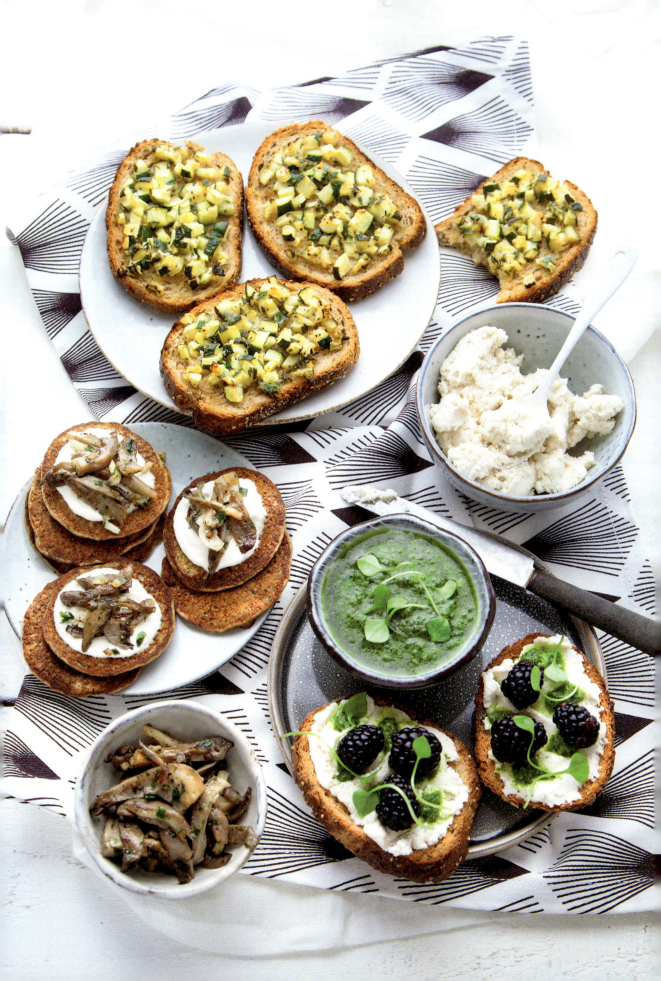

Tartinade crémeuse aux tomates séchées

Pour 2 à 4 personnes

100 g de tofu lactofermenté
5 c. à s. d'eau
2 c. à s. de jus de citron
4 c. à s. d'huile de coco désodorisée ramollie ou fondue
½ c. à c. d'ail en poudre
1 c. à c. d'herbes de Provence
2 c. à c. de sirop d'agave
Sel, poivre

Émietter le tofu et le mixer avec le reste des ingrédients pour obtenir la texture d'une crème onctueuse. Verser dans un petit bol ou un petit bocal, placer au frais et laisser reposer 1 heure, puis tartiner sur des toasts.

Crème d'aubergine au miso

Pour 1 petit bol

1 aubergine
2 c. à s. de shiro miso
1 c. à s. de purée de sésame
2 c. à c. de jus de citron
2 c. à c. d'huile d'olive

Couper l'aubergine en deux dans la longueur, strier la chair au couteau et la cuire sur une grille au four à 180 °C (th. 6) pendant 25 minutes environ. La chair doit être fondante. Retirer la peau, couper la chair en morceaux et les mixer avec le reste des ingrédients. Utiliser pour tartiner des toasts, des blinis...

Pâté d'hiver aux marrons et topinambours

Pour 4 à 6 personnes

250 g de topinambours épluchés
175 g de marrons cuits
Huile d'olive
1 oignon
Sel, poivre
2 c. à s. de ciboulette ciselée

Cuire les topinambours à l'eau pour qu'ils soient bien fondants. Émietter grossièrement les marrons. Faire chauffer 2 cuillerées à café d'huile d'olive dans une petite poêle et y faire dorer l'oignon émincé à feu moyen. Mixer les topinambours et les marrons. Ajouter l'oignon, saler et poivrer. Ajouter 2 cuillerées à soupe d'huile d'olive et la ciboulette, bien mélanger. Verser dans une terrine ou un bocal et bien tasser. Placer au frais pour quelques heures et déguster avec des toasts et des cornichons.

Tartelettes à la courge *delicata*, oignon et tofu lactofermenté

Pour 16 tartelettes environ

1 pâte brisée
75 g de tofu lactofermenté
100 g de courge *delicata*
1 petit oignon
Huile d'olive
Sel, poivre

À l'aide d'un emporte-pièce de 5 ou 6 cm de diamètre, découper environ 16 disques de pâte, puis les déposer sur une plaque couverte de papier cuisson. Émietter finement le tofu lactofermenté et le répartir sur les petits disques de pâte. Trancher la courge en fines lamelles puis les découper en 2 ou 3 morceaux. Émincer l'oignon. Répartir la courge et l'oignon sur le tofu lactofermenté. Arroser d'un fin filet d'huile d'olive, saler et poivrer, puis cuire 15 minutes au four à 180 °C (th. 6).

Layer dip

Pour 4 personnes

100 g de carotte épluchée
150 ml de crème végétale
1 c. à c. d'huile de noix
2 c. à s. de graines de chia
2 petits avocats
3 c. à s. de jus de citron
2 c. à s. d'eau
1 c. à s. de menthe ciselée
½ c. à c. d'ail en poudre
Sel, poivre

Couper la carotte en petits morceaux et les cuire 10 minutes à la vapeur. Faire refroidir les morceaux de carotte sous l'eau puis les mixer avec la crème et l'huile de noix. Assaisonner. Mélanger avec les graines de chia et laisser reposer 15 minutes. Mixer la chair des avocats avec le jus de citron, l'eau, la menthe et l'ail. Assaisonner. Dans un grand bol transparent ou plusieurs verrines, alterner des couches de crème à la carotte et de crème d'avocat pour créer de larges rayures colorées. Déguster avec des gressins, des chips maison ou des bâtonnets de légumes.

Roulés de concombre au houmous de poivron grillé

Pour 4 à 6 personnes

1 poivron rouge
200 g de pois chiches cuits
3 c. à s. de purée de sésame
3 c. à s. de jus de citron
1 c. à s. d'eau
1 gousse d'ail
1 c. à c. de coriandre en poudre
1 c. à s. de coriandre fraîche hachée
1 concombre
Sel

Couper le poivron en deux et le faire griller sous le gril du four, peau vers le haut, pendant environ 15 minutes. La chair doit être fondante et la peau noircie. Détacher la peau. Dans le bol du robot, du mixeur ou d'un blender puissant, déposer les pois chiches, la purée de sésame, le jus de citron, l'eau et l'ail, et mixer pour obtenir une purée lisse et épaisse. Ajouter les coriandres en poudre et fraîches, mélanger et saler au goût. Couper le concombre au milieu, puis couper chaque moitié en deux dans l'épaisseur et enfin trancher finement à la mandoline pour obtenir des tranches de 3 mm d'épaisseur environ. Déposer un peu de houmous au bord d'une tranche (sur le plus petit côté) et l'enrouler. Piquer avec un cure-dents pour maintenir le roulé, en laissant un côté plus long que l'autre : cela permettra de l'attraper et de le manger facilement. Servir rapidement. L'idéal est de préparer le houmous à l'avance et les rouleaux juste avant de les servir, après avoir placé le concombre au réfrigérateur pour obtenir des rouleaux bien frais.

Tapenade de kalamatas à la menthe

Pour 4 personnes

185 g d'olives kalamata dénoyautées
3 c. à s. d'huile d'olive
1 petite gousse d'ail
3 c. à s. de menthe hachée

Hacher grossièrement les olives, les placer dans le bol du robot, du mixeur ou du *personal blender* puis ajouter l'huile d'olive, l'ail grossièrement haché et la menthe. Mixer pour obtenir une tapenade bien homogène.

Sushis aux légumes

Ce n'est pas parce qu'on est vegan qu'on doit se priver de sushis. Ne vous fiez pas à la longueur de la recette, les étapes sont nombreuses mais la réalisation est très simple. Pour en mettre plein la vue lors de vos prochains apéros, voici 4 sushis gourmands au goût tout doux qui seront appréciés de tous.

Pour 35 sushis environ

Riz vinaigré
• 300 g de riz rond japonais • 750 ml d'eau froide • 4 c. à s. de vinaigre de riz ou de cidre • 1,5 c. à s. de sirop d'agave • 1 c. à c. de sel

Garniture
• 1 gros poivron rouge • 85 g de butternut • 400 ml d'eau • 1 c. à s. de shiro miso • 1 cm d'algue kombu • 85 g de gros shiitakés • 2 c. à c. d'huile de sésame toasté • 1 c. à c. de tamari • 1 petit avocat • 1 feuille d'algue yakinori

Pour accompagner
• Sauce soja • Pâte de wasabi • Gingembre mariné

Déposer le riz dans un saladier et le remplir d'eau, frotter doucement le riz entre les mains pour le laver, puis jeter l'eau. Recommencer jusqu'à ce que l'eau soit claire. Verser le riz et l'eau froide dans une grande casserole, couvrir et porter à ébullition. Quand l'eau arrive à petits bouillons, baisser le feu à moyen-doux et laisser cuire jusqu'à ce que toute l'eau soit absorbée. Ôter la casserole du feu et laisser reposer 10 minutes, toujours à couvert. Déposer le riz dans un saladier. Mélanger le vinaigre, le sirop d'agave et le sel dans un petit bol.

À l'aide d'une large spatule, « couper » le riz et le retourner pour le mélanger délicatement sans l'écraser afin de le faire refroidir. On peut utiliser un éventail pour refroidir le riz plus vite. Ajouter progressivement le mélange au vinaigre et continuer de mélanger pour rafraîchir le riz. Couper le poivron en deux et le faire griller sous le gril du four ; quand la peau commence à noircir, le sortir du four et retirer la peau. Laisser refroidir le poivron et le couper en larges lamelles qui garniront les sushis. Couper la butternut en fines tranches (2 mm d'épaisseur environ) et les cuire dans une petite casserole remplie de l'eau préalablement mélangée avec le miso et l'algue kombu. Porter à petits bouillons et cuire jusqu'à ce que la butternut soit tendre mais encore suffisamment ferme pour être manipulée. Égoutter, retirer l'algue et laisser refroidir. Couper la butternut en larges lamelles. Nettoyer les shiitakés et les poêler quelques minutes de chaque côté à feu moyen-vif, avec l'huile de sésame. Ajouter le tamari, mélanger 1 minute et ôter du feu. Couper les shiitakés en morceaux assez grands pour garnir les sushis. Découper l'avocat en fins morceaux.

Pour confectionner les sushis, préparer un petit bol d'eau vinaigrée pour y tremper les doigts. Une fois les mains légèrement humidifiées, prélever un peu de riz assaisonné et former une boulette ; la presser en recourbant la main et en appuyant avec les doigts de la main opposée pour former un petit pain oblong. Les garnitures de légumes étant plus fragiles que le poisson, il est préférable de garnir les sushis une fois le riz façonné. Les lamelles de poivron adhèrent facilement au riz. Les morceaux de butternut et de shiitaké seront maintenus en place grâce à de fines bandes de yakinori découpées dans la feuille à l'aide de ciseaux.

Pour l'avocat, la technique des temari sushis est idéale : déposer une large lamelle d'avocat ou en superposer 2 ou 3 au centre d'un morceau de film alimentaire, déposer dessus une petite boule de riz, fermer le film puis le tourner pour le serrer légèrement et former une boule bien homogène. Retirer le film : voici un joli sushi tout rond. Présenter les sushis sur des planches avec des coupelles individuelles pour la sauce soja, la pâte de wasabi (attention, ça pique fort le nez !) et le gingembre mariné, qui sert à se « nettoyer » le palais entre deux sushis pour ne pas mélanger les saveurs. Les sushis se préparent juste avant d'être dégustés.

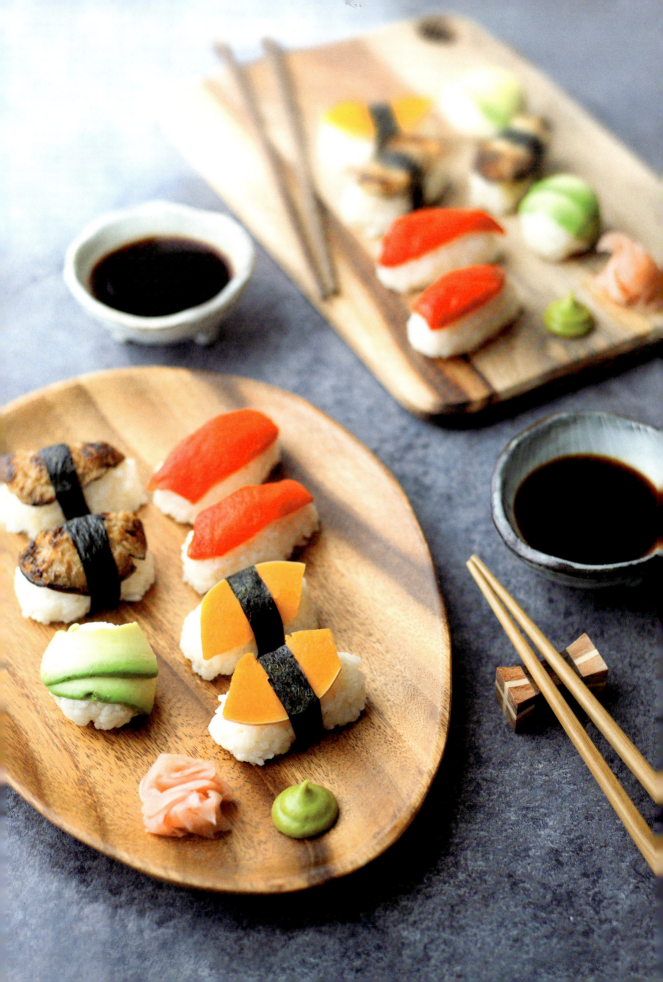

Chips de pita au four

Pour 1 petit bol

2 pains pita
Huile d'olive
Optionnel : sel

Découper les pains pita en deux, puis en triangles. Les déposer sur une plaque couverte de papier cuisson et arroser d'un fin filet d'huile d'olive. Mélanger délicatement avec les mains pour que les morceaux soient bien huilés, puis les disposer à plat et les cuire au four à 180 °C (th. 6) jusqu'à ce qu'ils soient bien dorés et croustillants (5 à 10 minutes). Séparer les morceaux en deux, placer les chips dans un bol et utiliser pour tremper dans des dips ou des tartinades.

Mini-pizzas d'aubergine

Pour 4 personnes

1 aubergine
4 à 5 c. à s. de sauce tomate maison
Mozzarella au lait de riz (voir page 288)
Huile d'olive
Origan séché

Découper l'aubergine en rondelles d'environ 1 cm d'épaisseur. Les déposer sur une plaque couverte de papier cuisson. Étaler un peu de sauce tomate sur chaque rondelle. Y déposer une petite tranche ou quelques petits morceaux de mozzarella. Arroser d'un fin filet d'huile d'olive et parsemer d'origan séché. Cuire au four à 180 °C (th. 6) pendant 20 à 25 minutes. L'aubergine doit être fondante et la mozzarella gratinée.

Poivronade aux graines de chia

Pour 1 petit bol

3 poivrons rouges
1 c. à s. d'huile d'olive
1 grosse gousse d'ail
½ c. à c. de thym séché
1 c. à c. de sirop de datte (ou autre sirop)
2 c. à c. de graines de chia
Sel, poivre

Couper les poivrons en deux et les faire griller sous le gril du four, peau vers le haut, pendant environ 15 minutes. La chair doit être fondante et la peau noircie. Détacher la peau. Couper la chair en morceaux et les mixer avec l'huile d'olive, l'ail émincé, le thym et le sirop. Assaisonner au goût et ajouter les graines de chia. Mélanger, verser dans un petit bol ou bocal et placer au frais pour quelques heures. Utiliser comme dip, tartinade ou condiment.

Chips de kale «cheddar»

Pour 4 personnes

100 g de kale dénervuré
2 c. à s. de purée de noix de cajou
1 c. à s. de levure maltée
1 c. à c. de paprika doux
½ c. à c. d'ail en poudre
2 c. à s. d'eau
Sel

Découper à la main le kale en morceaux de taille moyenne (pas trop petits car ils vont rétrécir), puis les placer dans un saladier. Mélanger la purée de noix de cajou, la levure maltée, les épices et l'eau dans un petit bol, puis ajouter le mélange dans le saladier. Masser vigoureusement les feuilles de kale avec la sauce pour bien les imprégner et les attendrir. Ajouter quelques pincées de sel, au goût. Déshydrater environ 12 heures à 40 °C ou 45 minutes à 1 heure au four à 100 °C (th. 3-4). Les chips doivent être bien croustillantes.

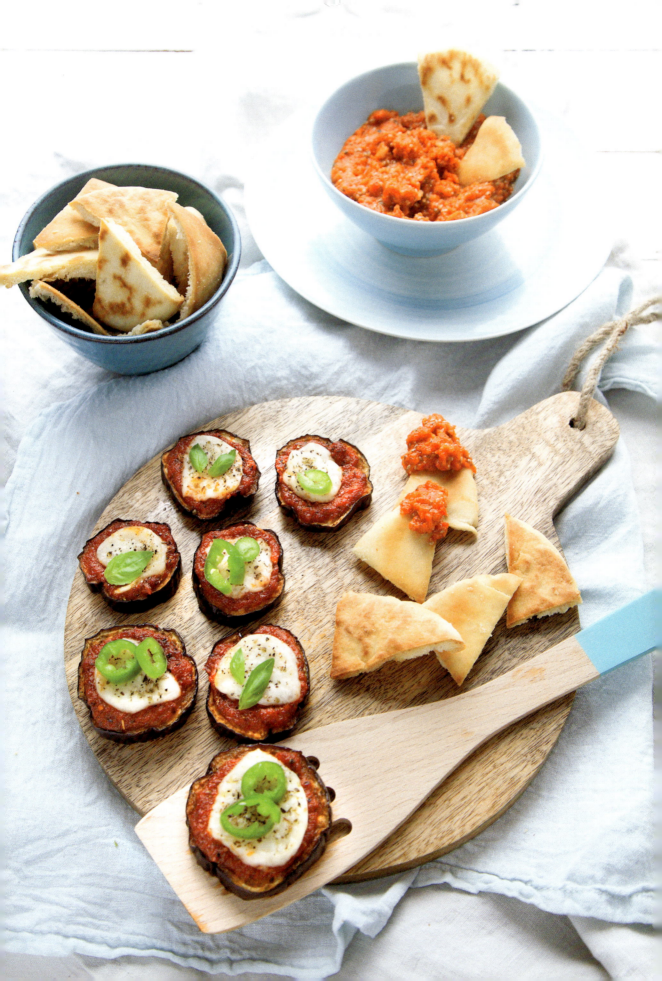

Terrine estivale

Une terrine gourmande et pleine de saveurs aux légumes fondants, idéale à préparer à l'avance et à trancher sur la table au dernier moment.

Pour 4 à 6 personnes

250 g de courgettes
250 g de poivrons rouges
2 gousses d'ail
2 c. à s. d'huile d'olive
4 c. à s. de persil haché
400 ml de lait végétal
2 c. à s. de purée de noix de cajou
2 c. à s. de levure maltée
2 c. à s. de shiro miso
1 c. à c. d'agar-agar
160 g de tofu ferme
2 c. à c. de jus de citron
50 g de tomates séchées à l'huile
Sel, poivre

Couper les légumes en petits dés et émincer l'ail. Cuire séparément les légumes avec 1 cuillerée à soupe d'huile d'olive et l'ail dans une petite poêle sur feu vif, en mélangeant régulièrement. Quand les légumes commencent à être dorés et fondants, ajouter le persil, assaisonner et réserver. Mélanger le lait végétal avec la purée de noix de cajou, la levure maltée, le miso et l'agar-agar, puis verser le tout dans une petite casserole et porter à ébullition en mélangeant sans arrêt. Cuire 1 à 2 minutes, toujours en mélangeant. Mixer avec le tofu préalablement émietté et le jus de citron, puis diviser le mélange en deux. Mélanger chaque portion avec un légume. Couper les tomates séchées en fines lamelles. Huiler un petit moule à cake (20 × 10 cm) et disposer régulièrement la moitié des tomates dans le fond (ce sera le dessus de la terrine une fois qu'elle sera démoulée). Verser délicatement la préparation aux courgettes. Disposer le reste des lamelles de tomate à intervalles réguliers. Verser délicatement la préparation aux poivrons. Normalement, les préparations sont suffisamment épaisses pour ne pas bouger ni se mélanger. Placer la terrine au frais pour au moins 3 heures. La démouler délicatement sur un plat en passant un couteau entre les parois du moule et la terrine, puis la trancher avec un couteau bien aiguisé.

Rillettes de shiitakés et noix

Pour 2 personnes

115 g de shiitakés
1 c. à s. d'huile d'olive
1 c. à c. d'huile de sésame toasté
1 c. à s. de tamari
50 g de noix
1 c. à s. de ciboulette

Émincer les shiitakés, puis les faire sauter dans une petite poêle sur feu vif avec l'huile d'olive et l'huile de sésame pendant environ 3 minutes. Ajouter le tamari et cuire encore 3 minutes environ. Mixer avec les noix et ajouter la ciboulette en mélangeant à la fourchette. Placer au frais pour 1 heure.

Crème de betterave poêlée au sésame

Pour 2 personnes

250 g de betterave
1 c. à s. d'huile d'olive
2 pincées de sel
2 c. à s. de purée de sésame
2 c. à s. de jus de citron

Éplucher la betterave, puis la couper en dés et les poêler pendant quelques minutes à feu vif avec l'huile d'olive. Saler et mixer avec la purée de sésame et le jus de citron pour obtenir une crème onctueuse. À tartiner ou à utiliser pour tremper des gressins ou des bâtonnets de légumes crus.

Gressins au seigle et sésame noir

Pour une vingtaine de gressins

150 g de farine de seigle T130
100 g de farine de blé T65 ou T80
1 c. à c. de sel
125 ml d'eau tiède
1 c. à c. de levure de boulanger déshydratée
2 c. à c. de sucre de canne complet
1 c. à s. d'huile d'olive
Graines de sésame noir

Dans un saladier, mélanger les farines et le sel. Dans un verre doseur, mélanger l'eau tiède, la levure et le sucre à la fourchette, puis laisser reposer 5 minutes. Mélanger avec les farines, puis ajouter l'huile et pétrir quelques minutes. Former une boule puis la placer dans un saladier légèrement huilé et le couvrir d'un torchon humide. Placer dans un endroit chaud (idéalement à 25 °C) et laisser lever 1 heure. Sur une plaque couverte de papier cuisson, étaler la pâte pour former un rectangle d'environ 10 × 25 cm. À l'aide d'un coupe-pâte, la découper en 20 fines bandes. Les enrouler pour former des bâtons un peu plus gros qu'un stylo. Parsemer un espace vide de la plaque de graines de sésame noir et y rouler les gressins (s'humidifier légèrement les doigts avant de rouler chaque gressin dans les graines, pour qu'elles adhèrent bien). Cuire immédiatement au four à 180 °C (th. 6) pendant 10 à 15 minutes. Bien surveiller la cuisson et retirer les gressins quand ils sont dorés. Sortir un gressin du four pour vérifier si la cuisson est optimale : il doit être bien ferme.

Mini-quiches au kale

Pour 8 à 10 mini-quiches

50 g de kale dénervuré
1 oignon
2 gousses d'ail
1 c. à s. d'huile d'olive
100 g de tofu fumé
200 ml de crème végétale
2 c. à s. de purée de noix de cajou
1 c. à s. de fécule de maïs
1 pincée de curcuma en poudre
2 c. à s. de ciboulette ciselée
1 pâte brisée
Sel, poivre

Hacher finement le kale. Émincer l'oignon et l'ail. Faire dorer ces deux derniers quelques minutes dans une petite poêle avec l'huile d'olive. Ajouter le kale, assaisonner et cuire encore quelques minutes ; le kale doit être tendre et prendre une couleur vive. Émietter le tofu, le mixer avec la crème, la purée de noix de cajou, la fécule et le curcuma. Ajouter la ciboulette et le kale sauté, et mélanger. Découper 8 à 10 petits disques de pâte et en foncer des moules à muffins huilés ou chemisés de caissettes en papier peu profondes. Les remplir avec l'appareil à quiche et les cuire 15 minutes au four à 180 °C (th. 6) ; les quiches doivent être bien dorées. Déguster chaud ou froid. Peut se congeler.

Entrées et **salades**

Salade de fenouil, mandarine et orange

Pour 2 personnes

1 bulbe de fenouil
3 oranges
2 mandarines
1,5 c. à s. de jus de citron pressé
2 c. à c. de vinaigre de cidre
2 c. à c. d'huile de sésame toasté
2 c. à c. d'huile d'olive ou neutre
Sel, poivre

Laver le bulbe de fenouil puis le couper en deux dans la hauteur. Le trancher finement à la mandoline. Détailler les oranges en suprêmes et détacher les quartiers des mandarines. Mélanger le tout délicatement dans un saladier, avec le jus de citron, le vinaigre et les huiles. Assaisonner au goût. Laisser reposer 30 minutes au frais pour que le fenouil s'attendrisse et que les saveurs se mélangent bien.

Salade tiède au chou-fleur et boules d'or rôtis

Une salade tiède ultra-gourmande pour se réconcilier avec le navet et le chou-fleur et entamer une belle histoire d'amour avec ces légumes souvent boudés, pourtant délicieux.

Pour 2 à 3 personnes

• 250 g de chou-fleur
• 200 g de petits navets boule d'or
• 3 échalotes • 1 c. à s. d'huile d'olive
• 100 g de tofu lactofermenté mariné au tamari • Sel, poivre

Sauce
1 c. à s. de miso blanc
1 c. à s. de vinaigre balsamique
1 c. à s. d'huile d'olive
2 c. à s. de ciboulette hachée

Couper le chou-fleur en morceaux de la taille d'une grosse bouchée et les navets et les échalotes en 4 à 6 quartiers. Arroser d'huile d'olive, saler, poivrer et bien mélanger. Cuire le tout, sur une plaque couverte de papier cuisson ou dans un plat, au four à 180 °C (th. 6) pendant 15 minutes environ. Les légumes doivent être dorés et légèrement fondants. Les déposer dans un saladier et ajouter le tofu en dés. Mélanger les ingrédients de la sauce à la fourchette, en les ajoutant un à un dans un petit bol, puis verser dans le saladier. Bien mélanger et servir.

Salade de brocoli cru à la pomme

Pour 2 personnes

100 g de fleurettes de brocoli
1 pomme verte
1 poignée de raisins secs
1 c. à c. de moutarde de Dijon
2 c. à s. de jus de citron
2 c. à s. de yaourt de soja (ou autre yaourt végétal)
1 c. à s. d'huile neutre
Sel, poivre

Couper le brocoli et le passer au robot pour obtenir une semoule fine. Tailler la pomme en fines allumettes, puis les mélanger avec le brocoli et le reste des ingrédients dans un petit saladier. Assaisonner selon le goût et laisser reposer au moins 1 heure au frais.

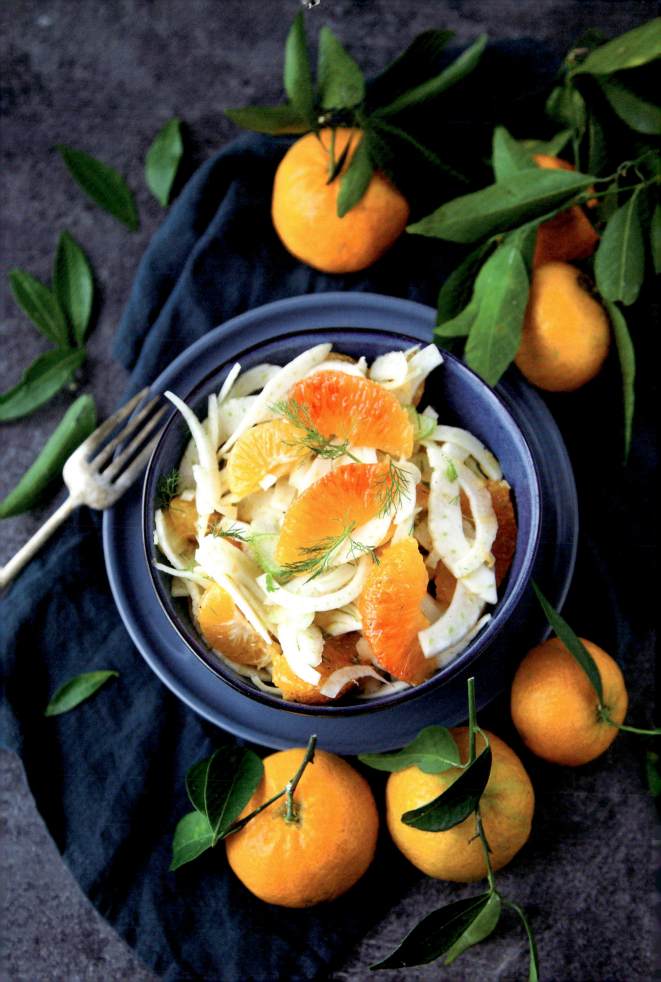

Salade César au kale

Pour 4 personnes

• 2 tranches de pain • Huile d'olive • 50 g de feuilles de kale dénervurées • 150 g de laitue romaine • 100 à 200 g de tofu fumé • Parmesan vegan

Sauce César

• 7 c. à s. de purée de noix de cajou
• 8 c. à s. d'eau • 3,5 c. à s. de levure maltée
• 1,5 c. à s. de vinaigre de cidre • 1 c. à c. de sauce Worcestershire vegan • 2 c. à c. de ciboulette • Sel, poivre

Préparer la sauce : mixer la purée de noix de cajou avec l'eau, la levure, le vinaigre et la sauce Worcestershire. Ajouter la ciboulette et assaisonner. Mélanger à la cuillère. Couper le pain en dés, les déposer sur une plaque couverte de papier cuisson, arroser d'un filet d'huile d'olive, assaisonner légèrement, mélanger et cuire au four à 180 °C (th. 6) jusqu'à ce que les croûtons soient bien dorés. Couper le kale en petits morceaux et les masser avec un peu de sauce César quelques minutes, pour les attendrir. Couper la laitue romaine en morceaux de taille moyenne, et le tofu fumé en dés et mélanger au kale. Ajouter les croutons. Servir avec le reste de la sauce et ajouter un peu de parmesan vegan sur la salade au dernier moment.

L'exemple parfait d'une cuisine healthy et gourmande, un classique adapté en version saine, riche en saveurs et en nutriments.

Coleslaw aux framboises

Pour 4 à 6 personnes

• ¼ de chou blanc (½ si le chou est petit)
• 1 carotte • 1 pomme • 2 poignées de raisins secs • 2 c. à c. d'aneth frais haché • 100 g de framboises

Sauce

• 8 c. à s. de yaourt de soja
2 c. à s. de moutarde
1 c. à s. de vinaigre de cidre
1 c. à s. de jus de citron
3 c. à s. d'huile neutre
½ c. à c. de sel • Poivre

Trancher le chou en fines lamelles au couteau (ou le passer au robot pour une version hachée). Râper la carotte et la pomme. Mélanger le tout dans un saladier, ajouter les raisins ainsi que l'aneth. Mixer les ingrédients de la sauce au *personal blender* ou au mixeur. Mélanger avec les autres ingrédients. Pour un résultat optimal, laisser reposer 1 nuit au réfrigérateur (le chou va s'attendrir, les saveurs vont bien se mélanger). Hacher les framboises et les ajouter juste avant de servir, en mélangeant bien.

Salade de haricots noirs, mangue et avocat

Riche en protéines

Pour 2 personnes

2 poignées de salade au choix
(laitue, romaine, jeunes pousses...)
½ avocat mûr à point
½ mangue mûre à point
100 g de haricots noirs cuits
¼ d'oignon
1 c. à s. de coriandre fraîche finement hachée
2 c. à s. de jus de citron vert
Huile d'olive
Sel, poivre

Couper au besoin la salade en morceaux de la taille d'une grosse bouchée. Éplucher et couper l'avocat et la mangue en dés. Les mélanger avec la salade et les haricots noirs, l'oignon très finement découpé (le passer à la mandoline si possible) et la coriandre. Arroser de jus de citron vert, ajouter un filet d'huile d'olive, mélanger et assaisonner au goût.

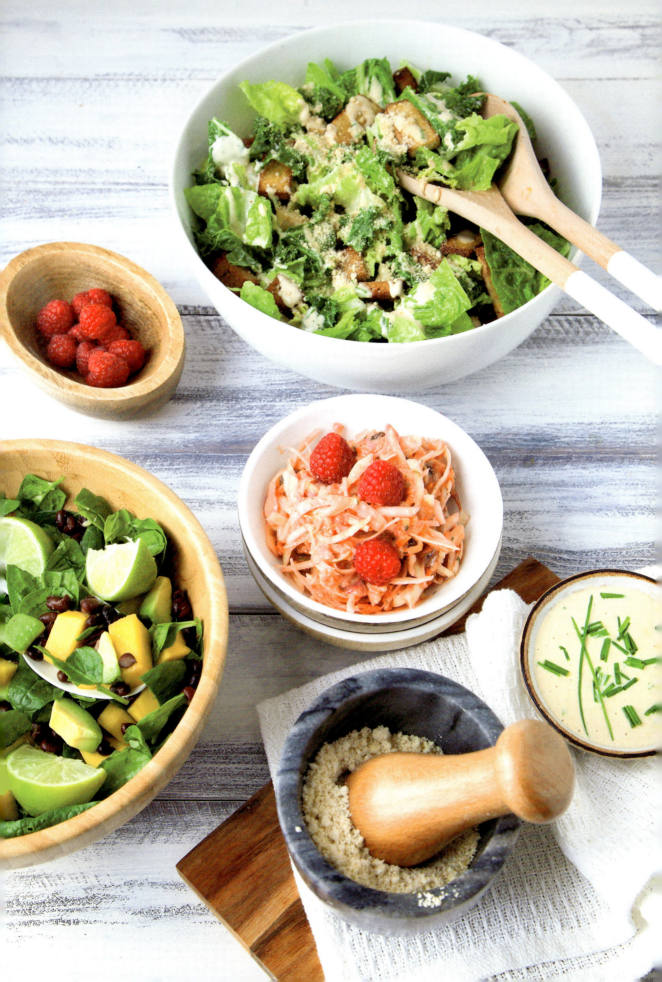

Salade en quartiers

Une manière originale de préparer une salade facile à servir, gourmande et croquante.

Pour 4 personnes

1 laitue romaine
3 tomates séchées
$1/4$ d'oignon rose

Sauce
2 c. à s. de purée de noix de cajou
2 c. à s. d'eau
1 c. à s. de vinaigre de xérès
2 c. à s. d'huile d'olive
2 c. à s. de ciboulette
Sel, poivre

Bien laver et couper la laitue en 4 quartiers. Découper très finement les tomates séchées et l'oignon rose, puis les répartir sur les quartiers et entre les feuilles. Mélanger les ingrédients de la sauce au mixeur puis en arroser chaque quartier. Servir un quartier par personne.

Asperges poêlées, feta vegan et tomates cerise au balsamique

Pour 1 personne

Idéal pour recevoir

25 g de feta vegan ou de tofu lactofermenté nature
Crème de balsamique

Asperges poêlées
5 asperges vertes
Huile d'olive
Sel, poivre

Tomates cerise au balsamique
4 tomates cerise
1 c. à c. de vinaigre balsamique
$1/2$ c. à c. d'huile d'olive
3 feuilles de menthe
Sel, poivre

Couper la base des asperges puis les couper en deux dans la longueur. Les poêler à feu vif avec un filet d'huile d'olive, quelques minutes de chaque côté ; elles doivent être légèrement dorées. Assaisonner. Couper les tomates cerise en quatre et les mélanger, dans un petit bol, avec le vinaigre balsamique, l'huile, la menthe ciselée, du sel et du poivre. Laisser reposer 2 minutes. Les tomates vont rendre un peu de jus. Disposer les asperges sur une assiette, prélever les tomates (sans le jus) dans le bol et les disposer à côté. Émietter la feta vegan ou le tofu lactofermenté nature puis le répartir sur les asperges et les tomates. Ajouter un fin filet de crème de balsamique sur les asperges et servir.

Tartare de melon et pêche à la menthe

Pour 1 personne

100 g de chair de melon de type cantaloup
100 g de chair de pêches assez fermes
2 c. à c. de jus de citron
2 grandes feuilles de menthe
Sel, poivre

Pour accompagner
Crème de balsamique
Feuilles de menthe

Couper les fruits bien frais en petits dés. Ajouter le jus de citron, la menthe ciselée, 1 pincée de sel et 1 pincée de poivre. Mélanger. Dresser sur une petite assiette en tassant dans un cercle en Inox, ou dans une verrine. Au moment de servir, ajouter un trait de crème de balsamique. Décorer avec 1 ou 2 feuilles de menthe. Déguster sans attendre.

Salade de chou mariné aux noix et *cranberries*

Pour 2 à 4 personnes

200 g de chou (blanc, rouge, de Pontoise, chinois…)
2 c. à s. de vinaigre de cidre
1 c. à s. d'huile de sésame toasté
1 c. à s. de tamari
8 cerneaux de noix
1 poignée de *cranberries* séchées

Hacher le chou en fines lanières. Les mélanger dans un saladier avec le vinaigre, l'huile, le tamari, les noix concassées et les *cranberries* hachées. Placer au frais et laisser mariner 1 heure avant de déguster.

Ceviche de radis noir, pomme verte et concombre

Pour 2 à 4 personnes

100 g de radis noir
150 g de concombre
1 grosse pomme granny-smith
Le jus de 2 citrons bergamote
1 c. à c. de coriandre fraîche finement hachée
$1/4$ d'oignon
Optionnel : un peu de piment vert frais finement haché
Sel, poivre

Laver les légumes et la pomme puis les couper en allumettes. Mélanger avec le jus de citron bergamote, la coriandre, l'oignon finement tranché à la mandoline, le piment vert si on le désire, du sel et du poivre. Laisser reposer 10 à 15 minutes au frais et servir.

Salade d'hiver à la courge *delicata*

Pour 4 personnes

400 g de courge *delicata* épépinée (1 courge de taille moyenne)
Huile d'olive
$1/4$ de c. à c. de paprika
$1/2$ c. à c. d'ail en poudre
200 g de pain (complet, au levain, sans gluten…) en tranches
250 g de laitue romaine ou batavia
$1/2$ oignon rose
Crème de balsamique
Sel, poivre

Couper la courge en morceaux de taille moyenne, puis les mélanger avec 1 cuillerée à soupe d'huile d'olive, le paprika et l'ail. Assaisonner. Cuire 20 minutes au four à 180 °C (th. 6). Laisser refroidir. Couper le pain, ajouter un filet d'huile d'olive, bien mélanger pour imprégner le pain, puis le disposer sur une plaque couverte de papier cuisson. Le faire dorer 10 minutes au four à 180 °C (th. 6). Laisser refroidir. Couper la laitue puis la placer dans un saladier, avec la courge et les croûtons refroidis. Ajouter l'oignon coupé en fines lamelles ainsi qu'un filet d'huile d'olive et bien mélanger. Servir en ajoutant un filet de crème de balsamique dans l'assiette.

Carpaccio de betteraves, fraises et gremolata amande-citron

Pour 4 personnes

2 betteraves de taille moyenne
Le jus de 1 citron
12 fraises parfumées de taille moyenne
Huile d'olive

Gremolata
30 g de feuilles de persil (sans les tiges)
Le zeste de 1 citron râpé
1 gousse d'ail
1 c. à c. d'huile d'olive
10 amandes
1 à 2 pincées de sel

Découper les betteraves en fines tranches à la mandoline puis les arroser de jus de citron. Trancher les fraises au couteau. Mixer les ingrédients de la gremolata au robot pour obtenir une texture assez fine mais granuleuse. Répartir les tranches de betterave et de fraise sur 4 assiettes. Ajouter un filet de jus de citron, 1 cuillerée de gremolata (en quenelle pour faire plus chic), et arroser d'un fin filet d'huile d'olive. Servir immédiatement.

Pizza de pastèque

Pour 4 personnes

Sans Gluten

1 pastèque de taille moyenne
5 tomates cerise
2 oignons nouveaux ou cébettes
½ poivron rouge
50 g de feta vegan ou de tofu lactofermenté (mariné au tamari ou nature)
Huile d'olive
6 feuilles de menthe fraîche
1 c. à c. d'origan séché

Placer les ingrédients au frais avant de préparer la recette afin de pouvoir servir la pizza bien fraîche. Couper la pastèque en deux et découper une grosse tranche bien plate au milieu ; elle va servir de base à la pizza. Découper les tomates cerise en quartiers puis les répartir sur la pastèque. Émincer les oignons nouveaux et le poivron, puis les répartir sur la pizza. Émietter la feta ou le tofu lactofermenté et le répartir dessus également. Ajouter un filet d'huile, parsemer de menthe fraîche hachée et d'origan séché. Découper en parts et déguster sans attendre.

Soupe glacée concombre-pomme

Pour 2 personnes

200 g de concombre
115 g de pomme verte
150 ml d'eau
Huile d'olive
1 brin de menthe
Sel, poivre

Couper le concombre et la pomme en morceaux puis les mixer avec l'eau. Verser dans 2 petits bols et placer au frais pour 15 minutes. Assaisonner, ajouter un filet d'huile d'olive et de la menthe ciselée.

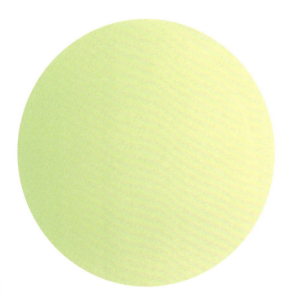

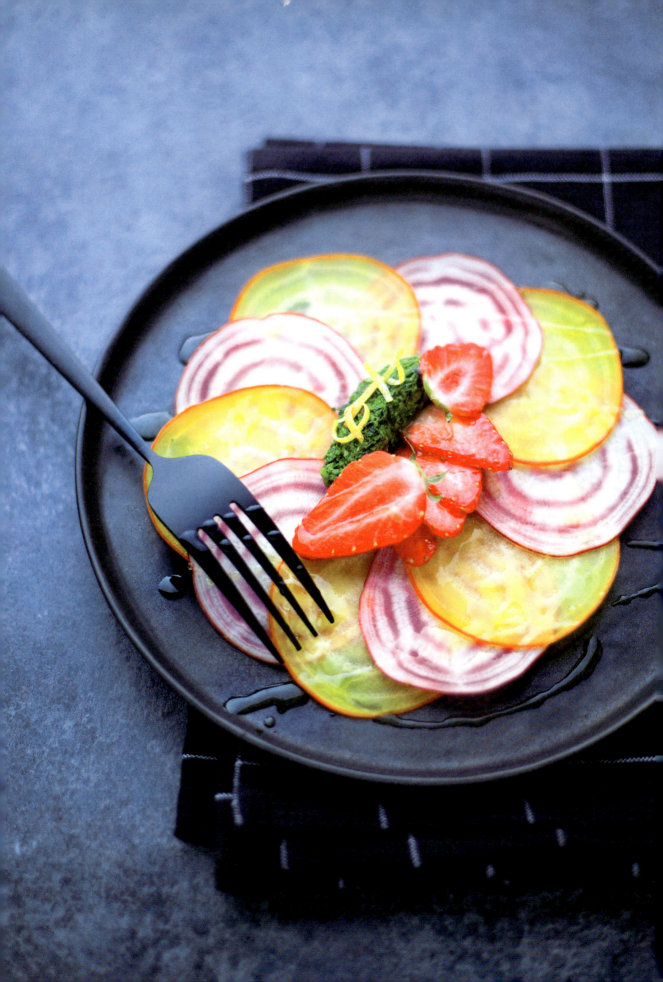

Salade vitaminée et vinaigrette à l'açaï

Pour 4 personnes

4 grosses poignées de roquette
1 pomélo
2 oranges
1 orange sanguine
1 citron bergamote
Optionnel : noix, graines de tournesol, de sésame, de chanvre

Sauce

2 c. à c. d'açaï en poudre
3 c. à s. d'huile neutre
1 c. à s. de vinaigre de xérès
2 c. à s. de jus d'orange pressée
1 c. à s. de sirop de datte
Sel, poivre

Laver la roquette et la dresser sur 4 assiettes. Y répartir les agrumes coupés en suprêmes. Mélanger les ingrédients de la sauce dans un petit bocal fermé, en secouant énergiquement pour bien émulsionner. Arroser légèrement la salade de sauce. Garnir d'un peu de graines et/ou de noix au choix.

Artichauts rôtis et mayonnaise d'avocat

Pour 2 à 4 personnes

4 gros cœurs d'artichaut
2 c. à c. de persil haché
2 gousses d'ail réduites en purée
Huile d'olive
Sel, poivre

Mayonnaise d'avocat

1 gros avocat mûr à point
3 c. à c. de moutarde de Dijon
Jus de citron
Sel

Déposer les cœurs d'artichaut dans un plat, parsemer de persil et d'ail en purée, arroser d'un filet d'huile d'olive, saler et poivrer. Cuire 15 à 20 minutes au four à 180 °C (th. 6) ; les cœurs d'artichaut doivent être dorés. Mixer la chair de l'avocat avec la moutarde, un filet de jus de citron et saler au goût. Couper les cœurs d'artichaut en quartiers et les tremper dans la mayonnaise d'avocat.

Terrine de printemps petits pois et menthe

Pour 2 à 4 personnes

100 g de petits pois frais
1 gousse d'ail
1/2 oignon
1 c. à s. d'huile de coco vierge
200 ml de crème végétale
1 c. à c. d'agar-agar
6 grandes feuilles de menthe fraîche
Sel, poivre

Cuire les petits pois 10 à 12 minutes à la vapeur. Émincer l'ail et l'oignon. Les faire revenir à feu moyen dans une casserole, avec l'huile de coco. Ajouter les petits pois et laisser dorer légèrement quelques minutes. Ajouter la crème végétale, l'agar-agar, saler et poivrer légèrement, bien mélanger. Porter à ébullition en remuant constamment pour 2 minutes. Ôter du feu, ajouter la menthe fraîchement hachée et mélanger. Mixer grossièrement au mixeur plongeant (pour garder des petits morceaux). Verser dans un petit bocal ou une petite terrine. Pour une jolie présentation, verser dans 2 petits cercles en métal et démouler au moment de servir. Laisser prendre environ 3 heures au réfrigérateur. Consommer dans les 48 heures.

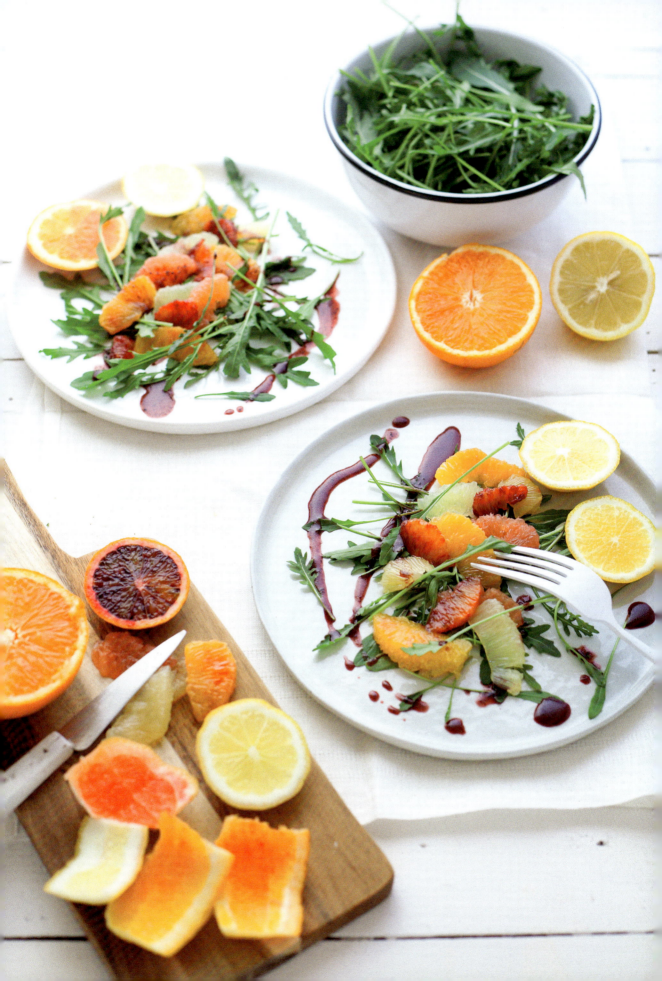

Fattoush

Recette express

Pour 4 personnes

3 belles tomates
Les ²/₃ de 1 concombre
2 à 3 oignons nouveaux
1 laitue romaine
1 poivron rouge
6 à 8 radis roses
2 c. à s. de persil plat haché
2 c. à s. de menthe fraîche hachée
2 c. à c. de sumac en poudre
Huile d'olive
Jus de citron frais
Chips de pita (voir page 218)
Sel, poivre

Couper les légumes en morceaux de taille moyenne, sauf les radis, à détailler en rondelles. Mélanger avec les herbes hachées et le sumac, ajouter un filet d'huile d'olive, du jus de citron et assaisonner au goût. Ajouter les chips de pita au moment de servir. Servir bien frais.

Rémoulade de chou-rave et patate douce aux noisettes

Pour 4 à 6 personnes

200 g de chou-rave épluché
300 g de patate douce épluchée
30 g de noisettes concassées

Sauce
3 c. à s. de moutarde de Dijon
4 c. à s. de yaourt végétal
1 c. à c. de vinaigre de cidre
3 c. à s. d'huile neutre
Sel, poivre

Râper les légumes puis les mélanger dans un saladier. Mélanger les ingrédients de la sauce dans un bol, au fouet, en les ajoutant un par un et en émulsionnant bien. Verser dans le saladier, ajouter les noisettes et bien mélanger. Placer au frais avant de servir.

Flans de courgette au sésame et thym

Idéal pour recevoir

Pour 4 personnes

200 g de courgette
1 c. à s. d'huile d'olive
1 grosse gousse d'ail
1 c. à c. de graines de sésame toastées
½ c. à c. de thym séché
200 ml de lait d'amande
2 c. à s. de purée de sésame
½ c. à c. d'agar-agar
2 c. à c. de jus de citron

Couper la courgette en morceaux puis les faire sauter dans une petite casserole, avec l'huile d'olive et l'ail émincé, à feu moyen-vif. Remuer régulièrement pour que les morceaux n'attachent pas. Ajouter les graines de sésame et le thym, mélanger. Mélanger le lait d'amande avec la purée de sésame et l'agar-agar. Quand la courgette commence à dorer, ajouter le mélange au lait d'amande. Porter à ébullition et laisser cuire 1 à 2 minutes, toujours en mélangeant. Ôter du feu et mixer à l'aide d'un mixeur plongeant pour obtenir une crème grumeleuse. Ajouter le jus de citron, mélanger et répartir dans 4 ramequins. Laisser refroidir à température ambiante puis placer pour 1 heure au réfrigérateur. On peut servir ces flans avec un tartare de tomates cerise, un coulis de poivrons rouges ou des légumes marinés.

Avocat farci

Pour 2 personnes

25 g de radis noir
10 g d'échalote
$1/4$ de citron « confit »
2 c. à c. de vinaigre de cidre
1 avocat

Hacher finement le radis noir, émincer l'échalote et le morceau de citron, puis les mélanger avec le vinaigre. Couper l'avocat en deux, retirer le noyau, garnir avec le mélange et déguster.

Les citrons «confits» au sel sont en fait lactofermentés et n'ont rien à voir avec les citrons confits dans du sucre qu'on utilise pour la pâtisserie. On peut en trouver facilement dans les épiceries orientales ou en magasin bio. On peut également les réaliser soi-même mais il faudra s'armer d'un peu de patience pour les déguster car la fermentation prend environ 10 mois !

Salade d'hiver acidulée

Pour 2 à 4 personnes

225 g d'endives
2 oranges
1 pomme
2 c. à c. de graines de fenouil
1 poignée de noix
1 c. à s. d'huile de noix, d'olive, neutre...
1 c. à s. de jus de citron
Sel, poivre

Émincer les endives et placer les morceaux dans un saladier. Éplucher les oranges au couteau et les couper en dés. Couper également la pomme en dés. Mélanger les fruits avec les endives, ajouter les graines de fenouil, les noix concassées, l'huile, le jus de citron et mélanger. Assaisonner au goût. Placer au frais si on ne déguste pas la salade immédiatement.

Boulgour d'épeautre et radis à la menthe

Pour 4 personnes

300 g de boulgour d'épeautre cuit
200 g de radis roses en fines rondelles
15 g de feuilles de menthe
1 c. à s. d'huile d'olive
2 c. à s. de jus de citron
$1/2$ c. à c. de coriandre en poudre
2 pincées de cannelle en poudre
Sel, poivre

Dans un saladier, mélanger le boulgour bien égoutté et refroidi avec les radis. Ajouter la menthe ciselée, l'huile d'olive et le jus de citron, et mélanger. Ajouter les épices, assaisonner au goût et mélanger. Servir bien frais.

Salade wasabina-pomme-grenade et vinaigrette au kimchi

Pour 4 personnes

100 g de wasabina
(ou de roquette)
1 grosse pomme acidulée
$1/2$ grenade

Vinaigrette
2 c. à s. de jus de kimchi (à récupérer dans un bocal de kimchi maison)
2 c. à c. de vinaigre de cidre
2 c. à c. de sirop d'agave
2 c. à s. d'huile d'olive

Couper la wasabina en morceaux de la taille d'une bouchée. Couper la pomme en dés et détacher les grains de la grenade. Mélanger le tout dans un saladier. Mélanger les ingrédients de la vinaigrette en les ajoutant un à un (l'huile en dernier) et en émulsionnant avec une fourchette ou un petit fouet, ou en les secouant dans un petit bocal. Bien mélanger la vinaigrette avec la salade puis servir.

Dîners pour tous les jours

PLATS UNIQUES

Aubergine farcie

Pour 2 personnes

Sans Gluten

1 grosse aubergine
Huile d'olive
2 c. à c. d'huile de coco
75 g de petits pois blanchis (frais ou surgelés)
2 gousses d'ail
150 g de riz basmati demi-complet cuit
½ c. à c. de coriandre en poudre
½ c. à c. de graines de nigelle
2 c. à s. de menthe hachée
Optionnel : grains de grenade, raisins secs...
Pour accompagner : sauce tahini (voir page 208), quartiers de citron
Sel, poivre

Couper l'aubergine en deux et la cuire 15 minutes à la vapeur. Déposer les demi-aubergines dans un plat, arroser d'un fin filet d'huile d'olive, saler et enfourner à 180 °C (th. 6) pour 20 minutes environ. L'aubergine doit être bien fondante et légèrement dorée. Pendant la cuisson, préparer la garniture. Dans une poêle de taille moyenne, faire chauffer l'huile de coco, puis y faire sauter les petits pois avec l'ail émincé et le riz. Ajouter les épices, la menthe et assaisonner. Cuire 5 minutes à feu moyen pour que les saveurs se mélangent bien. Garnir l'aubergine cuite avec le mélange de riz parfumé, ajouter quelques grains de grenade ou des raisins secs si on le désire, puis servir avec de la sauce tahini et des quartiers de citron à presser.

Poêlée de tofu au blettes, shiitakés et noix de cajou

Pour 2 à 4 personnes

Riche en protéines

125 g de blettes
2 c. à s. d'huile d'olive
200 g de tofu
85 g de shiitakés (ou autres champignons)
2 gousses d'ail
50 g de noix de cajou
1 c. à s. de tamari
Poivre

Émincer les feuilles de blette en les roulant et en les hachant avec un grand couteau. Les faire sauter dans une poêle sur feu vif avec l'huile d'olive, le tofu en dés et les shiitakés émincés. Cuire quelques minutes. Ajouter l'ail émincé et les noix de cajou. Baisser à feu moyen et cuire encore quelques minutes. Le tofu doit être doré, les blettes et les shiitakés fondants. Ajouter le tamari, couper le feu et mélanger 1 minute pour bien assaisonner l'ensemble. Poivrer au goût.

Astuce : utiliser les restes de cette poêlée pour confectionner de délicieux sandwichs ou une quiche pour une recette express.

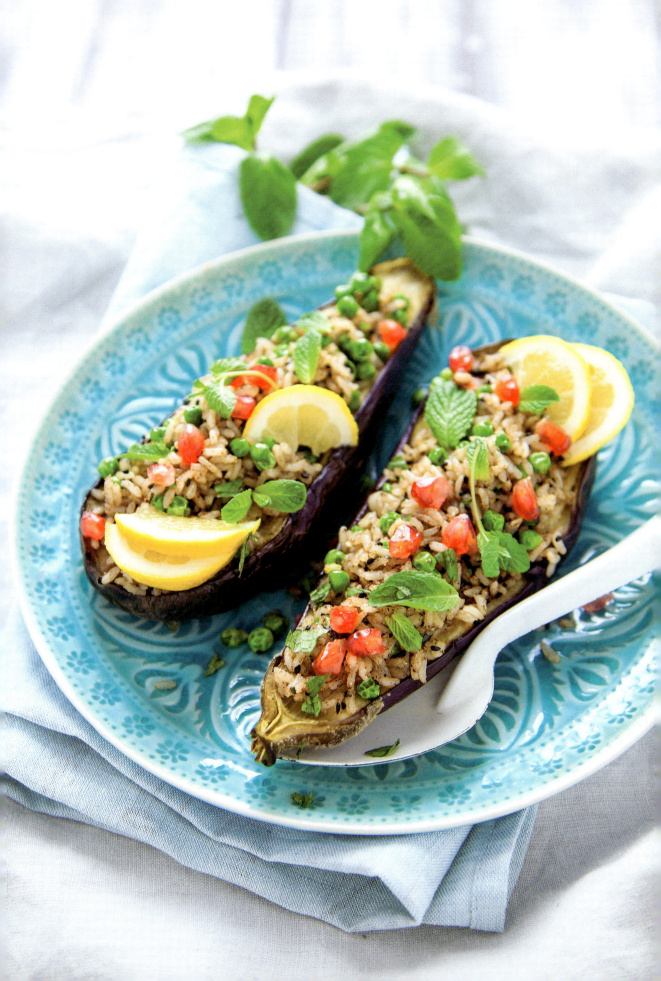

Tomates farcies au quinoa et fruits secs

Pour 4 personnes

100 g de quinoa
1 c. à s. d'huile d'olive
1 oignon
1 gousse d'ail
5 pruneaux dénoyautés
1 poignée de baies de goji (ou de raisins secs)
1 c. à c. de coriandre en poudre
½ c. à c. de quatre-épices
4 grosses tomates (ou 8 petites)
Sel, poivre

Laver le quinoa et le cuire à l'eau. Égoutter. Chauffer l'huile dans une petite poêle, puis y faire sauter l'oignon finement émincé 1 à 2 minutes à feu vif. Ajouter l'ail émincé ou passé au presse-ail, le quinoa, les pruneaux hachés, les baies de goji, les épices et assaisonner. Cuire 2 à 3 minutes à feu moyen. Dans un plat, déposer les tomates évidées et les garnir avec la farce au quinoa. Déposer les « chapeaux » dessus et ajouter un peu d'eau dans le plat. Cuire 15 minutes au four à 180 °C (th. 6).

Pyttipanna aux légumes-racines et tempeh fumé

Pour 3 à 4 personnes

100 g de pommes de terre épluchées
100 g de panais
100 g de carottes
100 g de céleri-rave épluché
100 g de tempeh fumé
1 oignon
1,5 c. à s. d'huile neutre ou d'huile d'olive
2 c. à c. de persil haché
2 c. à c. de ciboulette hachée
Sel, poivre

Pour accompagner
Crème de soja lactofermentée
Pickles (betteraves, cornichons aigres-doux, câpres…)

Couper les légumes en dés d'environ 1 cm de côté. Couper le tempeh en dés un peu plus gros et émincer l'oignon. Chauffer l'huile dans une poêle de taille moyenne, puis y faire sauter les légumes, le tempeh et l'oignon quelques minutes à feu vif pour les saisir. Ajouter les herbes, assaisonner, mélanger, baisser à feu doux et cuire jusqu'à ce que les légumes soient légèrement fondants. Servir avec 1 cuillerée à soupe de crème et des pickles.

Le *pyttipanna* est une recette scandinave dont le principe est de faire sauter des pommes de terre et des légumes coupés en petits morceaux avec de la viande et des oignons. Il signifie littéralement « petits morceaux dans la poêle ». C'est le plat populaire par excellence, idéal pour accommoder les restes. Ici, je vous propose une version hivernale riche en légumes-racines où l'on remplace la viande par du tempeh fumé.

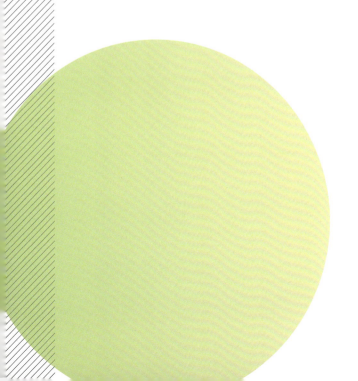

Burritos à la patate douce et haricots noirs

Pour 4 personnes

300 g de patate douce épluchée
2 c. à c. d'huile d'olive
1 c. à c. de coriandre en poudre
1 c. à c. d'origan séché
2 c. à c. d'huile neutre
225 g de haricots noirs cuits
1 petit oignon
1 gousse d'ail
2 c. à c. de mélange d'épices « chili »
½ c. à c. de graines de cumin
4 c. à s. d'eau
2 c. à c. de tamari
6 feuilles de batavia
1 grosse tomate
4 grands wraps
Sel, poivre

Couper la patate douce en dés, puis les déposer sur une plaque couverte de papier cuisson ou dans un plat. Ajouter l'huile d'olive, la coriandre, l'origan et assaisonner. Mélanger et cuire au four à 180 °C (th. 6) pendant 10 minutes. Réserver. Dans une petite poêle, chauffer l'huile neutre à feu vif, puis ajouter l'oignon et l'ail émincés, les haricots, les épices, l'eau et le tamari. Cuire 5 minutes environ, pour faire réduire le liquide. Couper la salade en lanières et la tomate en dés. Garnir un côté de chaque wrap avec un peu de salade, de tomate, de patate douce et de haricots noirs cuits. Replier le wrap par-dessus la garniture, bien serrer, replier les côtés et rouler. Emballer dans du papier d'aluminium ou du film alimentaire si on souhaite déguster les burritos plus tard.

Riz sauté au kimchi et tofu

Un plat tout simple, idéal pour accommoder les restes et à la saveur intense grâce au kimchi. Ajoutez-y quelques légumes, remplacez le riz par des nouilles, bref, variez les plaisirs autour de cette base !

Pour 1 personne

80 g de tofu
2 c. à c. d'huile neutre ou de sésame
150 g de riz cuit
2 à 4 c. à s. de kimchi, au goût
1 c. à c. de tamari

Couper le tofu en dés et les faire sauter dans l'huile à feu moyen-vif. Ajouter le riz et le kimchi, et cuire quelques minutes. Ajouter le tamari, cuire 1 minute et servir.

Mijoté d'hiver au lait de coco et épices douces

Pour 4 personnes

3 pommes de terre moyennes
100 g de patate douce
2 carottes
4 branches de céleri
1 oignon
3 gousses d'ail
2 c. à s. d'huile d'olive
1 c. à s. de coriandre en poudre
1 c. à s. de curcuma en poudre
300 ml d'eau
400 ml de lait de coco
1 c. à c. de sel
½ c. à c. de poivre noir en poudre
6 feuilles de citron kaffir
1 c. à s. de coriandre fraîche hachée
2 c. à c. de basilic frais haché
1 poignée de jeunes pousses d'épinards

Couper les légumes (avec ou sans la peau, selon le goût) en petits dés. Émincer l'oignon et l'ail. Chauffer l'huile à feu vif dans un faitout, puis y faire revenir les légumes, l'oignon et l'ail pendant quelques minutes. Ajouter les épices, mélanger et cuire 1 minute. Ajouter l'eau, le lait de coco, le sel, le poivre et les feuilles de citron kaffir. Cuire environ 5 minutes à feu moyen (à petits bouillons), puis baisser à feu doux et cuire environ 15 minutes. Retirer les feuilles de citron kaffir, ajouter les herbes fraîches, mélanger et servir dans des bols ou des assiettes creuses. Déguster à la cuillère.

Parmentier au tofu fumé et shiitakés

Pour 3 à 4 personnes

650 g de pommes de terre épluchées
200 ml de lait végétal
3 c. à s. d'huile d'olive
200 g de tofu fumé moelleux
130 g de shiitakés (ou autres champignons)
1 oignon
2 gousses d'ail
Optionnel : crème végétale et levure maltée
pour gratiner
Sel, poivre

Couper les pommes de terre en morceaux et les cuire à l'eau. Les égoutter, puis les écraser à la fourchette dans la casserole, avec le lait végétal tiède (ou les passer au presse-purée puis les mélanger avec le lait). Ajouter 1 cuillerée à soupe d'huile d'olive, saler et mélanger vigoureusement au fouet pour obtenir une purée onctueuse. Réserver. Émietter le tofu, couper les shiitakés en petits morceaux, émincer l'oignon et l'ail. Dans une poêle de taille moyenne sur feu vif, chauffer 2 cuillerées à soupe d'huile d'olive, puis y faire revenir l'oignon. Ajouter le tofu et les shiitakés, poivrer et ajouter l'ail. Cuire 5 minutes en mélangeant régulièrement. Tasser dans le fond d'un plat pour 3 à 4 personnes et couvrir de purée. Ajouter un filet de crème végétale et saupoudrer de levure maltée pour gratiner si on le désire. Cuire 15 à 20 minutes au four à 180 °C (th. 6).

Tajine de légumes-racines et tofu

Pour 4 à 6 personnes

2 gros oignons
400 g de tofu ferme
2,5 c. à s. d'huile d'olive
1 c. à c. de curcuma en poudre
1 c. à c. de coriandre en poudre
1 c. à c. de cumin en poudre
1 c. à c. de graines de fenouil
$1/4$ de c. à c. de muscade en poudre
$1/4$ de c. à c. de cannelle en poudre
2 carottes moyennes
2 grosses pommes de terre
1 grosse patate douce
8 à 10 pruneaux
1 c. à s. de sirop d'agave
1 citron confit
200 ml de bouillon de légumes chaud
Sel, poivre

Couper les oignons en gros morceaux et le tofu en gros dés. Les faire revenir dans le plat à tajine sur feu vif, avec l'huile et les épices. Assaisonner. Ajouter les carottes coupées en morceaux de taille moyenne. Cuire quelques minutes en mélangeant régulièrement. Baisser à feu doux. Éplucher les pommes de terre et la patate douce, puis les couper en gros morceaux. Les déposer par-dessus, avec les pruneaux, le sirop d'agave et le citron confit coupé en quatre. Verser le bouillon de légumes. Refermer le plat à tajine et cuire à feu doux pendant 45 minutes environ. Les légumes doivent être bien fondants ; le temps de cuisson peut varier selon le plat et le type de feu utilisés.

Idéal pour recevoir

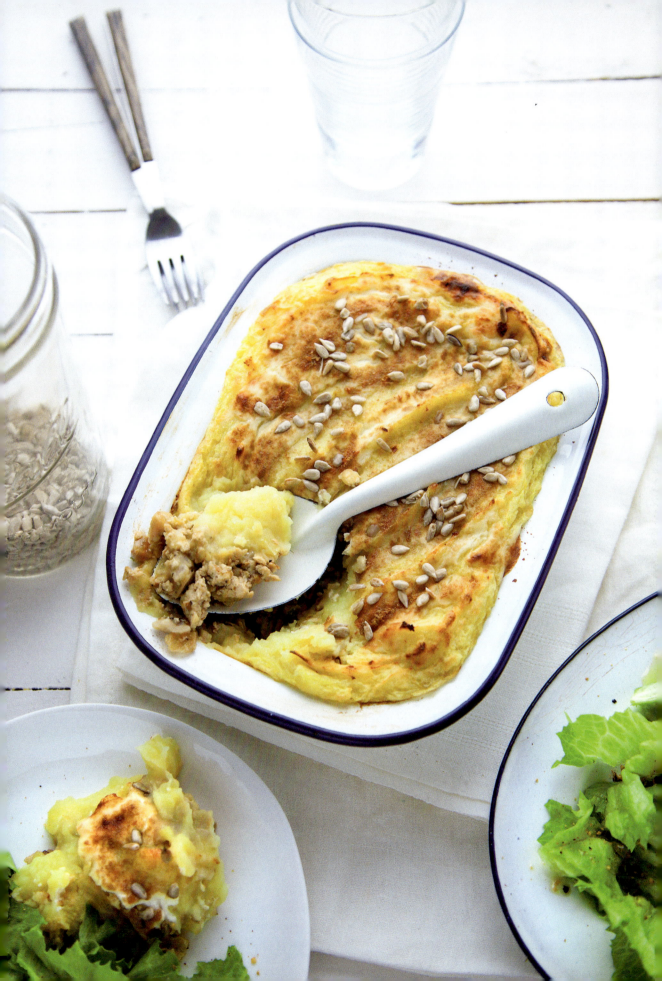

RECETTES AUX CÉRÉALES

Paella au riz noir, poivron et tomates séchées

Pour 6 personnes

4 c. à s. d'huile d'olive
1 gros oignon
2 poivrons
4 cœurs d'artichaut
4 gousses d'ail
1 pincée de filaments de safran
6 morceaux de tomates séchées
500 g de riz Nérone
½ verre de vin blanc bio et vegan
2 l de bouillon de légumes
100 g de petits pois cuits à la vapeur
Optionnel : bouchées de tempeh saveur « chorizo » (voir page 293)

Dans une paella ou une grande poêle, faire chauffer l'huile à feu vif. Y faire revenir l'oignon émincé en dés et les poivrons en lamelles pendant 2 à 3 minutes. Ajouter les cœurs d'artichaut et l'ail émincés avec le safran. Cuire encore 2 à 3 minutes, en mélangeant. Émincer les tomates séchées en fines lamelles, en ajouter la moitié dans la paella. Réserver ⅓ de la préparation dans un petit bol, avec le reste de tomates séchées. Ajouter le riz, mélanger et laisser cuire 1 à 2 minutes. Ajouter le vin, laisser absorber. Ajouter le bouillon et faire cuire, toujours à feu vif jusqu'à ce qu'il soit complètement absorbé et que le riz soit cuit. Le riz Nérone est un riz complet, il restera donc plus ferme qu'un riz blanc. La cuisson peut prendre jusqu'à plus d'une heure. Garnir avec les petits pois, la préparation réservée et les lamelles de tomates séchées. Ajouter éventuellement des petites bouchées de tempeh saveur « chorizo ».

Sarrasin aux petits légumes

Pour 4 personnes

180 g de sarrasin décortiqué
2 belles carottes
100 g de petits pois frais ou surgelés
1,5 c. à s. d'huile d'olive (ou autre au choix)
1 c. à c. de garam massala
Sel, poivre

Rincer le sarrasin et le cuire dans une casserole moyenne, avec 350 ml d'eau bouillante, à feu moyen et à couvert, jusqu'à ce qu'il soit tendre. Rincer et égoutter au besoin, puis réserver. Émincer les carottes et les cuire environ 5 minutes à la vapeur pour qu'elles soient à peine tendres. Ajouter les petits pois en fin de cuisson et les cuire 2 minutes. Dans une grande poêle ou une casserole, faire chauffer l'huile d'olive, ajouter le garam massala, les légumes puis le sarrasin et bien mélanger. Cuire 5 minutes environ, en mélangeant régulièrement. Assaisonner selon le goût.

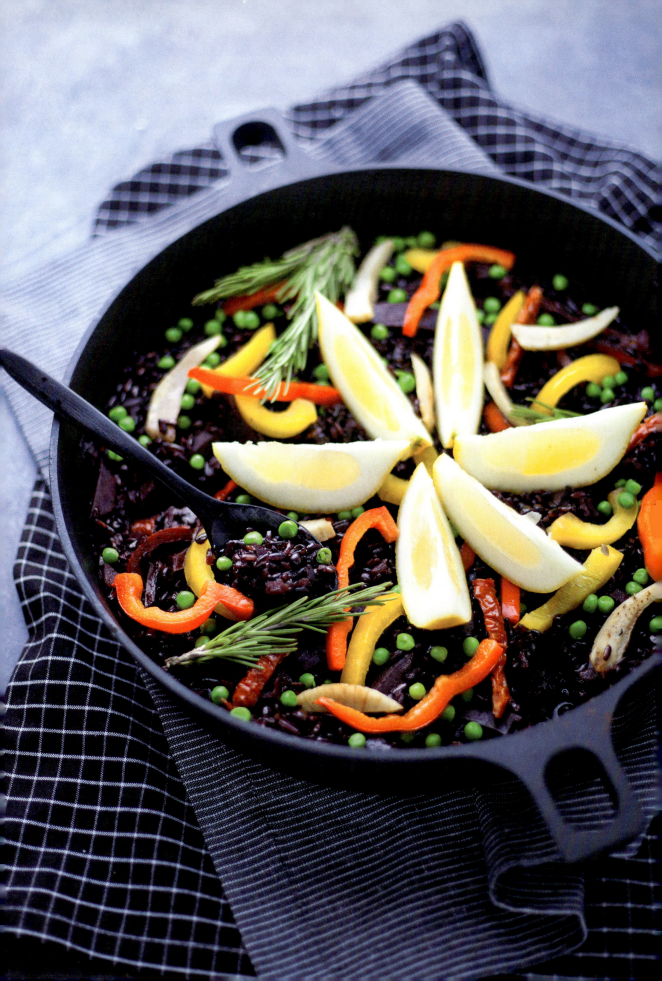

Duo de frites vertes : polenta aux épinards et courgette

Pour 4 personnes

50 g d'épinards frais équeutés (ou de jeunes pousses)
300 ml de lait végétal
65 g de polenta instantanée
1 grosse courgette
Huile d'olive
Ail en poudre
Herbes de Provence
Sel, poivre

Mixer les épinards et le lait végétal. Dans une casserole de taille moyenne, mélanger le lait aux épinards et la polenta. Assaisonner et porter à feu vif. Mélanger constamment et laisser épaissir. Quand la polenta devient vraiment très épaisse et difficile à mélanger, la déposer dans un petit plat huilé et laisser refroidir. Réserver quelques heures. Découper la polenta en frites. Découper la courgette en frites également. Les déposer sur une plaque couverte de papier cuisson, les huiler très légèrement avec un pinceau et de l'huile d'olive. Parsemer les courgettes d'un peu d'ail en poudre et d'herbes de Provence. Cuire environ 15 minutes au four à 180 °C (th. 6) ; les frites doivent être dorées. Déguster sans attendre.

Petit épeautre aux tomates et poivron

Pour 3 à 4 personnes

- 175 g de petit épeautre • 1 c. à s. d'huile d'olive • 2 oignons rouges • 1 poivron rouge
- 2 tomates • 2 c. à c. de thym séché
- 1 c. à c. de paprika • Sel, poivre

Cuire le petit épeautre dans une grande casserole, avec 3 fois son volume d'eau bouillante, pendant environ 30 minutes à feu moyen, jusqu'à ce qu'il soit tendre. L'égoutter au besoin et réserver. Dans une grande poêle ou une sauteuse, chauffer l'huile à feu vif, puis y faire sauter les oignons émincés et le poivron en dés pendant quelques minutes. Ajouter le petit épeautre, les tomates finement hachées, le thym et le paprika. Assaisonner et cuire 5 minutes en mélangeant régulièrement. Servir.

Orge perlé sauté à la butternut

Pour 4 personnes

185 g d'orge perlé
200 g de butternut
1,5 c. à s. d'huile de coco vierge
$\frac{1}{2}$ c. à c. de coriandre en poudre
1,5 c. à s. de coriandre fraîche hachée
Sel, poivre

Cuire l'orge perlé dans une casserole avec 2 fois son volume d'eau froide, à feu doux et à couvert, pendant environ 25 minutes. Il doit être fondant mais rester ferme. Couper la butternut en petits dés. Dans une grande poêle, chauffer l'huile de coco à feu vif et y faire sauter la butternut avec la coriandre en poudre pendant quelques minutes. Ajouter l'orge perlé et la coriandre hachée, mélanger et cuire 5 minutes environ, en mélangeant régulièrement. Assaisonner selon le goût.

Galettes de millet et brocoli

Pour 8 à 10 petites galettes

130 g de brocoli en fleurettes
180 g de millet
50 g de tofu lactofermenté mariné au tamari
¼ de c. à c. d'ail en poudre
3 c. à s. de graines de chia
Sel, poivre
huile neutre pour la cuisson

Faire cuire le brocoli 3 à 5 minutes à la vapeur ; il doit rester ferme et bien vert. Rincer le millet et le cuire dans une casserole moyenne avec 2 fois son volume d'eau bouillante, à feu doux, pendant environ 20 minutes. Quand il a absorbé toute l'eau, laisser gonfler à couvert, hors du feu, pendant 10 minutes. Mélanger le millet, le brocoli cuit coupé en petits morceaux, le tofu émietté et ajouter l'ail en poudre et les graines de chia. Bien mélanger. Laisser reposer 15 minutes, les graines de chia vont gonfler. Former 8 à 10 petites galettes dans les mains humidifiées et les cuire dans une poêle huilée, à feu moyen-vif quelques minutes de chaque côté, les galettes doivent être dorées. À déguster chaud ou froid, parfait avec une petite sauce gourmande et une salade.

Risotto demi-complet aux champignons et ciboulette

Pour 4 à 8 personnes

• 2,5 c. à s. d'huile d'olive • 500 g de riz rond demi-complet • 1 verre (200 ml) de vin blanc • 1,5 l de bouillon de légumes • 3 c. à s. de purée de noix de cajou • 1 c. à s. de levure maltée • Optionnel : ciboulette fraîche et parmesan végétal en poudre pour servir • Sel, poivre

Garniture
• 2 c. à s. d'huile d'olive • 185 g de champignons de Paris • 2 c. à s. de ciboulette • 2 c. à s. de vin blanc • Sel, poivre

Préparer la garniture. Dans une poêle de taille moyenne, chauffer l'huile d'olive, y faire revenir 5 à 10 minutes à feu moyen les champignons coupés en dés avec la ciboulette, ajouter le vin blanc et laisser s'évaporer à feu doux. Assaisonner et réserver.
Préparer le risotto. Dans un faitout ou une grande casserole, chauffer l'huile d'olive à feu moyen et y déposer le riz. Cuire quelques minutes pour qu'il devienne translucide et prenne une couleur légèrement nacrée. Ajouter le vin blanc et laisser absorber. Mélanger, ajouter une louchée de bouillon et laisser absorber. Répéter l'opération jusqu'à ce que le riz soit cuit ; il doit être crémeux et encore ferme à la fois. La cuisson prendra environ 20 minutes. Ajouter les champignons et bien mélanger pendant 30 secondes. Couper le feu, ajouter la purée de noix de cajou et la levure maltée, et mélanger. Rectifier l'assaisonnement au besoin. Servir immédiatement, éventuellement en parsemant d'un peu de ciboulette fraîche et de parmesan végétal au dernier moment, sur les assiettes.

Cette recette de base s'adaptera à vos goûts et vos envies. Il suffit de remplacer les champignons par des légumes de saison : asperges, butternut, petits pois, artichauts, courgette, brocoli, topinambours…

Croquettes d'avoine et petits pois

Pour environ 12 croquettes

150 g de petits flocons d'avoine
300 ml de lait végétal
100 g de petits pois blanchis
1 gousse d'ail
1,5 c. à s. de menthe hachée
1/2 c. à c. de curcuma en poudre
1/2 c. à c. de graines de nigelle
Chapelure sans gluten
Huile neutre
Sel, poivre

Dans une casserole, mélanger les flocons et le lait végétal, porter à feu moyen, ajouter les petits pois, l'ail en purée, la menthe, les épices et assaisonner. Cuire en mélangeant sans arrêt ; laisser épaissir. Quand la préparation est bien épaisse et difficile à mélanger, l'ôter du feu et laisser tiédir. Former les croquettes entre les mains humides et les rouler dans la chapelure sans gluten. Les déposer sur une plaque couverte de papier cuisson et les huiler très légèrement à l'aide d'un pinceau. Cuire 10 à 15 minutes au four à 170 °C (th. 5-6). Les croquettes doivent être dorées. Elles peuvent aussi être cuites quelques minutes dans une poêle légèrement huilée.

Polenta façon cheddar

Pour environ 3 personnes

100 g de polenta instantanée
350 ml de lait d'amande
2 c. à c. de paprika
1 c. à c. d'ail en poudre
2 c. à s. de levure maltée
1,5 c. à s. de purée de noix de cajou
1 c. à c. de jus de citron
Huile neutre

Dans une casserole de taille moyenne, bien mélanger tous les ingrédients au fouet. Saler selon le goût. Porter à feu moyen et laisser épaissir en mélangeant à l'aide d'une spatule en bois. Augmenter à feu vif et mélanger sans arrêt jusqu'à ce que la polenta soit bien épaisse. La déposer dans un petit plat légèrement huilé et laisser refroidir. Quand la polenta a bien durci, la couper en tranches, les déposer sur une plaque couverte de papier cuisson, les huiler très légèrement à l'aide d'un pinceau et les passer au four à 170 °C (th. 5-6) pendant 10 à 15 minutes.

Boulgour à l'aubergine et au poivron

Pour environ 3 personnes

150 g de boulgour
1 aubergine de taille moyenne
1 gros poivron rouge
1,5 c. à s. d'huile d'olive
3 gousses d'ail
1 c. à c. de coriandre en poudre
1/4 de c. à c. de muscade en poudre
1/4 de c. à c. de cannelle en poudre
1/2 c. à c. de cumin en poudre
3 c. à s. de menthe fraîche hachée
2 c. à s. de concentré de tomates
Sel, poivre

Cuire le boulgour dans environ 2 fois son volume d'eau bouillante salée, pendant 10 à 15 minutes, afin qu'il soit encore ferme. L'égoutter au besoin et réserver. Découper l'aubergine et le poivron en très petits dés. Faire chauffer l'huile à feu vif dans une grande poêle ou une sauteuse, y ajouter les légumes, bien mélanger et cuire 1 à 2 minutes. Baisser à feu moyen et cuire 5 minutes en mélangeant régulièrement. Ajouter l'ail émincé, les épices, le boulgour, la menthe et bien mélanger. Cuire 5 minutes. Ajouter enfin le concentré, assaisonner selon le goût, mélanger, cuire encore 1 à 2 minutes et servir.

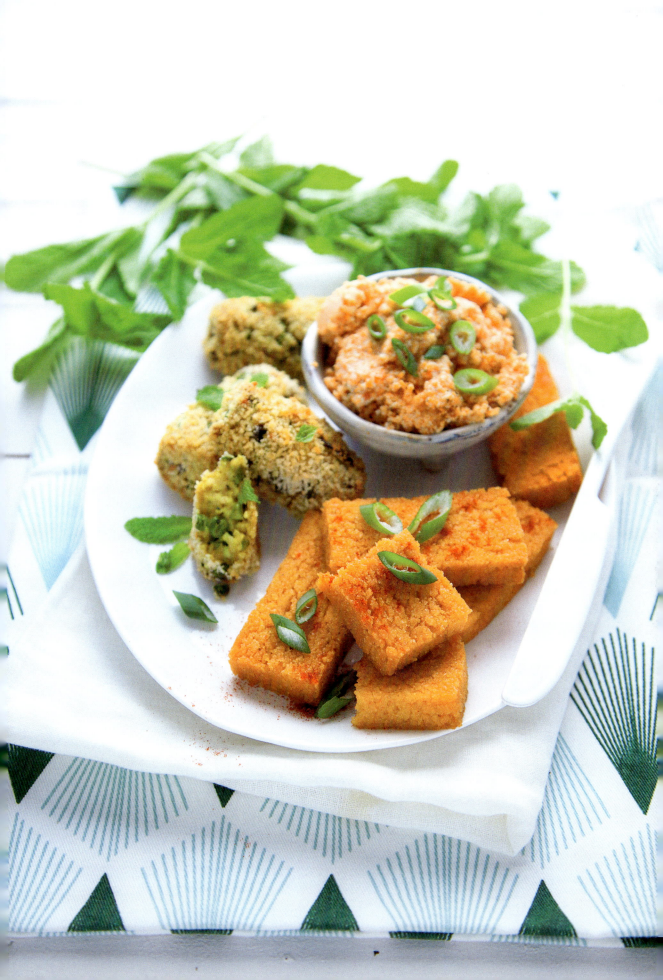

RECETTES AUX LÉGUMINEUSES

Haché végétal maison

Pour 2 à 4 personnes

- 150 g de tofu • 150 g de haricots rouges cuits • 2 c à s de shiro miso • 2 c à c de tamari • 2 c à s de concentré de tomate
- 2 c à c de psyllium

Emiettez finement le tofu et les haricots rouges (à la main, à la fourchette ou en mixant brièvement au robot), puis mélanger avec les autres ingrédients à la fourchette. Le haché est prêt à être cuisiner.

Mon conseil pour le cuisiner : Dans une poêle, faire dorer 1 petit oignon et 1 gousse d'ail finement émincés, à feu moyen avec un filet d'huile d'olive. Ajouter le haché, monter à feu vif et cuire quelques minutes. Ajouter les herbes et/ou épices de votre choix et utiliser pour vos farces, gratins, bolognaises...

Salade de lentille, tomates et menthe

Pour 2 personnes

- 200 g de lentilles cuites • 200 g de tomates cerises ou petites tomates grappe
- 1/4 à 1/2 d'oignon rose ou rouge • 50 g d'olives kalamata ou vertes • 3 c à s de menthe fraîche hachée • 1,5 c à s d'huile d'olive • 2 c à s de jus de citron

Dans un petit saladier, mélanger les lentilles, les tomates coupées en fin quartiers, l'oignon émincé en fines lamelles, les olives coupées en rondelles, la menthe, l'huile d'olive et le jus de citron. Les olives étant déjà salées, pas besoin d'ajouter de sel à cette recette.

Crêpes à la farine de pois chiches

Pour 4 crêpes

- 100 g de farine de pois chiche
- 200 ml d'eau • 1/2 c. à c. de sel

Pour garnir : légumes, champignons...

Mélanger les ingrédients au fouet dans un petit saladier, puis laisser reposer 1 à 2 h. Rajouter un peu d'eau pour allonger la pâte. Cuire comme des crêpes classiques, dans une poêle chaude huilée. Garnir de légumes ou de champignons sautés, de fromage végétal, de salade... On peut ajouter des épices ou des herbes pour parfumer la pâte.

Chana masala

Pour 4 personnes

- 2 c. à s. d'huile neutre • 1 c. à c. de graines de cumin • 1 oignon émincé • 4 gousses d'ail émincées • 250 g de pois chiches cuits
- 225 g de tomates pelées concassées
- 1 c. à c. de coriandre en poudre • Piment en poudre au goût • 1/2 c. à c. de curcuma en poudre • 1,5 c. à c. de garam massala
- 1/2 c. à c. de sel • 1 c. à s. de sirop de datte
- 1 c. à s. de jus de citron • 1 petite poignée de feuilles de coriandre fraîche

Pour accompagner : riz basmati semi-complet

Dans une sauteuse, faire chauffer l'huile à feu vif, puis ajouter les graines de cumin et l'oignon, et cuire 2 minutes. Ajouter l'ail et les pois chiches, et cuire 2 minutes en mélangeant. Baisser à feu doux, ajouter les tomates, les épices, le sel et le sirop de datte. Cuire à feu doux pendant 10 minutes environ, pour faire réduire le liquide. Ajouter le jus de citron. Servir avec du riz basmati semi-complet et parsemer de feuilles de coriandre.

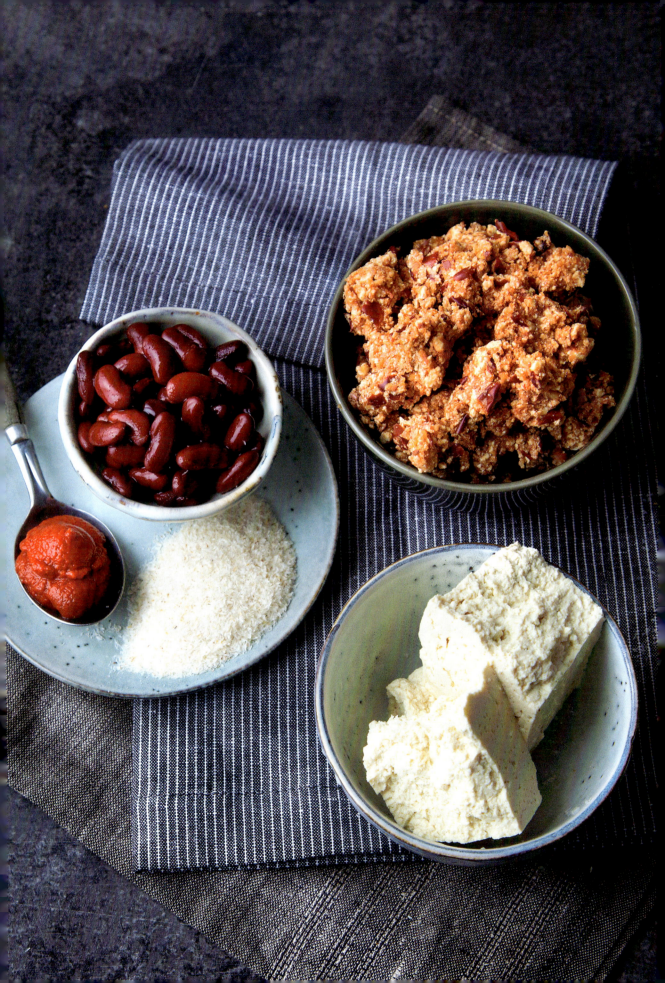

Tacos aux pois chiches et chipotle

Pour 6 tacos

• 200 g de pois chiches cuits • 1 c. à s. d'huile d'olive • $\frac{1}{2}$ c. à c. de coriandre en poudre • $\frac{1}{2}$ c. à c. de paprika • $\frac{1}{2}$ c. à c. d'ail en poudre • Sauce au piment chipotle ou piment chipotle en poudre • 150 g de laitue romaine • 1 grosse poignée de chou rouge râpé • 3 citrons verts • 1 avocat • Coriandre fraîche • 6 tortillas de maïs ou de blé (voir la recette des wraps à la farine complète page 284) • Facultatif : crème cajou-pignons (voir page 206) ou sauce « queso » (voir page 290)

Dans une petite poêle, faire sauter quelques minutes les pois chiches avec l'huile d'olive et les épices à feu moyen pour qu'ils soient bien dorés. Ajouter la sauce au piment chipotle (ou le piment en poudre), assaisonner et cuire encore 1 minute. Couper la laitue en fines lanières, hacher finement le chou rouge, couper les citrons verts en quartiers et l'avocat en lamelles. Presser $\frac{1}{2}$ citron vert sur le chou rouge et laisser mariner dans un petit bol 10 à 15 minutes. Présenter tous les ingrédients dans des bols afin que chacun puisse composer son taco. Garnir les tortillas avec la laitue, le chou, les pois chiches au chipotle, quelques lamelles d'avocat, quelques feuilles de coriandre et presser un quartier de citron pour assaisonner, selon le goût. Ajouter un trait de crème cajou-pignons ou de sauce queso pour des tacos encore plus gourmands.

Parmentier aux haricots azuki et potimarron

Pour 1 personne

• 250 g de potimarron • 2 à 3 c. à s. de crème végétale • $\frac{1}{2}$ oignon • 1 c. à c. d'huile d'olive • 1 gousse d'ail • 75 g de haricots azuki cuits • 15 g de kale dénervuré (ou d'épinards, de blettes, de chou vert…) • 1 c. à c. de préparation pour bouillon (voir page 254) • 4 c. à s. d'eau • Pour gratiner : crème végétale et levure maltée • Sel, poivre

Couper le potimarron puis le cuire à la vapeur (environ 15 minutes). Le mixer avec la crème végétale et assaisonner. Dans une poêle de taille moyenne, faire dorer l'oignon émincé dans l'huile d'olive, puis ajouter les azukis, l'ail et le kale finement haché et faire sauter quelques minutes. Ajouter la préparation pour bouillon et l'eau, mélanger, puis cuire encore 2 minutes environ. Tasser dans le fond d'un plat adapté au nombre de portions, couvrir avec la purée de potimarron, arroser de crème végétale puis saupoudrer de levure maltée. Mettre au four à 180 °C (th. 6) pour 15 minutes.

Chili aux haricots noirs

Pour 4 personnes

2 oignons
3 gousses d'ail
3 c. à s. d'huile végétale (neutre ou d'olive)
1,5 c. à c. de cumin en poudre
1,5 c. à c. de coriandre en poudre
1,5 c. à c. de paprika
1,5 c. à c. d'origan séché
$\frac{1}{2}$ c. à c. de poivre noir en poudre
Piment de Cayenne, au goût
450 g de haricots noirs cuits
2 c. à s. de tamari
400 g de tomates pelées
1 c. à s. de coriandre fraîche ciselée

Émincer les oignons et l'ail. Les faire dorer à feu moyen dans une sauteuse, avec l'huile. Ajouter les épices et les haricots noirs, et cuire 5 minutes. Ajouter le tamari, mélanger puis ajouter les tomates pelées hachées. Cuire à feu doux pendant 15 minutes environ. Ajouter la coriandre, mélanger. Servir avec du riz, utiliser dans des wraps, avec des tacos ou pour transformer les *cheese fries* de la page 280 en *chili cheese fries* !

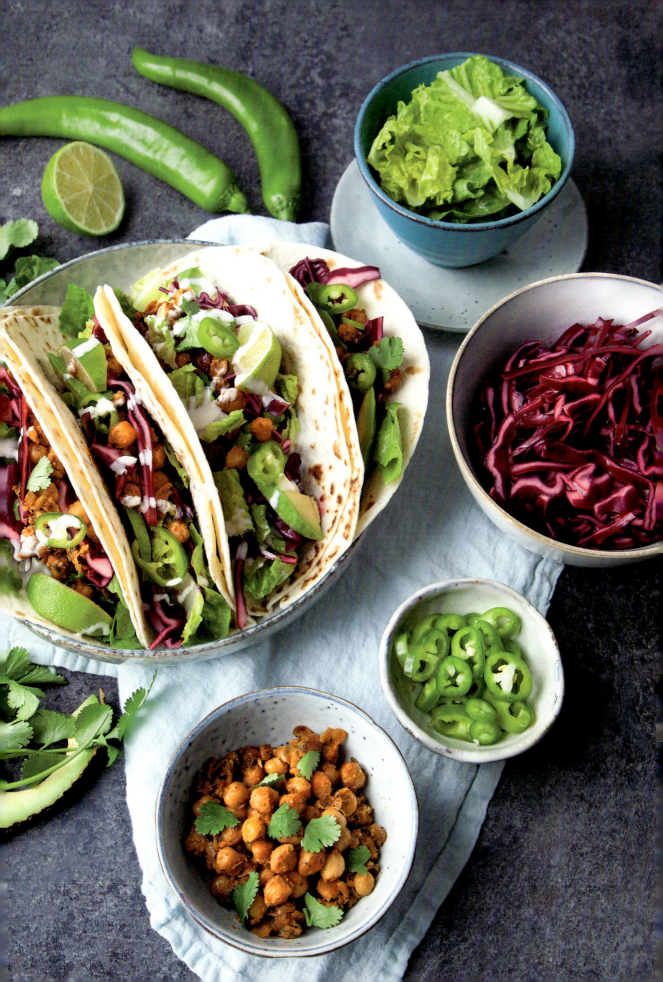

Boulettes de lentilles épicées

Pour 12 boulettes

Sans Gluten

• 1 oignon • 1 c. à c. d'huile d'olive (ou neutre) • 1 c. à c. de graines de cumin • 1 c. à c. de paprika • 200 g de lentilles cuites • 3 c. à s. de farine de pois chiche • 3 c. à s. d'eau • Huile pour dorer • Sel, poivre

Émincer l'oignon, puis le faire dorer avec l'huile dans une petite poêle sur feu vif. Ajouter les épices, puis les lentilles grossièrement écrasées (il peut rester des lentilles entières). Cuire quelques minutes, puis ajouter la farine et l'eau. Assaisonner légèrement, au goût. Mélanger 30 secondes et ôter du feu. Placer dans un petit saladier et laisser tiédir. Former une douzaine de boulettes. Les placer sur une plaque couverte de papier cuisson ou dans un plat, les huiler légèrement à l'aide d'un pinceau et les cuire au four à 180 °C (th. 6) pendant 10 minutes. Ces boulettes sont parfaites pour accompagner un couscous, un curry de légumes indien, ou un simple plat de légumes ou de riz accompagné d'une sauce.

Mini-tortillas espagnoles aux légumes

Pour 12 mini-tortillas

400 g de tofu soyeux
50 g de farine de pois chiche
2 c. à s. de purée de sésame
3 c. à s. de lait végétal
$\frac{1}{2}$ c. à c. de curcuma en poudre
$\frac{1}{2}$ c. à c. d'ail en poudre
2 pincées de paprika
2 pincées de sel *kala namak*
85 g de courgette
85 g de poivron rouge
Huile
Poivre

Mixer le tofu avec la farine, la purée de sésame, le lait végétal et les épices. Trancher finement la courgette et le poivron rouge à l'aide d'une mandoline. Mélanger délicatement les légumes avec la préparation mixée. Huiler une plaque de 12 moules à muffins, puis y répartir la préparation et cuire au four à 180 °C (th. 6) pendant 15 à 20 minutes. Les tortillas doivent être dorées. Démouler les mini-tortillas à l'aide d'une petite spatule en caoutchouc pour ne pas les déchirer ni abîmer le moule.

Boulettes aux haricots blancs, tomates séchées et basilic

Pour 12 boulettes

220 g de haricots blancs cuits
30 g de tomates séchées marinées à l'huile et aux aromates
2 c. à s. de basilic frais haché
4 c. à s. d'eau
4 c. à s. de polenta instantanée
Huile d'olive ou neutre pour dorer
Sel, poivre

Émietter les haricots à la main, au robot (très brièvement, il ne s'agit pas d'en faire une purée) ou à la fourchette. Hacher les tomates séchées. Mélanger le tout dans un saladier, avec le basilic. Ajouter l'eau et la polenta, assaisonner légèrement au goût et bien mélanger. Laisser reposer 5 minutes, puis former une douzaine de boulettes. Les placer sur une plaque couverte de papier cuisson ou dans un plat, les huiler légèrement à l'aide d'un pinceau et les cuire au four à 180 °C (th. 6) pendant 10 minutes. Ces boulettes seront parfaites accompagnées de sauce tomate, pour garnir un plat de pâtes en sauce...

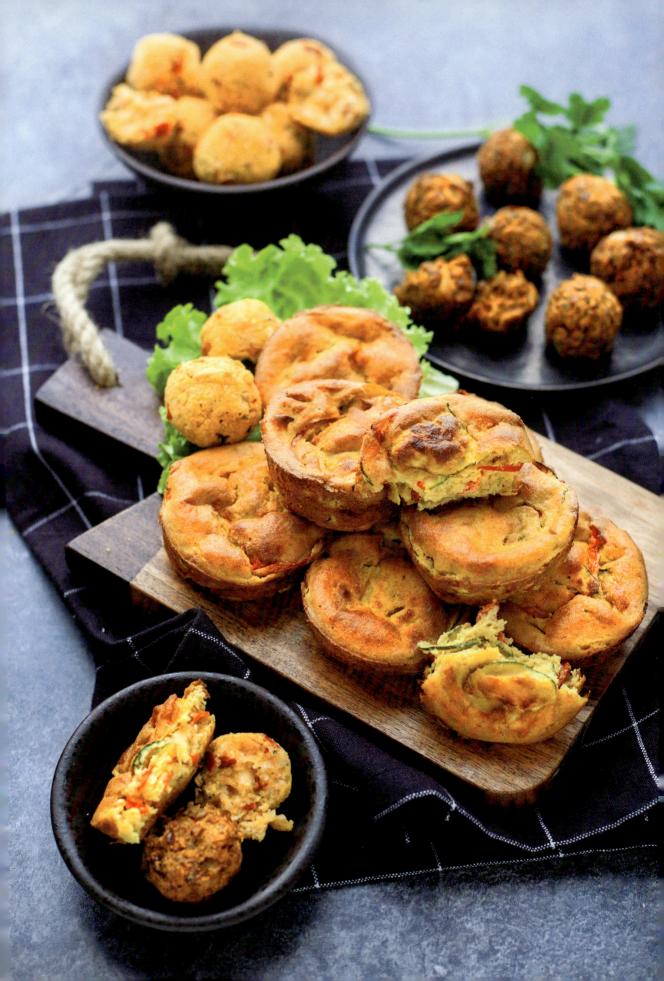

SOUPES

Velouté carotte-coco au gingembre

Pour 4 petits bols

Riche en bétacarotène

400 g de carottes épluchées
1 petit oignon
3 gousses d'ail
1 morceau de 5 g de gingembre épluché
600 ml d'eau
250 ml de lait de coco
$\frac{1}{2}$ c. à c. de sel

Couper les légumes en petits morceaux, puis les mettre dans une grande casserole. Ajouter le morceau de gingembre entier, verser l'eau et le lait de coco, ajouter le sel. Couvrir et porter à feu moyen-doux. Cuire 30 à 40 minutes, jusqu'à ce que les légumes soient bien fondants. Hors du feu, retirer le morceau de gingembre et mixer à l'aide d'un mixeur plongeant.

Velouté de patate douce et poivron au romarin

Pour 2 à 4 personnes

Sans matières grasses

2 oignons
1 poivron rouge
2 gousses d'ail
350 g de patate douce épluchée
1,2 l de bouillon de légumes
1 branche de romarin
Sel, poivre

Couper les légumes puis les placer dans une grande casserole avec le bouillon. Ajouter la branche de romarin entière. Porter à feu vif et couvrir. Quand l'eau atteint l'ébullition, baisser à feu moyen et cuire environ 20 minutes. Retirer la branche de romarin et mixer à l'aide d'un mixeur plongeant. Rectifier l'assaisonnement au besoin.

Soupe miso à la butternut et quinoa

Pour 4 personnes

Plat complet

1,5 c. à s. d'huile d'olive ou neutre
1 oignon
250 g de courge butternut
2 c. à c. de coriandre en poudre
1 c. à c. de paprika
800 ml de bouillon de légumes
2 c. à s. de miso blanc
75 g de quinoa
2 cébettes
2 c. à s. de persil haché
2 c. à s. de ciboulette hachée
1 c. à s. de tamari

Dans une grande casserole, chauffer l'huile puis faire revenir 2 minutes l'oignon émincé et la butternut en dés, avec les épices, à feu vif. Ajouter un peu de bouillon, délayer le miso et ajouter le reste du bouillon. Baisser à feu moyen. Ajouter le quinoa et cuire 15 à 20 minutes. Le quinoa doit être tendre. Ajouter les cébettes ciselées, les herbes et le tamari, mélanger et servir.

Pour congeler les soupes

Voici une astuce très pratique : congelez la soupe dans des bacs à glaçons, puis démoulez les glaçons de soupe et conservez-les dans un sac de congélation ou une boîte hermétique. Cela permet de doser facilement les portions et de réduire le temps de décongélation.

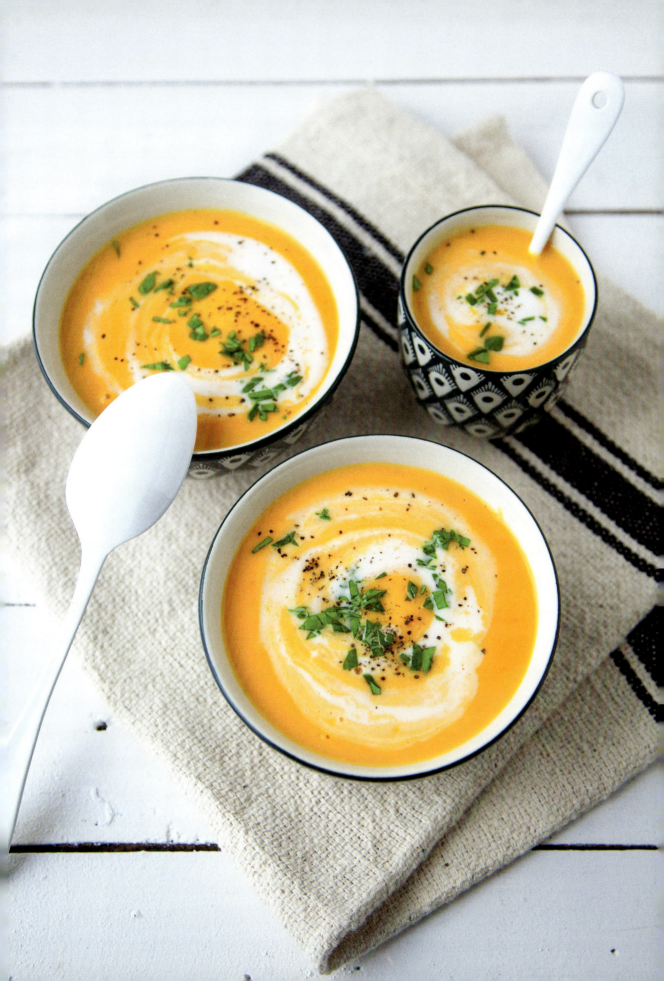

Tom kha taohu au bok choy

Le tom kha taohu est la version au tofu de la fameuse soupe thaïe au lait de coco et au galanga, le *tom kha kai*. J'aime lui ajouter du bok choy (que l'on peut remplacer par un autre chou taillé en lamelles tel que le chou vert, le kale, les choux de Bruxelles, le brocoli...). Il ajoute du goût à la soupe et l'association chou-coco est un bon moyen de rendre le chou ultra-gourmand pour ceux qui ont du mal à l'apprécier.

Pour 4 personnes

1 l de bouillon de légumes
20 g de galanga (ou de gingembre) épluché
20 g de citronnelle hachée
Une dizaine de feuilles de citron kaffir (combava)
200 g de tofu ferme
2 bok choy
50 g de shiitakés
2 à 3 petits piments thaïs
400 ml de lait de coco
Coriandre fraîche
1 citron vert (facultatif)
Sauce soja
Sel

Dans une grande casserole ou un faitout, mélanger le bouillon avec le galanga et la citronnelle coupés en gros morceaux, et les feuilles de citron kaffir. Porter à ébullition, puis couvrir et cuire 20 minutes à feu doux. Filtrer le bouillon et le remettre dans la casserole, toujours sur feu doux. Ajouter le tofu coupé en petits dés, le bok choy en lamelles et les shiitakés coupés en fines lamelles. Porter à feu moyen. Ajouter les piments émincés selon le goût. Quand le mélange arrive à petits bouillons, ajouter le lait de coco et cuire quelques minutes. Rectifier l'assaisonnement en sel au besoin. Servir dans des bols larges, parsemé de coriandre fraîche ciselée. Selon le goût, ajouter un filet de jus de citron vert pour ajouter une touche d'acidité et parfumer encore plus la soupe, et quelques gouttes de sauce soja pour la corser.

Soupe poireau – pomme de terre au cresson

Pour 6 à 8 personnes

Vitamine A

• 2 grosses pommes de terre • 2 poireaux
• 1 botte de cresson • 2 l de bouillon de légumes • 200 ml de crème végétale
• 2 c. à s. de purée de noix de cajou

Éplucher et couper les pommes de terre en morceaux de taille moyenne, puis les laver. Nettoyer et couper les poireaux en petits tronçons. Nettoyer la botte de cresson et couper les tiges. Placer les légumes et le cresson dans une cocotte, verser le bouillon et cuire à feu moyen pendant 30 minutes environ après les premiers petits bouillons. Mixer avec la crème et la purée de noix de cajou. Si le mixeur ne permet pas d'obtenir une texture lisse, on peut filtrer à travers une fine passoire.

Préparation pour cubes de bouillon maison

Confectionnez votre bouillon express sans huile de palme, enrichie en miso pour encore plus de saveur. Vous pourrez même la découper en cubes pour remplacer les cubes du commerce dans vos recettes.

Pour 1 petite boîte/l'équivalent de 10 cubes

• 4 c. à s. d'huile de coco désodorisée
• 2 c. à s. de shiro miso • 2 c. à s. de levure maltée • 1 c. à c. de sel • ½ c. à c. de thym séché • 1 c. à c. d'herbes de Provence
• 1 c. à c. d'ail en poudre • 1 pincée de muscade en poudre • 1 pincée de curcuma en poudre • 2 pincées de poivre noir en poudre

Mélanger l'huile de coco pour la ramollir. Ajouter le miso, la levure et le sel, bien mélanger. Ajouter les herbes et épices, et mélanger. Verser dans une petite boîte hermétique ou un petit bocal et placer au réfrigérateur. Utiliser 2 à 3 cuillerées à café de préparation pour 1 l d'eau bouillante afin de préparer un bouillon express, ou en ajouter 1 à 2 cuillerées à café dans les soupes pour les parfumer.

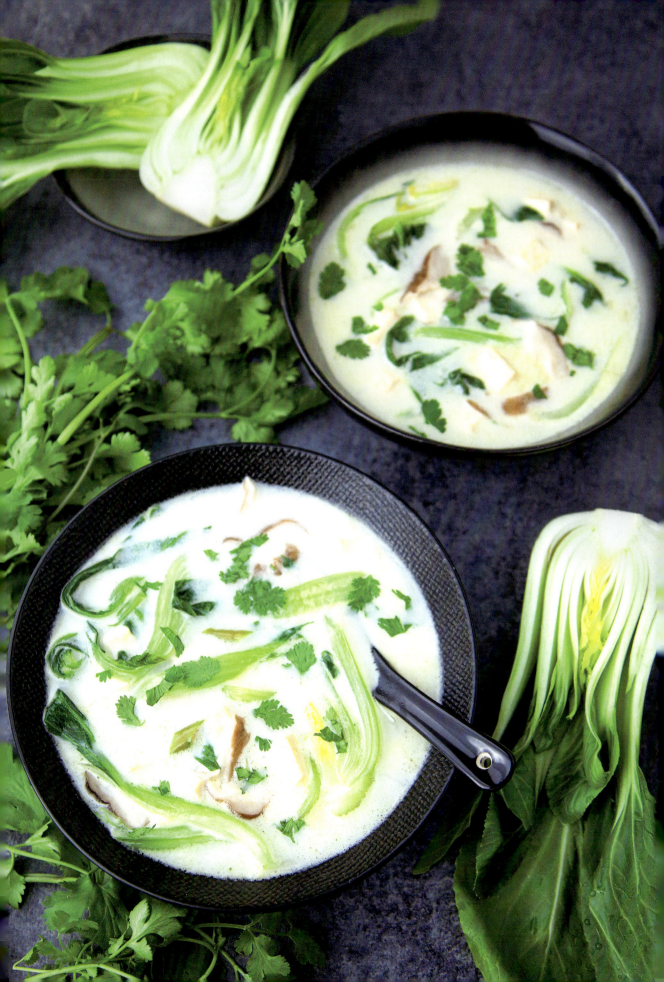

Soupe pho

Pour 4 à 6 personnes

Bouillon
1 l de bouillon de légumes
1 l d'eau
1 oignon émincé
20 g de gingembre haché
4 étoiles de badiane
1 bâton de cannelle
1 c. à c. de graines de fenouil
4 clous de girofle
3 c. à s. de sauce soja

Garniture
80 g de nouilles de riz plates
40 g de protéines de soja texturées en lamelles
15 g de shiitakés séchés en lamelles

Accompagnement
4 poignées de pousses de haricots mungo
(« pousses de soja »)
$^1/_2$ bouquet de coriandre
$^1/_2$ bouquet de menthe
$^1/_2$ bouquet de basilic
4 citrons verts
$^1/_2$ botte de cébettes

Mélanger tous les ingrédients du bouillon dans une cocotte et porter à petits bouillons. Baisser à feu doux et cuire 1 heure à couvert. Filtrer le bouillon et reverser dans la cocotte ; laisser sur feu doux. Cuire les nouilles de riz selon les indications de l'emballage, puis les rincer et les ajouter au bouillon. Ajouter les protéines de soja texturées et les shiitakés séchés, et laisser se réhydrater dans le bouillon pendant 15 minutes. Sur un plat commun ou des petites assiettes individuelles, répartir les pousses de haricots mungo, les feuilles de coriandre, de menthe et de basilic, les citrons verts en quartiers et la cébette ciselée. Servir le pho dans de grands bols et laisser chacun ajouter les accompagnements pour assaisonner sa soupe (les citrons verts doivent être pressés au-dessus du bol). Proposer des cuillères à soupe et des baguettes (ou des fourchettes) pour les nouilles et les morceaux.

Soupe verte aux courgettes grillées et au basilic

Pour 4 personnes

• 2 grosses courgettes • Huile d'olive
• 250 g de pommes de terre épluchées
• 200 ml de lait végétal • 500 ml d'eau chaude • 2 poignées d'épinards • 2 brins de basilic • Sel, poivre
Pour accompagner
• Huile d'olive • Croûtons aillés

Couper les courgettes en quatre dans la longueur, puis les déposer sur une plaque couverte de papier cuisson. Arroser d'un généreux filet d'huile d'olive et masser les morceaux de courgette pour qu'ils soient bien enrobés d'huile. Saler et poivrer. Les cuire 25 minutes environ, peau vers la plaque, pour les faire griller. Pendant ce temps, cuire les pommes de terre à l'eau ou à la vapeur. Découper les courgettes en morceaux, puis les placer avec les pommes de terre cuites dans une casserole. Ajouter le lait végétal, l'eau, les épinards frais hachés et les feuilles de basilic. Mixer à l'aide d'un mixeur plongeant pour obtenir une soupe homogène. Ajuster l'assaisonnement. Servir avec un filet d'huile d'olive et des croûtons aillés.

Soupe verte au lait de coco

Pour 4 personnes

• 250 g de chou de Pontoise ou de chou vert
• 200 g de pommes de terre épluchées
• 1 oignon • 1 gousse d'ail • 10 g de gingembre épluché • 50 g d'épinards • 2 c. à c. de citronnelle • $^1/_2$ c. à c. de coriandre ciselée 200 ml de lait de coco • Sel, poivre noir

Dans une grande casserole, disposer le chou haché, les pommes de terre en gros dés, l'oignon et l'ail émincés, et le gingembre finement haché. Couvrir d'eau, porter à ébullition et cuire 5 minutes. Baisser à feu doux et cuire 20 minutes. Ajouter les épinards, la citronnelle, la coriandre, le lait de coco et poivrer. Mélanger. Cuire encore quelques minutes et ôter du feu. Mixer.

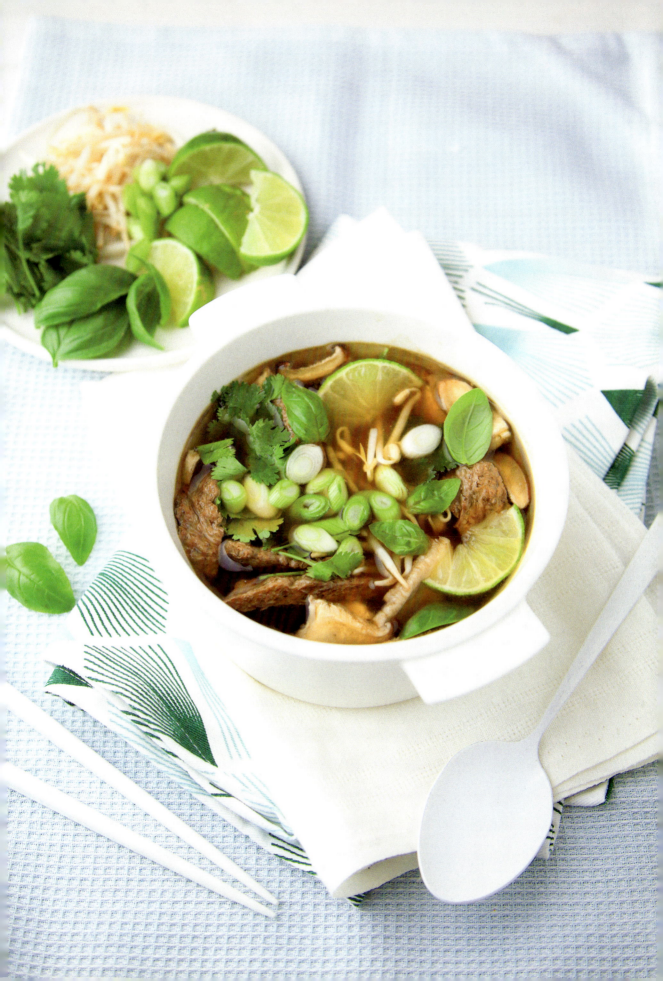

Soupe de courge musquée au thym

Pour 4 personnes

400 g de courge musquée épluchée
2 gros oignons
800 ml de bouillon de légumes
2 c. à c. de thym
2 c. à s. d'huile d'olive

Couper la courge en petits morceaux. Émincer les oignons. Faire revenir l'ensemble avec l'huile d'olive dans une casserole sur feu moyen pendant 5 minutes. Verser le bouillon et ajouter le thym. Cuire à feu doux pendant 20 à 25 minutes, à couvert. Mixer et ajuster l'assaisonnement au besoin.

Velouté de céleri-rave, pommes et panais

Pour 4 personnes

300 g de pommes de terre épluchées
200 g de panais épluchés
150 g de céleri-rave épluché
2 pommes
L'équivalent de 2 cubes de préparation pour bouillon (voir page 254)
1 l d'eau
Sel, poivre

Pour accompagner
Huile d'olive
Croûtons aillés

Couper les légumes et les pommes (épluchées ou non, selon le goût) en morceaux. Ajouter la préparation pour bouillon et l'eau, puis porter à feu moyen. Cuire 20 à 25 minutes et mixer. Assaisonner selon le goût. Servir avec un filet d'huile d'olive et des croûtons aillés.

Minestrone aux fèves, petits pois et fines herbes

Pour 6 à 8 personnes

Plat complet

1 grosse pomme de terre épluchée
1 grosse carotte
1 oignon
2 gousses d'ail
2 c. à s. d'huile d'olive
1,6 l de bouillon de légumes
100 g de petits pois (frais ou surgelés)
100 g de fèves pelées blanchies
150 g de petites pâtes demi-complètes
(de type « roues »)
3 c. à s. de persil haché
2 c. à s. de basilic haché
Optionnel : pesto
2 tomates
Sel, poivre

Couper la pomme de terre, la carotte et l'oignon en petits dés. Émincer l'ail. Les faire revenir 5 minutes avec l'huile d'olive dans une grande cocotte sur feu moyen. Ajouter le bouillon de légumes et cuire 20 minutes à feu moyen, à couvert. Ajouter les petits pois, les tomates, les fèves et les pâtes, et cuire 10 minutes. Ajouter les herbes, ajuster l'assaisonnement et servir, éventuellement avec 1 cuillerée de pesto dans l'assiette. Le minestrone se conserve mal en raison des pâtes qui vont continuer à gonfler.

Soupe aux lentilles corail et curry

Pour 4 à 6 personnes

100 g de lentilles corail
800 ml de bouillon
1 oignon
1 carotte
1 poivron rouge
3 c. à c. de poudre de curry indien
400 ml de lait de coco
4 cébettes ciselées
1 poignée de feuilles de coriandre
½ citron

Cuire les lentilles à l'eau pendant 3 à 5 minutes (elles doivent rester fermes), puis les égoutter et réserver. Dans une grande casserole, mélanger le bouillon, l'oignon, la carotte et le poivron en petits dés, et le curry. Cuire 15 minutes à petits bouillon. Les légumes doivent être tendres mais encore fermes. Ajouter les lentilles, le lait de coco et mélanger. Cuire 1 minute. Ajouter les cébettes, la coriandre et le jus du demi-citron. Ajuster l'assaisonnement au besoin. Servir.

Crème de chou-fleur

Pour 4 personnes environ

300 g de chou-fleur
300 g de pommes de terre épluchées
900 ml de bouillon de légumes
2 c. à s. de purée de noix de cajou
2 à 3 pincées de muscade
1 c. à s. d'aneth ciselé
Sel, poivre

Couper les légumes en petits morceaux, puis les placer dans une grande casserole. Ajouter le bouillon et la purée de noix de cajou. Couvrir et porter à feu moyen. Mélanger pour délayer la purée de cajou. Cuire 30 à 40 minutes ; les légumes doivent être bien fondants. Hors du feu, mixer à l'aide d'un mixeur plongeant. Ajouter la muscade selon le goût et l'aneth, mélanger. Ajuster l'assaisonnement au goût.

Crème de tomates et champignons

Pour 4 personnes

1 oignon
100 g de champignons de Paris
2 c. à s. d'huile d'olive
3 gousses d'ail
6 tomates
500 ml de bouillon de légumes
200 ml de crème de soja
1 bol de croûtons persillés

Émincer l'oignon et les champignons, puis les faire sauter 3 à 5 minutes à feu moyen-vif, avec l'huile d'olive et l'ail, dans une casserole moyenne. Ajouter les tomates en morceaux et cuire 3 à 4 minutes. Ajouter le bouillon, baisser à feu moyen et cuire 20 minutes. Ajouter la crème de soja et mixer. Filtrer au besoin pour obtenir une texture bien lisse. Servir avec les croûtons persillés.

RECETTES AUX LÉGUMES

Cannellonis d'aubergines

Pour 4 personnes

3 grosses aubergines
Huile d'olive
1 oignon
3 gousses d'ail
1 portion de haché végétal maison
(voir page 246)
2 branches de thym
300 ml de sauce tomate aux herbes maison
(voir page 208)
Pour gratiner : crème de soja et levure maltée
Sel, poivre

Couper les aubergines en fines tranches dans la longueur et les faire dorer des deux côtés dans une grande poêle, avec un filet d'huile d'olive. Dans une poêle de taille moyenne, faire chauffer un filet d'huile d'olive et y faire dorer l'oignon et l'ail émincés avec le haché végétal et le thym. Assaisonner. Déposer un peu de haché à la base d'une tranche d'aubergine et l'enrouler. Confectionner ainsi tous les cannellonis. Étaler un peu de sauce tomate dans le fond d'un plat, y répartir les cannellonis côte à côte et couvrir de sauce. Arroser de crème de soja et saupoudrer de levure maltée pour faire gratiner. Enfourner pour 15 minutes environ à 180 °C (th. 6). Parfait accompagné d'une salade verte.

Curry vert de brocoli et choux de Bruxelles aux noix de cajou

Pour 4 personnes

200 g de brocoli en fleurettes
100 g de choux de Bruxelles
1 c. à s. d'huile de coco
2 gousses d'ail
400 ml de lait de coco
100 ml d'eau
50 g de noix de cajou
1 à 2 c. à s. de pâte de curry vert
1 c. à s. de jus de citron vert
1 petite poignée de feuilles de coriandre
1 petite poignée de feuilles de basilic thaï
2 cébettes ou le vert de 2 oignons nouveaux
Pour accompagner : riz thaï demi-complet
Sel

Couper le brocoli en morceaux de la taille d'une bouchée. Couper les choux de Bruxelles en deux. Les faire sauter à feu vif dans une petite cocotte, avec l'huile de coco et l'ail émincé, pendant quelques minutes. Dès que les légumes prennent une belle couleur vert vif, baisser à feu moyen et ajouter le lait de coco, l'eau, les noix de cajou et la pâte de curry vert au goût. Bien mélanger et cuire à feu doux pendant 5 à 10 minutes. Assaisonner, ajouter le jus de citron et servir avec du riz thaï. Parsemer de feuilles de coriandre, de basilic thaï ciselé et de cébettes émincées.

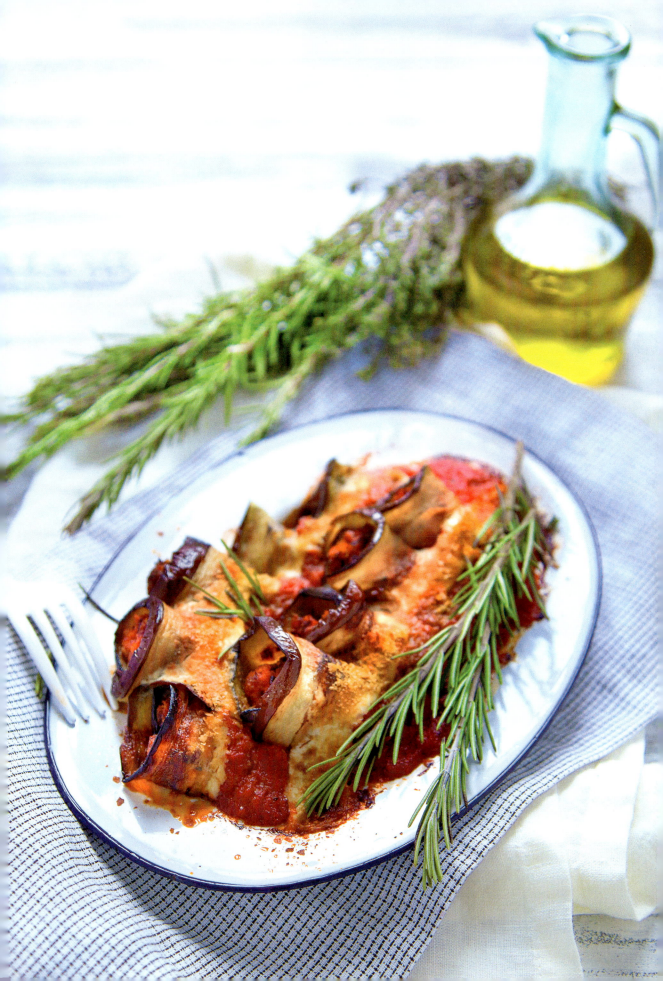

Purée rustique de pommes de terre au céleri-rave rôti

Pour 4 à 6 personnes

700 g de pommes de terre épluchées
300 g de céleri-rave (environ ½ céleri-rave)
3 c. à s. d'huile d'olive
150 ml de crème végétale tiède
Optionnel : branches de thym
Sel, poivre

Cuire les pommes de terre coupées en morceaux à la vapeur ou à l'eau. Retirer la peau du céleri-rave et le couper en dés, puis les mélanger avec 1 cuillerée à soupe d'huile d'olive et assaisonner. Les déposer sur une plaque couverte de papier cuisson ou dans un plat et les cuire au four à 180 °C (th. 6) pendant 20 à 25 minutes. Dans un saladier, écraser les pommes de terre avec la crème à la fourchette, ajouter 2 cuillerées à soupe d'huile d'olive et mélanger brièvement au fouet pour laisser des petits morceaux de pomme de terre. Ajouter le céleri rôti, en réservant quelques morceaux pour décorer. Mélanger, assaisonner au goût, déposer dans un plat de service et décorer avec les morceaux de céleri restants. Ajouter un peu thym frais selon le goût. Parfait comme garniture d'un plat en sauce un peu rustique (sauce moutarde, au poivre vert, *gravy*...), accompagné d'autres légumes.

Panais rôtis sauce balsamique et sésame

Pour 4 à 6 personnes

4 panais de taille moyenne
2 c. à c. d'huile neutre
2 c. à c. d'huile de sésame toasté
1 c. à s. de vinaigre balsamique
1 c. à s. de graines de sésame (blond, complet, noir...)
Sel, poivre

Bien laver les panais et les couper en quatre dans la longueur. Les mélanger avec les huiles et le vinaigre balsamique, assaisonner légèrement et les disposer sur une plaque couverte de papier cuisson ou dans un plat. Cuire 25 minutes au four à 180 °C (th. 6). Parsemer de graines de sésame et servir.

Purée réconfortante butternut – patate douce

Riche en bêtacarotène

Pour 3 à 4 personnes

350 g de patate douce épluchée
300 g de courge butternut
100 ml de crème végétale
1 c. à s. d'huile de coco vierge
Sel, poivre

Couper les légumes en gros dés et les cuire à la vapeur jusqu'à ce qu'ils soient bien fondants. Les mixer avec la crème et l'huile de coco pour obtenir une purée onctueuse. Assaisonner et servir.

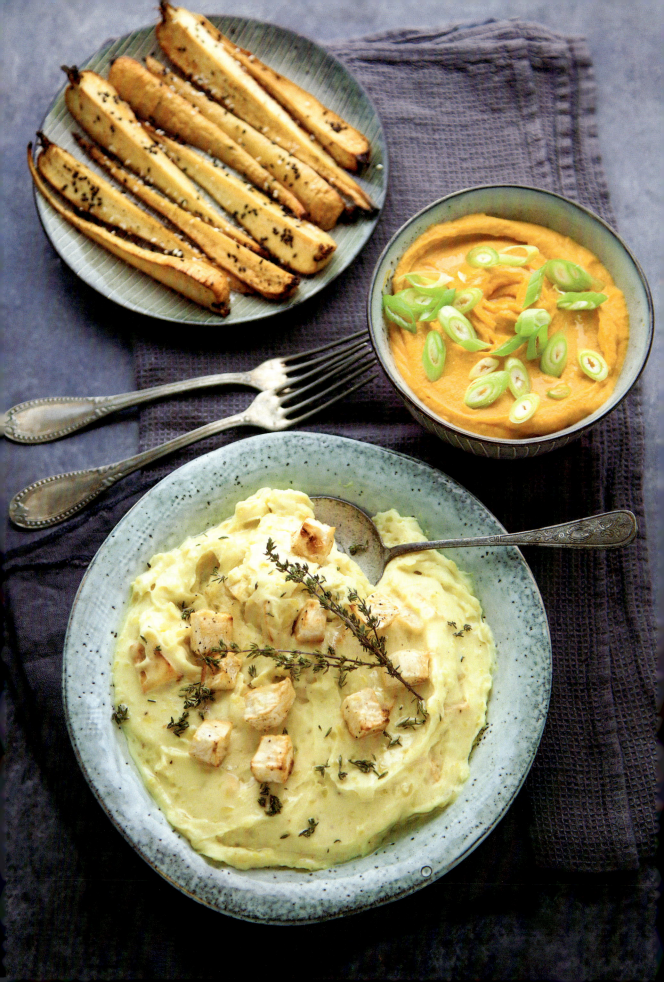

Chou-fleur teriyaki

Pour 2 personnes

500 g de chou-fleur en fleurettes
2 c. à s. de tamari
2 c. à s. de mirin
1 c. à s. de sirop d'agave
1 c. à c. d'huile neutre
1 c. à c. d'huile de sésame

Couper le chou-fleur en morceaux de la taille d'une grosse bouchée. Les cuire 5 minutes à la vapeur. Mélanger le tamari, le mirin et le sirop d'agave pour former la sauce teriyaki. Faire chauffer les huiles à feu vif dans une grande poêle. Ajouter le chou-fleur, remuer 30 secondes et ajouter la moitié de la sauce teriyaki. Cuire en mélangeant régulièrement jusqu'à ce que la sauce réduise et nappe le chou-fleur. Ajouter le reste de la sauce et laisser réduire en mélangeant jusqu'à ce que le chou-fleur soit légèrement laqué. Servir avec du riz.

Wok de nouilles de courgette aux légumes

Pour 2 personnes

1 grosse courgette
1 petite carotte
1 petit oignon
1 cébette
½ poivron rouge
1 c. à c. d'huile neutre
1 c. à c. d'huile de coco ou de sésame
1 c. à s. de tamari
1 c. à c. de graines de sésame

Passer la courgette au spiraleur pour former des spaghettis. Couper la carotte en lamelles. Émincer l'oignon et la cébette. Couper le poivron en lamelles. Chauffer les huiles dans un wok ou une grande poêle. Y faire revenir la carotte, l'oignon et le poivron 2 à 3 minutes, en mélangeant. Ajouter le tamari et les graines de sésame, mélanger. Ajouter les spaghettis de courgette et la cébette, mélanger et faire sauter 2 minutes environ. Servir sans attendre.

Steaks de chou-fleur à la provençale

Pour 4 personnes

1 chou-fleur de taille moyenne

Sauce
2,5 c. à s. d'huile d'olive
2 c. à s. de miso blanc
1 c. à s. d'herbes de Provence
2 c. à s. d'eau
Poivre noir

Découper le chou-fleur en larges tranches, normalement vous devriez pouvoir obtenir 4 belles tranches d'environ 100 g plus des fleurettes à garder pour une autre recette. Disposer les tranches de chou-fleur dans un plat ou sur une plaque couverte de papier cuisson. Mélanger les ingrédients de la sauce dans un petit bol et en badigeonner généreusement les tranches de chou-fleur, des deux côtés. Enfourner à 180 °C (th. 6) et cuire environ 10 minutes de chaque côté. Le chou-fleur doit être doré, légèrement fondant à l'extérieur et encore un peu ferme à cœur.

Tourte aux légumes d'hiver

Pour 4 à 8 personnes

1 grosse pomme de terre
1 carotte
1 chou-rave
1 gros oignon
1 gros poireau
2 c. à s. d'huile neutre ou d'olive
200 ml de crème de riz
2 c. à s. de fécule de maïs
1 c. à s. de moutarde de Dijon
1 c. à s. de miso d'orge
2 c. à s. de ciboulette
2 pâtes brisées
Sel, poivre

Éplucher les légumes (ou les brosser), puis les couper en dés. Les cuire 25 minutes à feu moyen-doux dans une sauteuse avec l'huile d'olive, en mélangeant régulièrement. Assaisonner. Mélanger la crème avec la fécule, la moutarde, le miso et la ciboulette, puis verser sur les légumes, mélanger et ôter du feu. Chemiser un moule à tourte de papier cuisson et le foncer avec une pâte brisée. Garnir avec les légumes et couvrir avec la deuxième pâte. Sceller les bords et piquer la pâte avec la lame d'un couteau pour former des trous sur le dessus. Cuire 30 à 35 minutes au four à 180 °C (th. 6).

Poivrons farcis

Pour 2 à 4 personnes

2 gros poivrons rouges
125 g de riz cuit
125 g de sarrasin cuit
6 demi-tomates séchées à l'huile et aux aromates
100 g de tofu lactofermenté mariné au tamari
2 c. à s. de menthe hachée
2 c. à s. de thym frais
2 c. à c. d'huile d'olive + pour dorer
Sel, poivre

Couper les poivrons en deux et les évider. Les disposer dans un plat. Mélanger le riz et le sarrasin dans un saladier. Ajouter les tomates séchées émincées, le tofu émietté, les herbes et l'huile d'olive. Assaisonner et mélanger. Farcir les demi-poivrons, bien tasser la farce. Arroser d'un fin filet d'huile d'olive et enfourner à 180 °C (th. 6) pour 30 minutes.

RECETTES DE PÂTES

Pâtes sans gluten au curcuma

Pour 4 personnes

100 g de farine de riz complète
100 g de farine de teff
100 g de semoule fine de riz
100 g de fécule de pomme de terre
1 c. à c. de sel
1 c. à c. de curcuma en poudre
200 ml d'eau
2 c. à s. de gel de lin (150 ml d'eau + 2 c. à s. de graines de lin)
2 c. à s. d'huile neutre

Dans un saladier, mélanger les farines, la semoule, la fécule, le sel et le curcuma. Ajouter l'eau, le gel de lin et l'huile, et pétrir pour obtenir une pâte souple et non collante (sinon fariner un peu avec une farine sans gluten). La diviser en petites boules et les couvrir d'un linge. Passer une petite boule de pâte bien aplatie dans un laminoir à pâtes, rouleaux réglés au cran le plus large (0). Repasser la pâte dans le laminoir en resserrant de deux crans (2) et répéter l'opération en resserrant encore de deux crans (4) pour obtenir une pâte très fine. L'épaisseur de la pâte dépend de ce qu'on souhaite en faire (lasagnes, ravioles, tagliatelles...). Cette pâte étant moins élastique que celles avec du gluten ou les pâtes industrielles, elle se casse plus facilement. Il faut donc la manipuler avec précaution avant de la cuire. Une fois cuites, les pâtes sont bien fermes. Le temps de cuisson dépend de l'épaisseur des pâtes et de la forme donnée. Tester en fonction des recettes. Comme les pâtes classiques, elles cuisent dans un grand volume d'eau bouillante salée.

Linguines et sauce Alfredo au chou-fleur

La sauce Alfredo traditionnelle se prépare en mélangeant du beurre, du fromage crémeux et du parmesan. Ici, on ne va pas simplement créer la même base de sauce très grasse en version végétale, mais garder l'esprit d'une sauce crémeuse et douce au goût fromager en intégrant un légume, de la purée de noix de cajou et en réduisant sérieusement la quantité de graisses sans abandonner la gourmandise !

Pour 4 personnes

400 ml de lait d'amande
1 c. à s. de fécule de maïs
3 c. à s. de purée de noix de cajou
2 c. à s. de levure maltée
1/2 c. à c. de sel
300 g de chou-fleur cuit
4 c. à c. de jus de citron
2 c. à s. d'huile végétale neutre
400 g de linguines
Optionnel : parmesan vegan en poudre (voir page 292)

Dans une petite casserole, mélanger le lait d'amande, la fécule, la purée de noix de cajou, la levure maltée et le sel. Porter à feu vif tout en mélangeant au fouet. Quand le mélange commence à épaissir, ajouter le chou-fleur en petits morceaux et mixer à l'aide d'un mixeur plongeant pour obtenir une texture bien lisse. Ajouter le jus de citron et l'huile, et mélanger au fouet. Cuire encore 1 minute en mélangeant. La texture de la sauce doit être celle d'une crème épaisse. Cuire les linguines dans un grand volume d'eau salée, puis les égoutter, les mélanger avec la sauce Alfredo et servir. Saupoudrer d'un peu de parmesan vegan dans l'assiette.

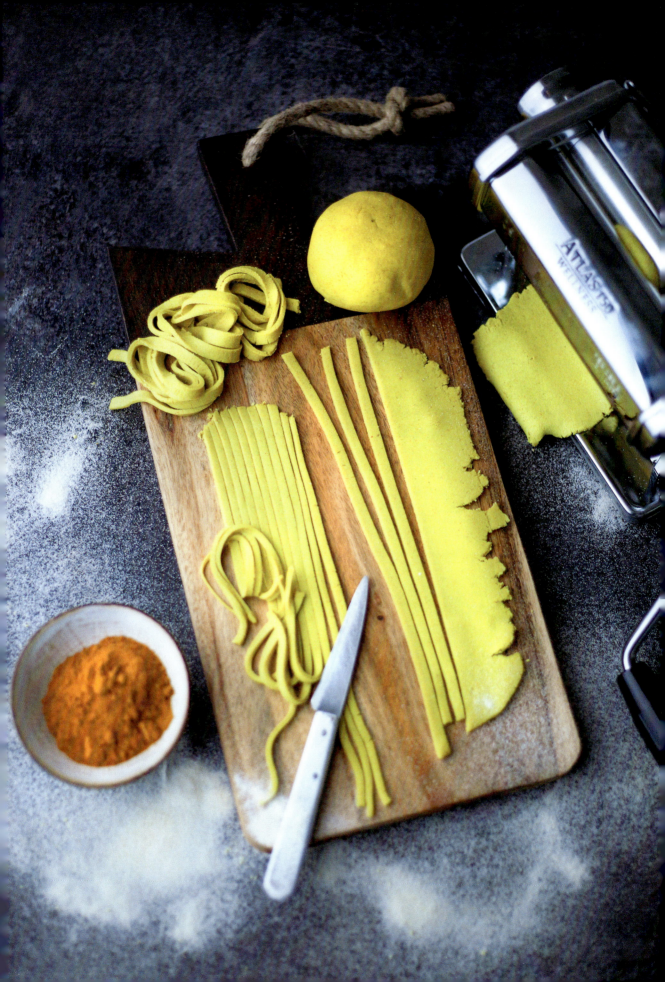

Pâtes fraîches à la farine d'épeautre

Pour 4 à 6 personnes

150 g de farine d'épeautre T80
200 g de semoule fine de blé dur complète + pour fariner le plan de travail
1 c. à c. de sel
250 ml d'eau chaude

Mélanger la farine, la semoule et le sel. Ajouter l'eau, mélanger et pétrir sur un plan de travail légèrement fariné pendant 10 minutes afin d'obtenir une pâte bien souple. La diviser en 6 boules et les conserver dans un torchon avant de les utiliser. Passer une boule au laminoir réglé sur le premier cran. La fariner très légèrement, puis la repasser plusieurs fois dans le laminoir en resserrant les crans afin d'obtenir une pâte fine qui se tient, en farinant très légèrement au besoin. Découper la pâte en lasagnes, en tagliatelles, ou l'utiliser pour des raviolis.

Yaki soba au kale

Pour 2 personnes

125 g de nouilles de type ramen sèches
1 oignon
1 carotte
2 branches de kale
1 c. à s. d'huile neutre
3 à 4 c. à s. de sauce pour yaki soba
(ou 3 à 4 c. à s. de sauce Worcestershire vegan + 2 c. à c. de sirop de datte)

Cuire ou réhydrater les nouilles selon les indications du sachet. Découper les légumes en fines lamelles. Chauffer l'huile dans une grande poêle sur feu moyen-vif. Y faire revenir les légumes pendant quelques minutes, en remuant constamment avec une spatule. Quand les légumes deviennent tendres, ajouter les nouilles égouttées et mélanger. Ajouter la sauce pour yaki soba, mélanger et cuire 2 minutes pour bien imprégner les nouilles de sauce. Servir.

Lasagnes vertes au kale et épinards

Pour 4 à 6 personnes

250 g d'épinards
2 c. à s. d'huile d'olive
130 g de kale dénervuré
2 gousses d'ail
9 à 12 feuilles de lasagnes sèches
Levure maltée pour gratiner
Sel, poivre

Béchamel express
1 l de lait d'amande (ou autres)
7 c. à s. de fécule de maïs
¼ de c. à c. de muscade en poudre
2 c. à s. de purée de noix de cajou
2 c. à s. de levure maltée
Sel, poivre

Laver et hacher les épinards. Les faire sauter avec l'huile d'olive dans une grande poêle. Quand ils ont réduit de moitié, saler et poivrer, puis ajouter le kale émincé et l'ail en purée. Faire sauter quelques minutes, rectifier l'assaisonnement et réserver. Mélanger les ingrédients de la béchamel express dans une grande casserole, en fouettant. Porter à feu vif tout en mélangeant. Laisser épaissir quelques minutes ; une fois la texture d'une béchamel obtenue, ôter du feu. Verser un quart de la béchamel dans le fond d'un plat d'environ 20 × 25 cm. Répartir un tiers du mélange kale-épinards dessus. Déposer 3 à 4 feuilles de lasagnes par-dessus et répéter l'opération 2 fois (béchamel, légumes, lasagnes). Répartir le dernier quart de béchamel sur les lasagnes et parsemer d'un peu de levure maltée. Cuire 35 à 40 minutes au four à 180 °C (th. 6).

Lasagnes d'hiver potimarron-champignons

Pour 6 à 8 personnes

3 c. à s. d'huile d'olive
1 gros oignon
300 g de champignons de Paris nettoyés
400 g de potimarron en dés
3 gousses d'ail
2 c. à s. de ciboulette hachée
2 c. à s. de persil haché
1,5 c. à s. de tamari
1 portion de Béchamel express
(voir la recette précédente)
500 ml de sauce tomate cuisinée
9 à 12 feuilles de lasagnes
Levure maltée pour gratiner

Dans une grande poêle, faire chauffer l'huile d'olive à feu vif, puis ajouter l'oignon émincé, les champignons en petits dés et le potimarron. Mélanger. Cuire quelques minutes, ajouter l'ail émincé et les herbes, et laisser cuire à feu moyen jusqu'à ce que les champignons aient réduit et que le potimarron soit tendre. Ajouter le tamari et cuire encore quelques minutes pour obtenir une belle farce parfumée. Préparer la béchamel express. En verser un quart dans le fond d'un plat d'environ 20 × 25 cm. Répartir un tiers de la farce au potimarron dessus, puis ajouter un tiers de la sauce tomate. Déposer 3 à 4 feuilles de lasagnes par-dessus et répéter l'opération 2 fois (béchamel, farce, sauce, lasagnes). Répartir le dernier quart de béchamel sur les lasagnes et parsemer d'un peu de levure maltée. Cuire 35 à 40 minutes au four à 180 °C (th. 6).

Pennes aux champignons, à la crème et aux herbes

Pour 2 à 4 personnes

200 g de champignons de Paris
1 oignon
2 grosses gousses d'ail
1,5 c. à s. d'huile d'olive
2 c. à s. de persil haché
1 c. à s. de ciboulette hachée
2 c. à c. de jus de citron
200 ml de crème de soja
250 g de pennes (complètes ou sans gluten)
Sel, poivre

Recette express

Émincer les champignons, l'oignon et l'ail puis les faire sauter dans une poêle de taille moyenne sur feu vif, avec l'huile d'olive, pendant 5 bonnes minutes. Ajouter les herbes, le jus de citron pour déglacer et assaisonner. Ajouter la crème et bien mélanger. Réserver. Cuire les pâtes et les égoutter. Ajouter les pâtes dans la sauce sur feu moyen, mélanger pendant 1 minute, puis servir.

Spaghettis et sauce tomate aux olives kalamata

Pour 3 à 4 personnes

3 c. à s. d'huile d'olive
1 oignon
2 gousses d'ail
90 g d'olives kalamata
2 c. à c. de câpres
500 g de pulpe de tomates
2 c. à s. de persil haché
350 g de spaghettis

Faire chauffer l'huile d'olive à feu vif dans une grande poêle. Ajouter l'oignon et l'ail émincés. Mélanger. Ajouter les olives tranchées et les câpres. Cuire 2 minutes. Ajouter la pulpe de tomates, le persil et cuire 5 minutes à feu moyen, en mélangeant. Garder au chaud sur feu doux. Cuire les spaghettis al dente dans un grand volume d'eau salée. Les égoutter, les ajouter à la sauce, mélanger 1 minute et servir.

Gnocchis à la patate douce

Pour 4 à 6 personnes

350 g de patates douces cuites
3 c. à s. de farine (fécule) de tapioca
1 c. à c. de sel
350 g de farine de petit épeautre T110
Huile d'olive et thym frais

Réduire les patates douces en purée. Ajouter la farine de tapioca, le sel et la farine d'épeautre petit à petit, à l'aide d'une spatule. Former une boule de pâte et la placer sous un torchon. En prélever des petites boules, les allonger une à une pour former de longs et fins pâtons puis, sur un plan de travail fariné, les découper au couteau et les rouler sur les dents d'une fourchette pour former des gnocchis. Cuire les gnocchis dans une grande cocotte d'eau bouillante, en 2 ou 3 fois. Les sortir de l'eau à l'aide d'une écumoire dès qu'ils remontent à la surface. Les faire poêler dans une grande poêle avec un filet d'huile d'olive et du thym, ou les accompagner d'une sauce au choix.

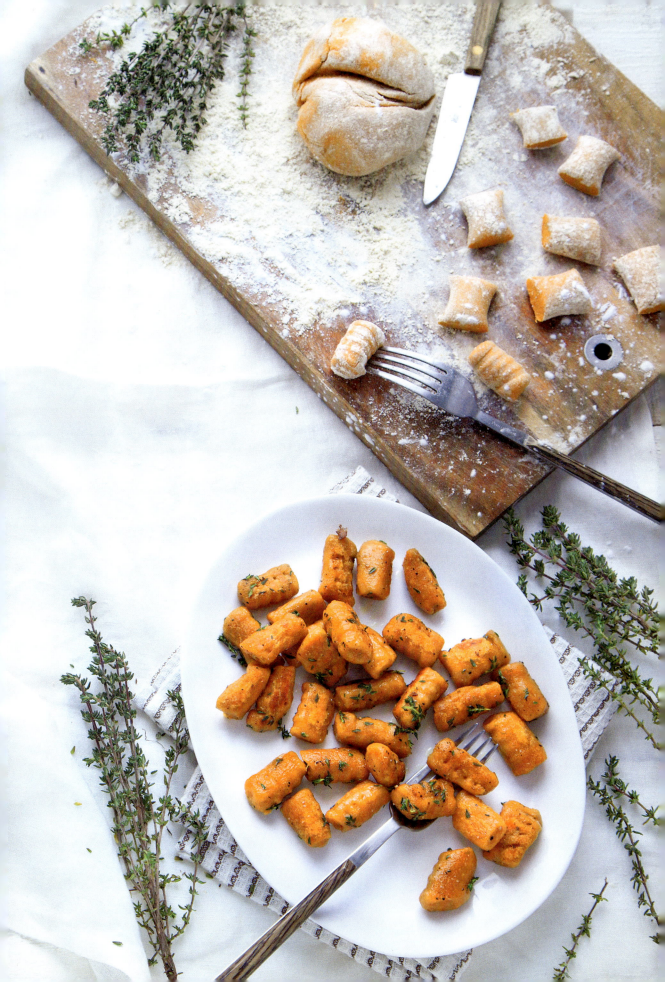

TARTES SALÉES ET PIZZAS

Tartelettes de polenta, fromage d'amande et légumes marinés

Sans Gluten

Pour 6 tartelettes

• 350 ml de bouillon de légumes • 75 g de polenta instantanée • $\frac{1}{4}$ de c. à c. d'ail en poudre • 1 courgette • 1 c. à c. d'huile d'olive • 1 c. à s. de jus de citron • 2 c. à s. de menthe hachée • 3 morceaux de tomate séchée à l'huile • 6 c. à s. de fromage d'amande (voir page 288) • Sel, poivre

Porter le bouillon à ébullition, puis ajouter la polenta, et l'ail en poudre et mélanger au fouet quelques minutes. Quand la polenta est bien épaisse, la répartir dans 6 moules à tartelettes légèrement huilés. Former des bords. Laisser refroidir. Découper la courgette en petits dés, puis les mélanger avec l'huile d'olive, le jus de citron, la menthe et les tomates séchées émincées. Assaisonner. Laisser mariner environ 1 heure. Démouler les fonds de tartelettes, puis les garnir avec 1 cuillerée à soupe de fromage d'amande et le mélange à la courgette. Pour des tartelettes encore plus gourmandes, faire dorer les fonds démoulés 10 minutes au four à 160 °C (th. 5-6).

Tarte fine aux légumes et pesto

Sans sel

Pour 4 personnes

• 1 pâte brisée (voir recette sans gluten page 60) • 2 c. à s. de pesto vert au choix • 6 c. à s. de crème « amande cuisine » • 1 poivron jaune • 1 poivron rouge • 1 oignon • 2 tomates • Optionnel : 50 g de tofu lactofermenté mariné au tamari

Dérouler ou étaler la pâte brisée sur une plaque à pizza ou de cuisson chemisée de papier cuisson. Mélanger le pesto et la crème dans un bol. Étaler le mélange sur la pâte. Couper les légumes en lamelles et les répartir sur la pâte. Cuire la tarte au four à 180 °C (th. 6) pendant environ 15 minutes. Pour une tarte encore plus gourmande, ajouter dessus le tofu lactofermenté émietté après cuisson.

Quiche aux artichauts et thym

Pour 4 à 6 personnes

200 g de fonds d'artichauts blanchis
1,5 c. à s. d'huile d'olive
2 gousses d'ail
200 g de tofu
2 c. à c. de thym séché ou frais
125 ml de lait végétal
1 c. à s. d'arrow-root (ou d'une autre fécule)
2 pincées de curcuma en poudre
6 c. à s. de parmesan vegan en poudre (voir page 292)
$\frac{1}{2}$ c. à c. de sel
1 c. à c. de moutarde de Dijon
1 pâte brisée

Émincer les fonds d'artichauts, puis les faire revenir à feu moyen avec l'huile d'olive et l'ail pendant 10 minutes. Les artichauts doivent être dorés. Assaisonner. Mixer le tofu préalablement émietté avec le reste des ingrédients. Mélanger avec les artichauts. Foncer un moule à tarte avec la pâte brisée, puis y verser l'appareil à quiche et bien lisser. Cuire au four à 160 °C (th. 5-6) pendant 30 minutes.

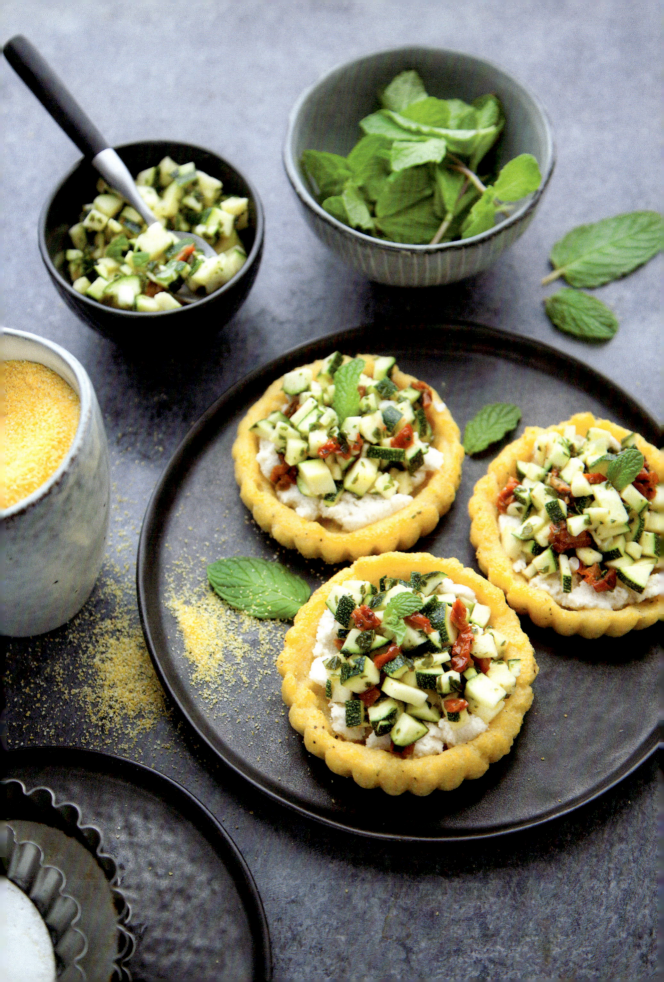

Pizzettes aux herbes sans gluten

Pour 4 pizzettes

Pâte à pizza sans gluten
1 c. à c. bombée de levure de boulanger déshydratée
2 c. à c. de sucre de canne complet
1 c. à s. d'huile d'olive
150 ml d'eau tiède
150 g de farine de riz demi-complet
100 g de farine de maïs
3 c. à c. de gomme de guar
3 c. à s. de fécule de maïs
2 pincées de sel
Semoule de riz fine pour fariner

Garniture
8 c. à s. de passata
4 c. à s. de ciboulette hachée
4 c. à s. de basilic haché
2 c. à s. d'origan séché
Mozzarella au lait de riz (voir page 288) ou fromage à gratiner (voir page 290)
Huile d'olive
Sel

Dans un grand verre doseur, mélanger la levure, le sucre, l'huile et l'eau tiède. Laisser reposer 15 minutes. Mélanger les farines, la gomme de guar, la fécule et le sel dans un grand saladier, puis verser le liquide, mélanger et pétrir 5 bonnes minutes sur un plan de travail fariné de semoule de riz fine. Placer la boule de pâte dans un saladier et le couvrir d'un torchon. Laisser lever 1 heure. Former 4 petites boules puis les étaler au rouleau sur le plan de travail fariné de semoule de riz fine. Couper les bords au couteau, s'ils se déchirent, pour obtenir des fonds de pizza bien ronds. Étaler 2 cuillerées à soupe de passata sur chaque pizzette, puis y répartir les herbes, saler, ajouter un peu de mozzarella ou de fromage à gratiner et arroser d'un fin filet d'huile d'olive. Cuire 15 minutes au four à 180 °C (th. 6).

Pizza thaïe

Pour 2 pizzas

Pâte à pizza à l'épeautre (voir page 276)

Sauce
• 4 c. à s. de purée ou de beurre de cacahuète 10 c. à s. de passata • 2 c. à s. de tamari
• 2 c. à c. d'ail en poudre • $1/2$ à 2 c. à c. de purée de piments (selon le goût) • 1 c. à s. de jus de citron vert

Garniture
• 1 poivron rouge • 1 poivron vert • 1 oignon
• 1 piment doux • $1/2$ carotte • 1 avocat
• 2 poignées de graines germées • 2 poignées de feuilles de coriandre • 1 citron vert

Étaler la pâte à pizza pour former 2 fonds de pizzas. Mélanger les ingrédients de la sauce et l'étaler sur la pâte. Garnir avec les poivrons et l'oignon coupés en lamelles, ainsi que quelques morceaux de piment. Cuire 20 minutes au four à 200 °C (th. 6-7). Garnir de carotte râpée, de lamelles d'avocat, de graines germées et de feuilles de coriandre. Ajouter un filet de jus de citron vert et servir.

Green pizza

Pour 1 pizza

• 50 g de kale dénervuré • $1/2$ c. à s. d'huile d'olive • 6 à 8 asperges • 1 pâte à pizza à l'épeautre (voir recette suivante) • Origan
• 1 poignée de roquette

Pesto
• 150 g de petits pois blanchis • 3 c. à s. d'huile d'olive • 3 c. à s. de basilic frais haché • 1 gousse d'ail • Sel

Hacher le kale, puis le masser avec l'huile. Trancher les asperges et les ajouter au kale. Mixer les ingrédients du pesto puis l'étaler sur la pâte à pizza. Garnir avec le kale et les asperges, ajouter quelques pincées d'origan. Cuire 15 minutes au four à 200 °C (th. 6-7). Garnir de roquette avant de servir.

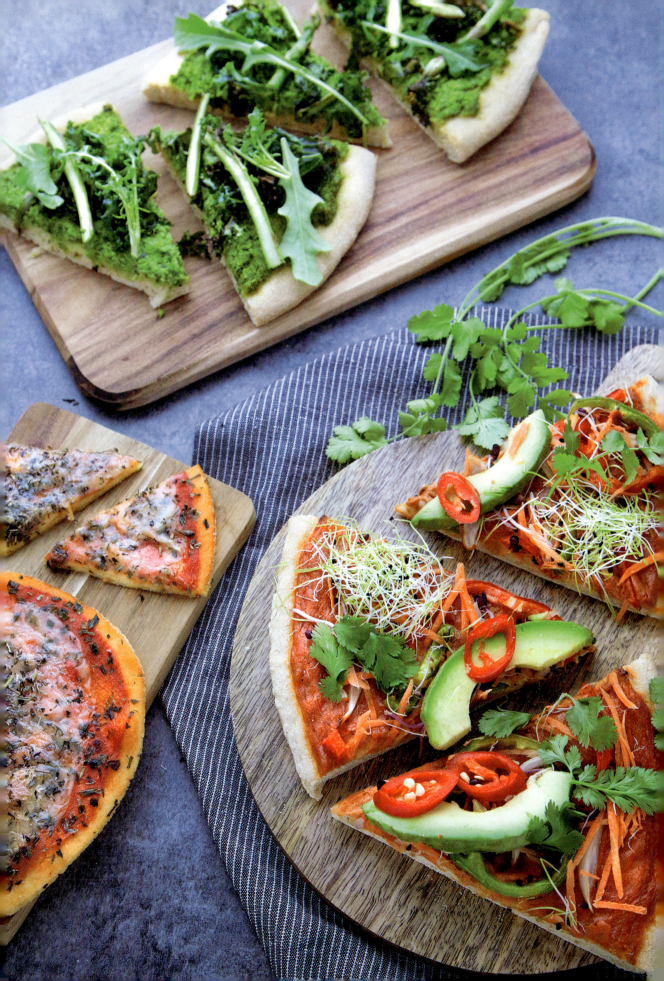

Tarte arc-en-ciel aux légumes

Pour 6 tartelettes

1 pâte brisée (voir recette sans gluten page 60)
200 ml de crème de riz
1 c. à s. de moutarde
1 c. à s. de levure maltée (ou de levure sans gluten)
1 c. à c. de graines de chia
1 c. à s. de fécule de maïs
9 rondelles de betterave
9 rondelles de tomate
6 rondelles de carotte
6 morceaux de poivron jaune ou orange
4 à 6 rondelles de betterave jaune ou de navet boule d'or
9 rondelles de courgette
4 à 5 asperges
2 morceaux de brocoli ou de *cima di rapa*
Sel, poivre

Foncer un moule rectangulaire à fond amovible avec la pâte brisée. Mixer la crème, la moutarde, la levure, les graines de chia et la fécule. Assaisonner. Verser sur le fond de tarte. Garnir de légumes en les superposant par couleurs pour former un arc-en-ciel. Cuire 30 à 35 minutes au four à 170 °C (th. 5-6).

Quiche au brocoli saveur cheddar

Pour 4 à 6 personnes

• 150 g de brocoli en petites fleurettes
• 1 pâte brisée • 200 g de tofu • 4 c. à s. de purée de noix de cajou • 3 c. à s. de levure maltée • 1 c. à c. d'ail en poudre • 2 c. à c. de paprika • ½ c. à c. de sel • 200 ml de crème végétale

Cuire le brocoli 5 minutes à la vapeur. Foncer un moule à tarte chemisé de papier cuisson de 22 cm de diamètre environ avec la pâte brisée. Mixer le tofu préalablement émietté avec le reste des ingrédients. Répartir l'appareil à quiche sur la pâte, ajouter les morceaux de brocoli et bien les couvrir avec l'appareil en appuyant dessus. Cuire la quiche au four à 170 °C (th. 5-6) pendant 25 minutes. Déguster chaud ou froid.

Pâte à pizza à l'épeautre

Pour 2 grandes pizzas

7 g de levure de boulanger déshydratée
2 c. à c. de sucre de canne complet
2 c. à s. d'huile d'olive
300 ml d'eau tiède
500 g de farine d'épeautre blanche
1 c. à c. de sel
50 à 100 g de semoule de blé dur fine

Dans un grand verre doseur, mélanger la levure, le sucre, l'huile et l'eau tiède. Laisser reposer 15 minutes. Mélanger la farine et le sel dans un grand saladier, puis verser le liquide, mélanger et pétrir 5 bonnes minutes sur un plan de travail fariné de semoule de blé dur. Placer la boule de pâte dans un saladier huilé et le couvrir d'un torchon. Laisser lever 1 heure. Former 2 boules et les étaler sur le plan de travail fariné de semoule de blé dur. Garnir les pizzas et les cuire environ 20 minutes au four à 200 °C (th. 6-7).

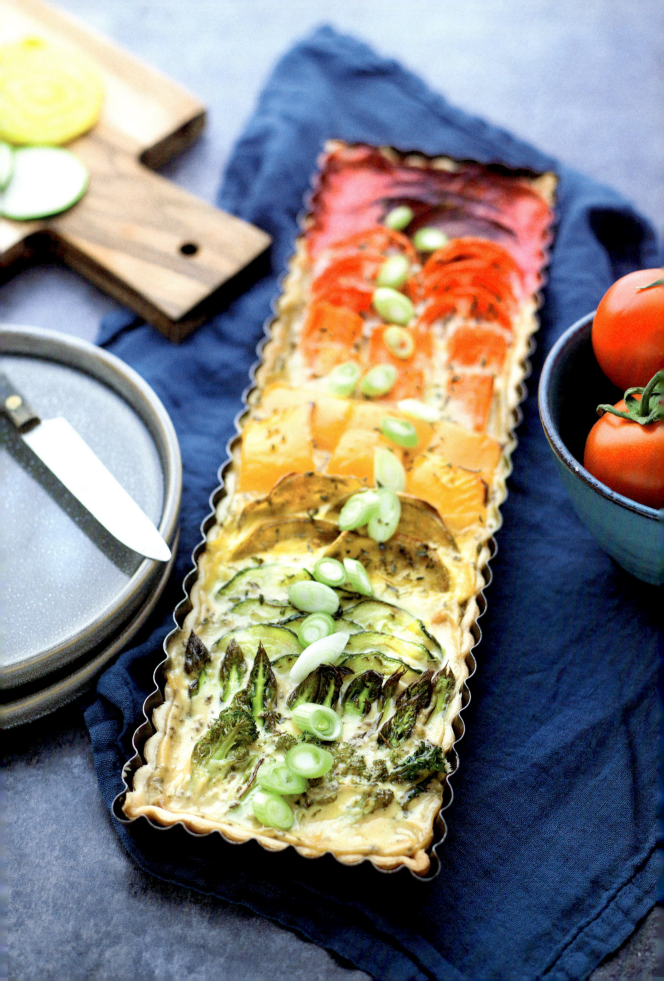

JUNK FOOD FAÇON HEALTHY

Falafels au four

Pour 20 falafels

- 250 g de pois chiches secs • 1 oignon
- ½ bouquet de persil • ½ bouquet de coriandre • 2 brins de menthe • 1,5 c. à c. de coriandre en poudre • 1,5 c. à c. de cumin en poudre • 1 c. à c. de sel • 1 c. à c. de bicarbonate de soude • 2 c. à s. de farine de pois chiche • Huile neutre pour la cuisson

Faire tremper les pois chiches dans un saladier rempli d'eau pendant 12 à 24 heures. Égoutter. Mixer les pois chiches avec l'oignon en morceaux dans un robot avec la lame en « S ». Ajouter les herbes hachées sans les tiges, les épices, le sel, le bicarbonate et la farine de pois chiche. Mixer pour obtenir un mélange homogène. Le déposer dans un torchon propre, le replier et « essorer » pour exprimer un maximum de jus et assécher la pâte. La redéposer dans le robot et mixer pour obtenir une pâte bien fine ; elle reste granuleuse et n'est pas très collante, c'est normal. Former 20 boulettes entre les mains, en pressant bien plusieurs fois de manière à obtenir des boulettes bien arrondies qui se tiennent, puis les déposer sur une plaque couverte de papier cuisson. Les huiler légèrement à l'aide d'un pinceau. Les cuire 10 à 15 minutes au four à 180 °C (th. 6). Servir avec de la sauce tahini au citron ou une autre sauce au choix. Parfait pour garnir des wraps ou des sandwichs, pour l'apéro…

Steaks de champignons

Pour 3 steaks

- 350 g de champignons de Paris bruns
- 1 oignon • 2 c. à s. d'huile d'olive
- 1,5 c. à s. de tamari • 5 c. à s. de graines de lin moulues • 2 c. à s. de polenta instantanée • Optionnel : ½ c. à c. de *liquid smoke* • Huile neutre pour la cuisson

Hacher finement les champignons et l'oignon. Les faire sauter dans une grande poêle avec l'huile d'olive, sur feu vif, pendant 5 minutes. Les champignons vont réduire de moitié environ. Ajouter le tamari et les graines de lin finement moulues (le *personal blender* est parfait pour cela). Mélanger et cuire 2 minutes. Déposer le mélange dans un petit saladier ou un cul-de-poule, ajouter la polenta (et le *liquid smoke* si on désire des steaks au goût fumé), mélanger, bien tasser et laisser reposer 20 minutes. Séparer en trois et tasser dans 3 cercles en Inox de 7 cm de diamètre. Démouler et cuire dans une poêle huilée sur feu moyen-vif, quelques minutes de chaque côté. Utiliser pour les burgers.

Nuggets de légumes

Pour 15 à 20 nuggets

- 100 g de pommes de terre • 100 g de carottes • 100 g de brocoli • 100 g de tofu lactofermenté mariné au tamari • 3 c. à s. de graines de lin moulues • Tartines craquantes sans gluten • Optionnel : huile neutre pour la cuisson

Pour personnaliser : épices, herbes…
Pour accompagner : ketchup cru, véganaise, aïoli d'avocat…

Cuire les légumes séparément à la vapeur. Les écraser ensemble, avec le tofu émietté. Ajouter les graines de lin moulues. Si on souhaite ajouter des épices et/ou des herbes, c'est le moment ! Laisser reposer 30 minutes. Mixer au robot les tartines craquantes pour obtenir de la chapelure sans gluten. Former les nuggets un par un à la main, puis les rouler dans la chapelure. Pour une cuisson sans huile, les déposer sur une plaque de cuisson et les cuire 10 à 15 minutes au four à 180 °C (th. 6). Pour des nuggets dorés, les cuire avec un filet d'huile neutre à la poêle, à feu moyen-vif, quelques minutes de chaque côté. Servir avec une ou des sauces au choix pour tremper ces nuggets croustillants !

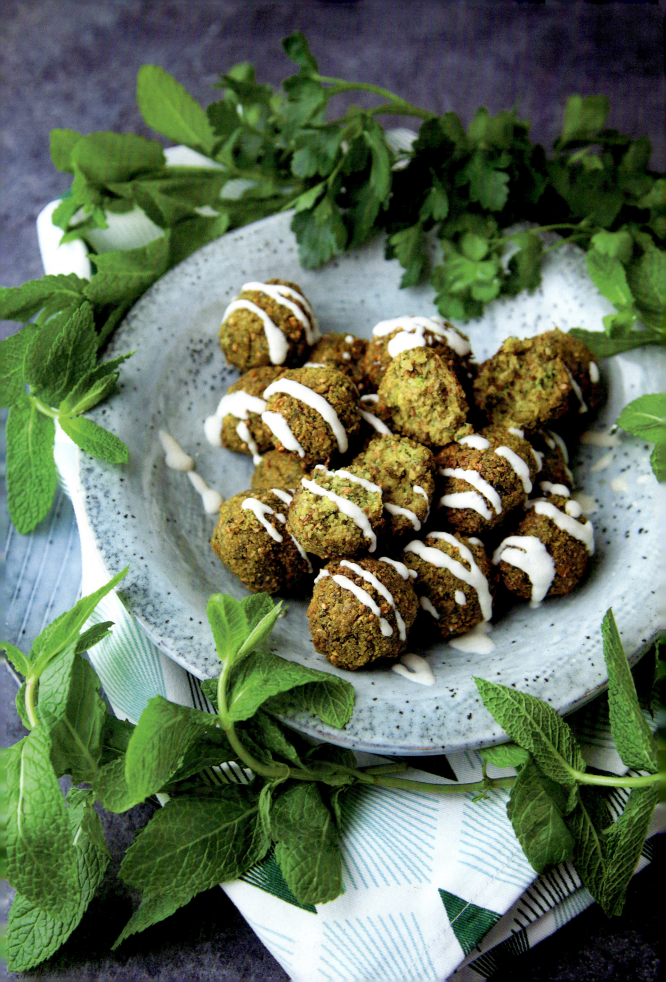

Poutine végétale

Pour 1 personne

- 1 grosse pomme de terre à chair ferme (300 g)
- 1 c. à s. d'huile au goût neutre pour la cuisson • 50 g de mozzarella au lait de riz (voir page 288) • 4 à 5 c. à s. de *gravy* aux champignons (voir page 199)

Couper la pomme de terre en frites. Deux options pour la cuisson. Soit les cuire au four à 180 °C (th. 6), avec l'huile neutre, jusqu'à ce qu'elles soient dorées. Soit les précuire 8 à 10 minutes à la vapeur, puis les poêler avec l'huile quelques minutes de chaque côté pour les faire dorer. Une fois les frites cuites, émietter la mozzarella au lait de riz par-dessus et verser le gravy chaud. Déguster dans attendre.

Burgers de lentilles au kale et épinards

Pour 4 burgers

- 225 g de lentilles cuites • 1 c. à s. d'huile d'olive • 1 oignon émincé • 2 gousses d'ail émincées • 30 g de kale finement haché
- 30 g d'épinards finement hachés
- 1 c. à s. de tamari • 1 c. à s. de persil haché
- 3 c. à s. de graines de chia • 2 c. à s. de fécule de maïs • 4 buns • 4 feuilles de laitue
- Cornichons aigres-doux • Sauce « queso » (voir page 290) • Ketchup, moutarde, oignons grillés • Sel, poivre

Écraser les lentilles ou les passer brièvement au robot avec la lame en « S ». Chauffer l'huile d'olive dans une poêle, puis y faire dorer l'oignon pendant 5 minutes à feu moyen. Ajouter l'ail, le kale et les épinards, cuire quelques minutes et assaisonner. Ajouter aux lentilles, mélanger, ajouter le tamari, le persil, les graines de chia et la fécule. Bien mélanger, tasser et laisser reposer 20 minutes. Former 4 steaks sur une plaque couverte de papier cuisson, à l'aide d'un cercle en Inox. Les cuire 15 minutes au four à 180 °C (th. 6). Réchauffer ou toaster les buns, puis les garnir avec 1 feuille de laitue, 1 steak, des rondelles de cornichon, de la sauce « queso », du ketchup, de la moutarde et des oignons grillés selon le goût.

Pains à burgers

Pour 3 burgers

- 150 g de farine de riz complet • 50 g de farine de teff (ou de quinoa) • 25 g de farine (fécule) de tapioca • $\frac{1}{2}$ c. à c. de sel • 2 c. à c. de poudre à lever sans gluten • 100 ml de lait de riz • 100 ml d'eau • 1 c. à s. d'huile végétale neutre • Graines de sésame

Dans un petit saladier, mélanger tous les ingrédients secs. Ajouter les ingrédients humides et bien mélanger à la spatule pour obtenir une pâte lisse. Sur une plaque couverte de papier cuisson, disposer 6 grosses cuillerées de pâte. Lisser avec les mains mouillées pour former 6 galettes bien rondes. Parsemer de graines de sésame. Cuire au four à 180 °C (th. 6) pendant 10 minutes. Laisser refroidir, puis décoller les 6 demi-pains à burgers et les garnir.

Cheese fries à la patate douce

Pour 2 à 4 personnes

- 400 g de patates douces (épluchées ou non)
- 1 c. à s. d'huile végétale neutre • Sauce « queso » (voir page 290)

Toppings optionnels : piments, chili, sauce pimentée, oignon grillés • Sel, poivre

Couper les patates douces en frites, puis les mélanger avec l'huile et les étaler sur une plaque couverte de papier cuisson. Les cuire 25 minutes au four à 200 °C (th. 6-7) pour qu'elles soient dorées et croustillantes. Saler et poivrer légèrement selon le goût. Arroser de sauce « queso » et ajouter des *toppings* si on le désire.

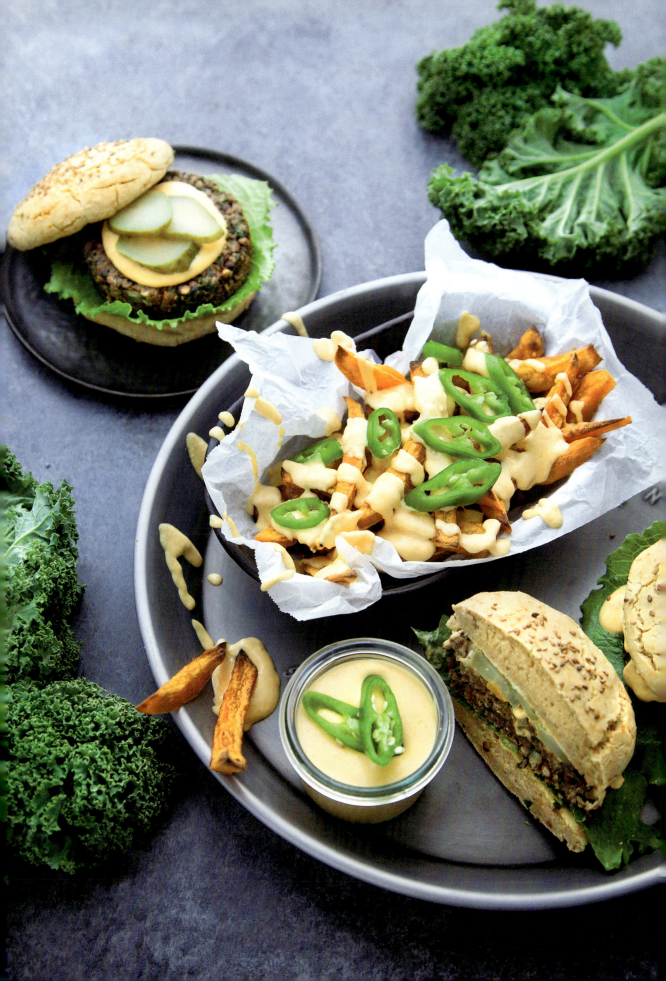

Donuts au four

**Pour 6 donuts
ou 20 mini-donuts**

Sans Gluten

2 c. à s. de graines de lin moulues
200 ml de lait d'amande
1 c. à c. de vinaigre de cidre
1,5 c. à c. de poudre à lever sans gluten
50 g de farine d'avoine
50 g de farine de riz
2 c. à s. d'huile de coco (vierge ou désodorisée)
3 pincées de cannelle en poudre
1 pincée de muscade en poudre
Pour la déco : graines de sésame ou autres graines

Glaçage
Sucre glace de canne
Caroube, cacao ou thé matcha

Dans un saladier, mélanger les graines de lin moulues avec le lait d'amande, le vinaigre et la poudre à lever. Ajouter les farines, l'huile fondue et les épices, et bien mélanger au fouet. Verser dans des moules à donuts ou à minidonuts (huilés au besoin), puis cuire 15 à 25 minutes au four à 180 °C (th. 6), selon la taille. Laisser tiédir, démouler puis laisser refroidir sur une grille. Préparer le glaçage en mélangeant la même quantité de sucre glace et de caroube ou de cacao, puis en ajoutant un peu d'eau (ou en mélangeant quelques pincées de thé matcha avec du sucre glace puis en ajoutant un peu d'eau). Tremper les donuts refroidis dans le glaçage, les retourner et les parsemer de sésame ou d'autres graines pour décorer. Laisser sécher 5 à 10 minutes.

Onion rings au four

Pour 1 bol

Sans Gluten

1 gros oignon
1 c. à s. de graines de lin moulues
2 c. à s. de fécule de maïs
100 ml d'eau
5 c. à s. de farine de maïs
Huile neutre
Sel

Couper l'oignon en grosses rondelles. Mélanger les graines de lin moulues, la fécule, l'eau et la farine de maïs ; saler légèrement selon le goût. Laisser reposer 5 minutes. Enrober les rondelles d'oignon de pâte, puis les déposer sur une plaque de cuisson. Les huiler très légèrement au pinceau. Les cuire 15 minutes au four à 180 °C (th. 6). Déguster chaud, avec ou sans sauce.

Tofu croustillant au four

Sans Gluten

1 bloc de 200 g de tofu
2 c. à s. de sauce Worcestershire vegan
4 c. à s. de polenta instantanée
1 c. à s. de levure maltée
1 pincée de poivre en poudre
1 pincée de curcuma en poudre
1 pincée de paprika
½ c. à c. de thym
Huile neutre (ou d'olive)

Couper le tofu en une dizaine de tranches d'environ ½ cm d'épaisseur. Les faire mariner dans la sauce Worcestershire pendant 20 minutes. Mélanger le reste des ingrédients dans un petit bol. Retourner les tranches de tofu dans ce mélange pour les paner. Les disposer sur une plaque couverte de papier cuisson, arroser d'un filet d'huile et les cuire 15 minutes au four à 180 °C (th. 6). Déguster tel quel avec du ketchup cru (voir page 202) ou du chutney, utiliser dans des sandwichs gourmands…

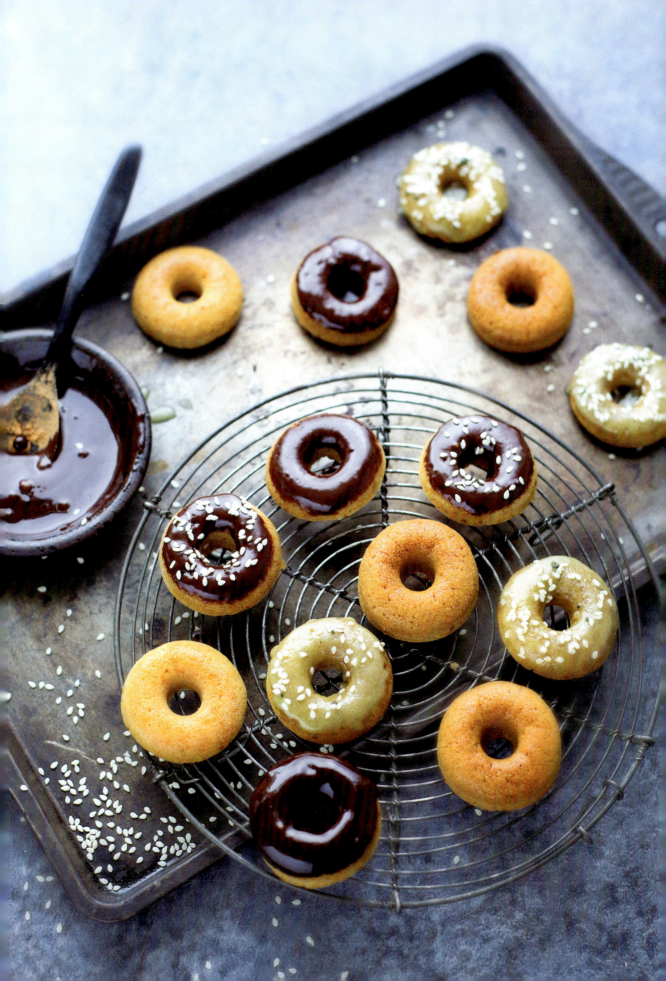

PAINS

Fougasse aux olives et tomates cerise

Pour 4 personnes

• 400 g de farine de blé khorasan complète
• 1 c. à c. de sel • 250 ml d'eau tiède • 10 g
de levure déshydratée • 2 c. à c. de sucre de
canne complet • 2 c. à s. d'huile d'olive + pour
dorer • 5 à 6 tomates cerise • 8 à 10 olives
• Herbes de Provence

Mélanger la farine et le sel dans un saladier.
Mélanger l'eau tiède, la levure et le sucre dans
un grand bol, et laisser agir 15 à 20 minutes.
Mélanger avec la farine, ajouter l'huile d'olive
et pétrir. Former une boule, la déposer dans
le saladier, couvrir et laisser reposer 1 à
2 h. Étaler la pâte à la main sur une plaque
couverte de papier cuisson, y tracer quelques
traits au couteau puis y enfoncer les tomates
et olives en morceaux. Parsemer d'herbes de
Provence et arroser d'un filet d'huile d'olive.
Cuire 35 minutes environ au four à 180 °C
(th. 6), après avoir versé 300 ml d'eau dans la
lèchefrite. Déguster tiède ou froid.

Pain sans gluten riz-sarrasin

Pour 4 personnes

• 250 ml d'eau tiède • 1 c. à s. de sucre
complet • 1,5 c. à c. de levure de boulanger
sans gluten déshydratée • 150 g de farine de
riz complète • 150 g de farine de sarrasin
• 4 c. à s. de farine (fécule) de tapioca
• 2 c. à s. de psyllium blond • $\frac{1}{2}$ c. à c. de sel

Dans un pichet, mélanger l'eau, le sucre et
la levure, puis laisser reposer 15 minutes.
Mélanger les farines, le psyllium et le sel, puis
ajouter le mélange eau-levure. Pétrir, former
une boule, la déposer dans un moule d'environ
10 × 20 cm légèrement huilé, couvrir et
laisser lever 2 heures à 25 °C environ. Ajouter

300 ml d'eau dans la lèchefrite au moment
d'enfourner le pain. Cuire au four à 180 °C
(th. 6) pendant 40 minutes environ. Vérifier la
cuisson du pain à cœur à l'aide d'une lame de
couteau. Laisser refroidir totalement avant de
démouler et de découper en tranches.

Wraps à la farine complète

Pour 4 petits wraps

• 125 g de farine de blé complète • $\frac{1}{4}$ de c. à c. de
sel • 2 c. à s. d'huile neutre • 60 ml d'eau tiède

Dans un saladier, mélanger la farine et le
sel. Ajouter l'huile et mélanger avec les
mains pour bien l'incorporer. Ajouter l'eau,
mélanger et pétrir quelques minutes. Diviser
en 4 boules. Les étaler au rouleau sur un plan
de travail fariné pour former 4 fines galettes.
Les cuire dans une poêle antiadhésive sans
matières grasses, quelques minutes de
chaque côté. Les emballer et les conserver au
frais si on ne les consomme pas rapidement.

Pain de mie au blé complet

Pour 1 pain de mie

• 250 ml d'eau tiède • 2 c. à c. de sucre
de canne complet • 2 c. à c. de levure
de boulanger déshydratée • 200 g de farine
de blé T110 • 200 g de farine de blé T65
• $\frac{3}{4}$ de c. à c. de sel • 1 c. à s. d'huile neutre

Dans un pichet, mélanger l'eau, le sucre et
la levure, puis laisser reposer 15 minutes.
Dans un saladier, mélanger les farines et le
sel. Ajouter le liquide et l'huile, puis pétrir
5 minutes. Former une boule, la déposer dans
le saladier, couvrir et laisser lever 1 heure.
Former un pâton et le déposer dans un
moule à cake de 12 × 20 cm environ chemisé.
Cuire au four à 180 °C (th. 6) pendant 35 à
40 minutes, après avoir versé 400 ml d'eau
dans la lèchefrite. Laisser refroidir avant de
démouler et de découper.

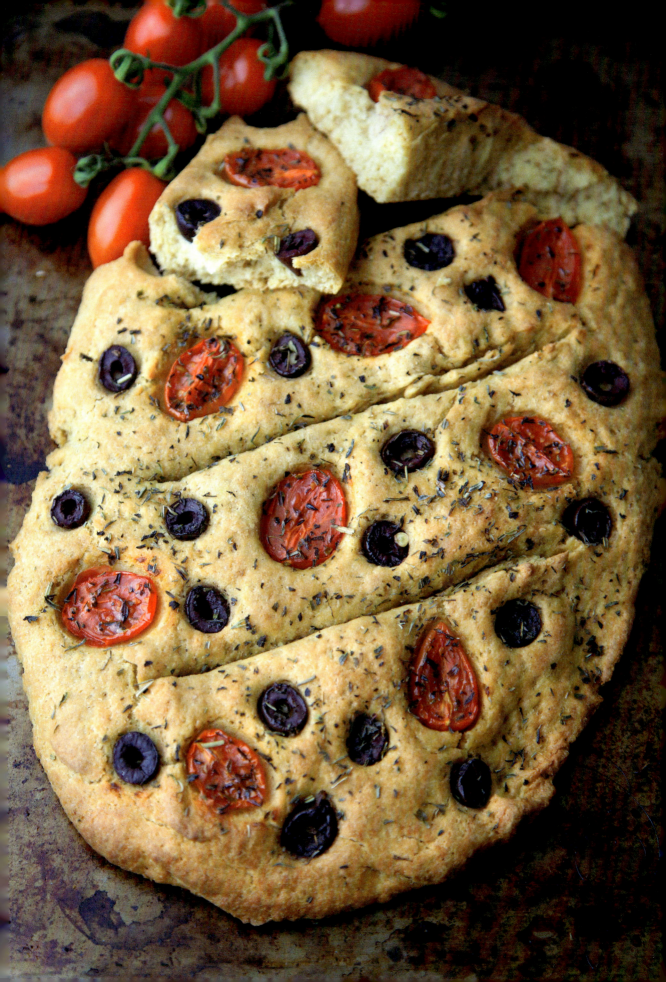

Petits pains vapeur sans gluten

Pour 4 personnes

• 200 ml d'eau tiède • 1 c. à c. de sucre de canne complet • 2 c. à c. de levure de boulanger sans gluten déshydratée • 2 c. à s. de purée d'amandes • ½ à 1 c. à c. de sel • 100 g de farine de teff • 150 g de farine de millet jaune • 2 c. à s. de fécule de maïs

Dans un pichet, mélanger l'eau, le sucre et la levure, puis laisser reposer 15 minutes. Ajouter la purée d'amandes et mélanger. Dans un saladier, mélanger le sel, les farines et la fécule. Ajouter le liquide, pétrir et former 4 boules. Les cuire 30 minutes au cuit-vapeur.

Pain d'épeautre aux fruits secs et flocons

Pour 4 à 6 personnes

• 250 ml d'eau tiède • 2 c. à c. de sucre de canne complet • 10 g de levure de boulanger déshydratée • 450 g de farine d'épeautre • 1 c. à c. de sel • 1 poignée de baies de goji • 1 petite poignée d'amandes hachées • 1 petite poignée de noisettes hachées • 1 poignée de flocons d'avoine

Dans un pichet, mélanger l'eau, le sucre et la levure, puis laisser reposer 15 minutes. Dans un saladier, mélanger la farine et le sel. Ajouter le liquide et pétrir 5 minutes. Former une boule, la déposer dans le saladier, couvrir et laisser lever 1 heure. Ajouter les fruits secs et les flocons, mélanger, former un pain ovale et parsemer de flocons supplémentaires. Déposer le pain sur une plaque couverte de papier cuisson et laisser lever 30 minutes à couvert. Cuire 45 minutes à 180 °C (th. 6), après avoir versé 400 ml d'eau dans la lèchefrite. Conserver dans un torchon.

Pains individuels seigle et blé complet

Pour 4 à 5 petits pains

• 150 ml d'eau tiède • 1 c. à c. de sucre de canne complet • 1 c. à s. de levure de boulanger déshydratée • 150 g de farine de blé complet • 100 g de farine de seigle complet • ¼ de c. à s. de sel

Dans un pichet, mélanger l'eau, le sucre et la levure, puis laisser reposer 15 minutes. Dans un saladier, mélanger les farines et le sel. Ajouter le liquide et pétrir 5 minutes. Former une boule, la déposer dans le saladier, couvrir et laisser lever 1 heure. Former 4 à 5 petites boules, les déposer dans des moules à muffins chemisés et les laisser lever 30 minutes à 1 heure. Les cuire au four à 180 °C (th. 6) pendant 10 à 15 minutes, après avoir versé 200 ml d'eau dans la lèchefrite.

Nœuds ail et fines herbes au seigle

Pour 5 petits pains

• 150 ml d'eau tiède • 1 c. à c. de sucre de canne complet • 1 c. à c. bombée de levure déshydratée • 250 g de farine de blé complet • 100 g de farine de seigle complet • ¾ de c. à c. de sel • 3 gousses d'ail • 2 c. à s. d'huile d'olive • 1 c. à s. de persil haché • 1 c. à c. de ciboulette hachée

Dans un pichet, mélanger l'eau, le sucre et la levure, puis laisser reposer 15 minutes. Dans un saladier, mélanger les farines et le sel. Ajouter le liquide et pétrir 5 minutes. Former une boule, la déposer dans le saladier, couvrir et laisser lever 1 heure. Former 5 boules, puis les rouler en 5 longs pâtons fins. Mélanger les gousses d'ail écrasées ou hachées avec l'huile et les herbes, en badigeonner les pâtons, les nouer au centre et rabattre les extrémités en dessous. Les déposer sur une plaque couverte de papier cuisson et cuire au four à 180 °C (th. 6) pendant 10 à 15 minutes.

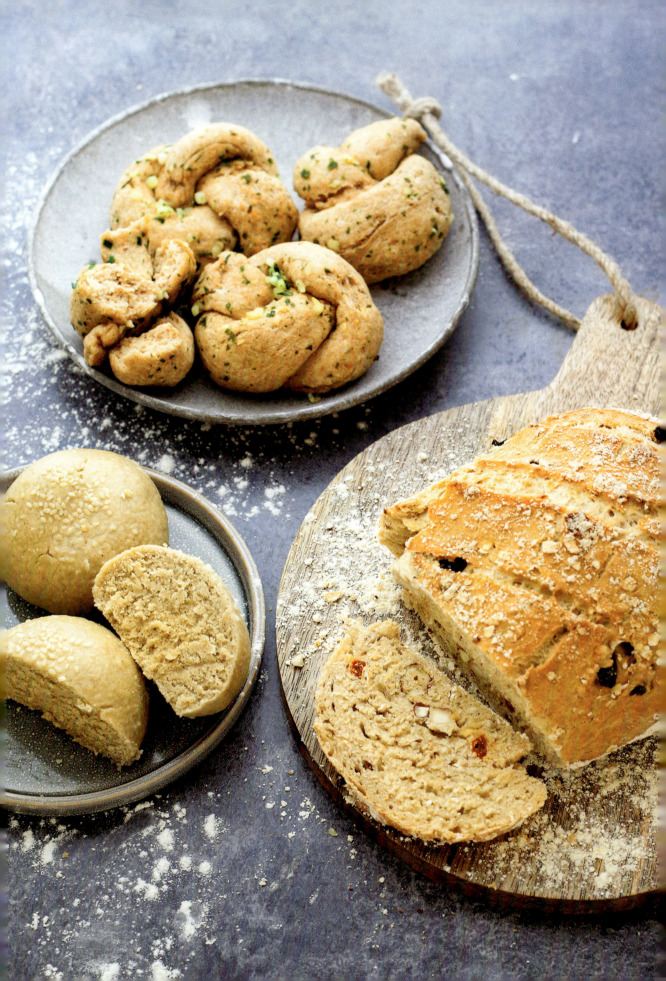

FROMAGES VEGAN

Fromage de cajou au piment fumé

Pour 1 fromage

• 75 g de noix de cajou • 2 c. à s. d'eau • 1 c. à s. de jus de citron • 3 c. à s. d'huile de coco désodorisée ramollie ou fondue • ½ c. à c. d'ail en poudre • ½ de c. à c. de paprika • ½ c. à c. de piment chipotle en poudre (ou autre piment fumé) • ½ c. à c. de sel • 2 c. à c. de levure maltée

Faire tremper les noix de cajou pendant 12 h. Les égoutter et les mixer avec le reste des ingrédients pour obtenir une texture bien lisse et homogène. Verser dans un cercle en métal posé sur une petite assiette ou dans une boîte hermétique. Placer au congélateur pour 30 minutes afin de faire prendre. Conserver ensuite au réfrigérateur.

Ce fromage est mon nouveau préféré. Il est facile à réaliser, au goût original et plein de caractère. Le piment fumé est l'ingrédient-clé de sa saveur piquante et rustique. Si vous ne pouvez pas consommer de piment, remplacez-le par du paprika fumé.

Fromage d'amande

Pour 1 petit bol

• 150 g d'amandes • 4 c. à s. d'eau • 1 c. à s. de jus de citron • Optionnel : levure maltée, herbes fraîches, ail en poudre… • Sel

Faire tremper les amandes dans un grand bol d'eau pendant 12 heures. Retirer la peau puis les mixer avec l'eau et le jus de citron pour obtenir la texture d'un fromage frais mousseux. Ajouter le sel au goût et aromatiser si on le désire. Conserver au frais dans un récipient hermétique. Consommer dans les jours suivants.

Crottins de cajou au thym

Pour 2 à 3 crottins

• 75 g de noix de cajou • 1 c. à s. de jus de citron • 1 c. à s. d'eau • 2 c. à c. de levure maltée • ½ c. à c. de sel • 2 pincées de poivre noir en poudre • 1 c. à c. de thym séché

Faire tremper les noix de cajou pendant 12 heures. Les égoutter et les mixer avec le jus de citron, l'eau, la levure maltée et le sel. Ajouter le poivre et le thym, mélanger. À l'aide d'une cuillère à glace, former 2 ou 3 petits crottins sur une plaque couverte de papier cuisson et cuire pendant 10 minutes au four à 180 °C (th. 6).

Mozzarella au lait de riz

Pour 1 boule / 4 personnes

200 ml de lait de riz
½ c. à c. d'agar-agar en poudre
½ c. à c. de sel
2 c. à c. de jus de citron
2 c. à s. d'huile de coco
1,5 c. à s. de fécule de maïs

Mélanger au fouet tous les ingrédients dans une petite casserole et porter à ébullition. Cuire en mélangeant jusqu'à ce que le mélange forme une crème épaisse. Pour obtenir une boule, la verser dans un bol couvert de film alimentaire, rabattre les côtés du film et l'attacher, sinon verser simplement dans un bol ou un petit moule légèrement huilé. Laisser refroidir et conserver au frais. Utiliser comme de la mozzarella. Fond et gratine au four, idéal sur des pizzas.

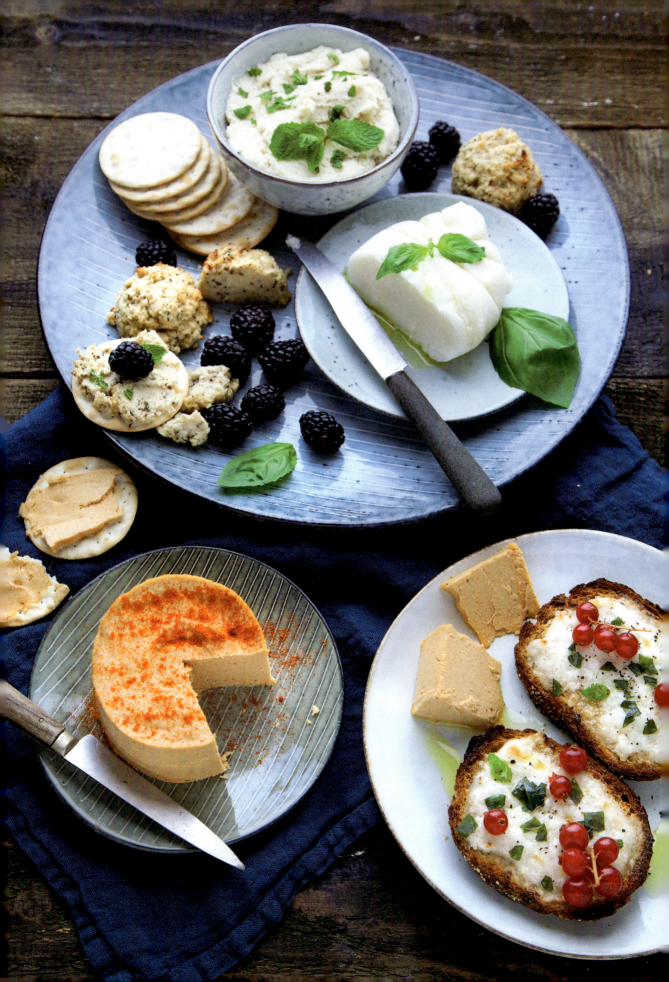

Labneh végétal

Pour 1 bol

Facile

400 g de yaourt de soja nature
½ c. à c. de sel
Huile d'olive
Menthe

Mélanger le yaourt et le sel, puis verser dans une petite passoire fine couverte d'une étamine. Poser la passoire sur un grand bol, replier les bords de l'étamine, la serrer légèrement et l'attacher à l'aide d'une ficelle. Déposer un poids sur l'étamine (un petit bol rempli par exemple) et placer l'ensemble au réfrigérateur pour 12 à 24 heures. Retirer le poids, ouvrir l'étamine et verser le labneh dans un bol. Servir avec un filet d'huile d'olive et de la menthe ciselée. Parfait avec du pain pita.

Fromage à gratiner

Pour 4 à 6 personnes

Sans soja

200 ml de lait d'amande
3 c. à s. de fécule de pomme de terre
1 c. à s. de purée de noix de cajou
1 c. à s. de levure maltée
2,5 c. à s. d'huile neutre
1 c. à c. d'ail en poudre
Sel selon le goût

Mélanger au fouet tous les ingrédients dans une petite casserole et porter à feu vif, tout en mélangeant. La préparation va épaissir et devenir collante. Quand elle devient difficile à mélanger, ôter du feu et utiliser rapidement. La préparation reste assez liquide, elle doit être étalée ou versée sur un gratin, des lasagnes ou encore une tarte ou pizza, puis passée au four à 180 °C (th. 6) pendant 15 à 25 minutes. Ce fromage permet d'obtenir une fine couche gratinée bien fondante.

Sauce « queso » à la butternut

Une sauce au « fromage » onctueuse, gourmande et à base de légumes ! Idéale pour des nachos garnis de légumes crus, pour accompagner les tacos ou des enchiladas, ou pour toute autre recette pour laquelle vous auriez besoin d'une sauce au fromage.

Riche en légumes

Pour 4 à 6 personnes

350 g de butternut épluchée
200 ml de crème de soja (ou autre crème végétale)
2 c. à s. de purée de noix de cajou
2 c. à s. de levure maltée
3 c. à s. d'huile neutre
1 c. à c. de sel
½ c. à c. de paprika
¼ de c. à c. d'ail en poudre
2 c. à s. de jus de citron

Couper la butternut en morceaux de taille moyenne et les cuire à l'eau pour qu'ils soient fondants. Mixer avec le reste des ingrédients pour obtenir une crème bien lisse, puis verser dans une casserole de taille moyenne. Porter à feu moyen-vif et cuire quelques minutes en mélangeant au fouet. Utiliser rapidement. Peut se conserver 24 heures au frais, dans une bouteille ou un bocal hermétique.

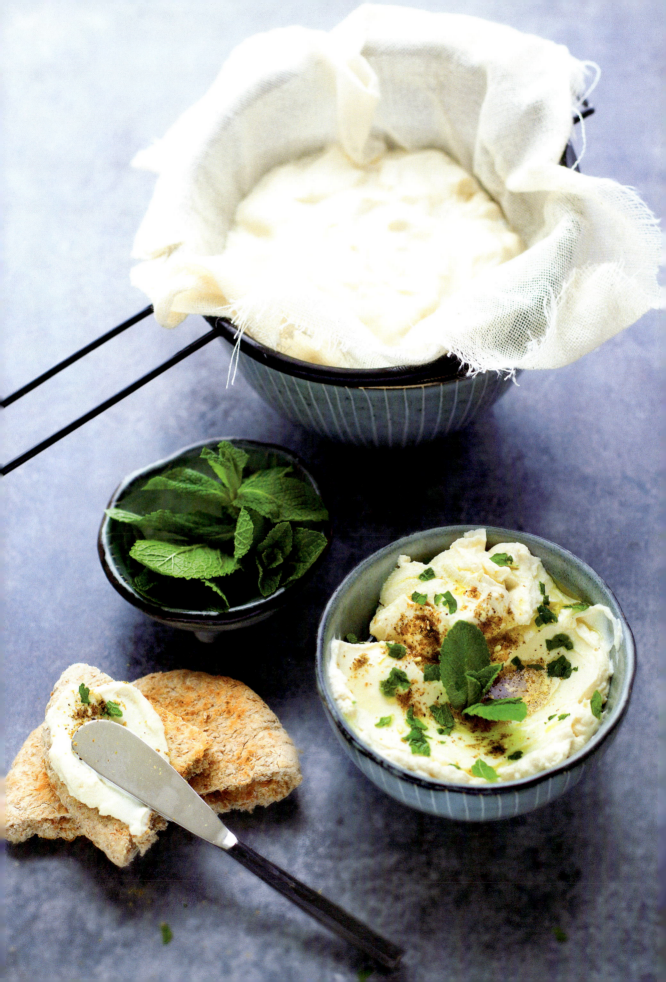

Fromage frais au poivre noir, *cranberries* et noix

Pour 4 personnes

70 g de noix de cajou
175 g de tofu lactofermenté mariné au tamari
2 c. à s. d'eau
1 c. à s. de jus de citron
½ c. à c. de sel
1 à 2 pincées d'ail en poudre
½ c. à c. de poivre noir concassé
15 g de noix concassées
20 g de *cranberries* hachées

Faire tremper les noix de cajou 1 nuit dans un bol d'eau. Les mixer avec le tofu émietté, l'eau, le jus de citron, le sel et l'ail en poudre pour obtenir un fromage onctueux. Mélanger avec le poivre, les noix concassées et les cranberries hachées. Presser dans un cercle en Inox ou tasser dans un bocal. Conserver au frais.

Fromage de lupin aux herbes fraîches

Pour 1 fromage

150 g de graines de lupin débarrassées de leur peau
2 c. à s. d'eau
3 c. à s. d'huile de coco désodorisée
1 c. à s. de ciboulette ciselée
1 c. à c. de basilic haché
1 c. à c. de persil haché

Mixer les graines de lupin avec l'eau et l'huile de coco pour obtenir une crème épaisse légèrement grumeleuse. Mélanger avec les herbes et verser dans un cercle en Inox de 8 cm de diamètre environ posé sur une petite assiette. Faire prendre 4 heures au réfrigérateur, démouler et conserver dans une boîte hermétique ou du film alimentaire. Consommer dans les jours suivants.

Parmesan en poudre

Pour 1 petit bocal

100 g de noix de cajou
10 g de levure maltée
½ à ¾ de c. à c. de sel

Passer tous les ingrédients au robot pour obtenir une fine poudre homogène. Conserver dans un bocal à température ambiante. Utiliser comme du parmesan en poudre.

Plats festifs **et recettes pour recevoir**

Gratin de purée de patates douces aux oignons caramélisés

Pour 4 à 6 personnes

1 kg de patates douces épluchées
200 ml + 50 ml de crème « soja cuisine » (ou autre crème végétale)
4 gros oignons
1 c. à s. d'huile d'olive ou neutre
2 c. à c. de tamari
Optionnel : levure maltée
Sel, poivre

Couper les patates douces en morceaux et les cuire à l'eau pour qu'elles soient fondantes. Les égoutter et les mixer avec 200 ml de crème de soja. Assaisonner selon le goût. Couper les oignons en fines lamelles et les faire sauter dans une grande poêle sur feu vif, avec l'huile, pendant 5 minutes, en mélangeant régulièrement. Baisser à feu moyen-doux et cuire 10 à 15 minutes, pour que les oignons soient bien fondants et caramélisent. Ajouter le tamari, mélanger et réserver. Dans un plat de taille moyenne, répartir la moitié des oignons dans le fond, couvrir de la moitié de la purée, répartir le reste des oignons par-dessus, puis étaler le reste de la purée. Arroser avec un peu de crème de soja, parsemer de levure maltée pour un goût plus gourmand et enfourner à 180 °C (th. 6) pendant 20 minutes. Parfait pour les fêtes de fin d'année, les grands repas d'hiver et pour accompagner des recettes rustiques (rôti de noix, pain de viande...).

Fenouil au pamplemousse et à la menthe

Pour 4 personnes

• 1 gros bulbe de fenouil • 2 c. à s. d'huile d'olive ou neutre • 1 pamplemousse • 4 c. à s. d'eau • 2 brins de menthe • Sel, poivre

Couper le fenouil en fines lamelles, puis les faire sauter dans une grande poêle avec l'huile, à feu moyen-vif, pendant 5 minutes. Détailler les suprêmes du pamplemousse et conserver les morceaux de peau coupés. Ajouter les suprêmes dans la poêle, presser les morceaux de peau au-dessus pour en exprimer le jus, mélanger et cuire 1 minute. Ajouter l'eau. Baisser à feu moyen-doux et cuire jusqu'à ce que le fenouil soit fondant. Ajouter la menthe ciselée et assaisonner.

Bouchées de tempeh saveur chorizo

Recette express

Pour 1 petit bol

• 2 c. à c. d'huile neutre • 100 g de tempeh nature • 1 c. à c. d'ail en poudre • 1 c. à c. de paprika • ½ c. à c. de piment fumé (chipotle ou pimenton) • ½ c. à c. de sel • 3 c. à s. d'eau

Chauffer l'huile dans une petite poêle sur feu vif, puis y faire sauter le tempeh en lamelles ou en dés pendant 2 minutes. Ajouter les épices et le sel, mélanger et cuire 1 minute. Ajouter l'eau, bien mélanger pour former une sauce homogène. Cuire 3 minutes en mélangeant pour cuire uniformément. Déposer dans un petit bol. Déguster tel quel, chaud ou froid, ou utiliser dans des pizzas, salades, paellas, pâtes, soupes...

Layer cakes salés à la polenta

Pour 4 layer cakes (4 à 8 personnes)

Polenta
500 ml de lait végétal
150 g de polenta instantanée
1 c. à s. de menthe hachée
Huile d'olive pour la cuisson au four
Sel

Sans Gluten

Fromage frais
100 g de noix de cajou
100 g de tofu lactofermenté mariné au tamari
2 c. à c. de levure maltée
$1/4$ de c. à c. d'ail en poudre
1 c. à s. de jus de citron
2 à 4 c. à s. d'eau
Sel

Toppings
Tomates séchées
Tomates cerise
Herbes fraîches
Crème de balsamique

Dans une casserole de taille moyenne, mélanger les ingrédients de la polenta. Porter à feu moyen-vif en mélangeant à l'aide d'une spatule et laisser épaissir. Quand la polenta a bien épaissi, la transvaser dans 4 cercles en Inox de 7 cm de diamètre environ. Laisser reposer 2 heures. Faire tremper les noix de cajou 2 à 6 heures. Les mixer avec le reste des ingrédients du fromage frais ; le but est d'obtenir une texture crémeuse mais épaisse, qui se tient. Démouler les polentas et découper chacune en 3 disques d'environ 1 cm d'épaisseur. Les déposer sur une plaque couverte de papier cuisson, les huiler légèrement puis les faire dorer au four à 170 °C (th. 5-6) pendant 5 à 10 minutes. Dresser les layer cakes directement sur les assiettes de service, en déposant un disque de polenta, puis un peu de fromage frais et en répétant l'opération avec les deux autres disques. Bien lisser autour. Déposer quelques morceaux de tomate séchée et/ou cerise sur le dessus, des herbes fraîches et quelques gouttes de crème de balsamique. Servir sans attendre.

Ravioles à la ricotta, petits pois et menthe

Pour environ 30 ravioles

Pâtes fraîches à l'épeautre (voir page 268)
Semoule de blé dur complet fine

Garniture
• 1 c. à s. d'huile d'olive • 140 g de petits pois blanchis • 2 c. à s. de menthe ciselée
• 1 gousse d'ail en purée • Sel, poivre

Ricotta
100 g de tofu émietté
4 c. à s. de crème de soja lactofermentée
2 c. à c. de jus de citron
$1/2$ c. à c. de sel

Préparer 6 boules de pâte fraîche et les conserver sous un torchon. Dans une poêle de taille moyenne, chauffer l'huile d'olive à feu vif. Y ajouter les petits pois et la menthe, cuire quelques minutes, puis ajouter l'ail, assaisonner et cuire encore 2 à 3 minutes. Mélanger les ingrédients de la ricotta dans un bol, puis les ajouter dans la poêle. Bien mélanger et réserver. Passer 1 boule de pâte au laminoir, en farinant avec la semoule fine ; resserrer les crans pour obtenir une longue bande de pâte. Répartir 10 cuillerées à café de farce, en boule, sur toute la longueur de la pâte. Passer une deuxième boule de pâte au laminoir pour obtenir une deuxième bande de pâte. Humecter la pâte au pinceau autour des boules de farce et déposer la deuxième bande sur la première. Appuyer précautionneusement tout autour des boules de farce pour bien tendre la pâte et la faire adhérer sans la déchirer. La découper au couteau pour des ravioles carrées, ou à l'aide d'un emporte-pièce rond. Appuyer à l'aide des dents d'une fourchette sur les bords pour bien les sceller. Renouveler l'opération avec le reste de la pâte et de la farce. Porter à ébullition une grande casserole d'eau salée, puis y plonger les ravioles et les cuire 3 à 5 minutes après qu'elles sont remontées à la surface. Servir avec une sauce au choix ou un filet d'huile d'olive.

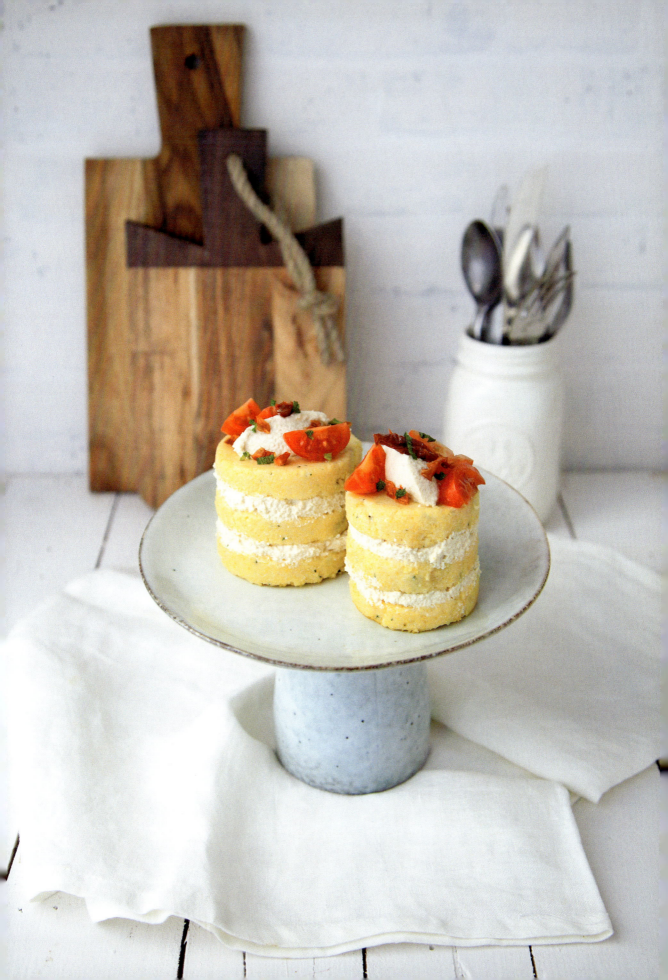

Rôti de noix

Pour 4 à 6 personnes

- 1 petit oignon • 150 g de champignons de Paris • 1 c. à s. d'huile d'olive • 3 gousses d'ail • 50 g de graines de tournesol • 50 g de noix • 50 g de noix de cajou • 150 g de riz demi-complet cuit • 1,5 c. à s. de tamari • 2 c. à s. de graines de chia • 2 c. à s. de polenta • 2 c. à s. de fécule de pomme de terre • 9 c. à s. de lait végétal • 1 c. à c. de thym séché • 1 c. à c. de sauge séchée • 1/4 de c. à c. de poivre noir en poudre

Émincer l'oignon et les champignons, puis les faire sauter dans une poêle sur feu moyen avec l'huile d'olive et l'ail émincé, pendant 5 à 10 minutes. Mélanger les graines de tournesol avec les noix concassées et les noix de cajou hachées. Mélanger les deux préparations, ajouter le riz et tous les autres ingrédients, mélanger. Déposer dans un petit moule à cake (10 × 20 cm au maximum) chemisé de papier cuisson et bien tasser. Cuire au four à 180 °C (th. 6) pendant 35 minutes. Servir avec une sauce et des légumes rôtis.

Risotto crémeux à la betterave et chanterelles poêlées

Pour 4 personnes

1 c. à s. d'huile d'olive + 2 c. à c.
1 grosse échalote
250 g de riz carnaroli demi-complet
200 ml de vin blanc bio vegan
800 ml de bouillon de légumes
5 petites betteraves cuites
3 c. à s. de crème de soja lactofermentée
1 poignée de noix
1 poignée de pignons de pin
100 g de chanterelles
1 gousse d'ail
1 c. à s. de persil
Optionnel : parmesan vegan
Sel, poivre

Dans une grande casserole, chauffer 1 cuillerée à soupe d'huile d'olive à feu moyen-vif, puis faire revenir l'échalote émincée 1 minute. Ajouter le riz, bien mélanger. Cuire 1 à 2 minutes en mélangeant. Ajouter le vin, laisser absorber. Ajouter 1 louchée de bouillon et laisser absorber. Renouveler l'opération jusqu'à ce que le riz soit cuit et bien crémeux. Râper les betteraves à l'aide d'une fine râpe ; cela va les réduire presque en purée. Les ajouter au risotto et mélanger. Ajouter la crème, mélanger. Ajouter les noix concassées et les pignons de pin, mélanger. Rectifier l'assaisonnement. Émincer les chanterelles puis les faire sauter quelques minutes dans une poêle moyenne, à feu vif, avec 2 cuillerées à café d'huile d'olive. Ajouter l'ail et le persil hachés, baisser à feu moyen et cuire encore quelques minutes. Assaisonner au goût. Servir le risotto dans des assiettes creuses, déposer les chanterelles dessus et parsemer de parmesan si on le désire.

Boulettes fraîches au tofu lactofermenté menthe-concombre

Pour 12 boulettes

• 100 g de tofu lactofermenté mariné au tamari • 50 g de concombre • 2 c. à s. de menthe • 1 pincée sel • 1 pincée poivre • 2 c. à c. de jus de citron • 2 c. à c. de graines de chia • Graines de sésame blond

Émietter le tofu dans un bol. Hacher finement le concombre (après avoir retiré la partie avec les pépins) et la menthe, puis les mélanger avec le tofu. Ajouter le sel, le poivre, le jus de citron et les graines de chia, bien mélanger. Laisser reposer 10 minutes. Disposer une bonne poignée de graines de sésame dans une petite assiette. Former des boulettes avec le mélange puis les rouler dans les graines de sésame. Les disposer sur un petit plat et les conserver au frais. Déguster rapidement.

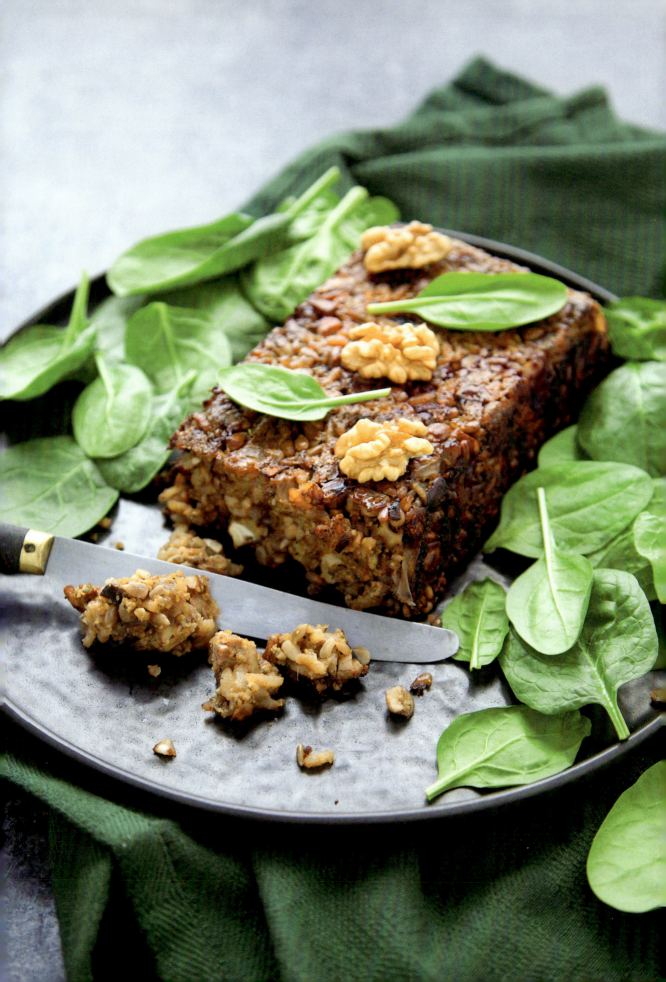

Médaillons de chou-rave et compotée d'oignons rouges aux figues

Pour 4 personnes

- 2 gros choux-raves • Huile d'olive • Sel, poivre

Compotée
- 4 oignons rouges • 50 g de figues séchées
- 1,5 c. à s. d'huile d'olive • Sel, poivre

Garniture
- 4 c. à s. de fromage d'amande (voir page 288)• 1 poignée de noisettes concassées

Éplucher les choux-raves, puis les couper en deux dans l'épaisseur pour obtenir 4 beaux médaillons. Les huiler au pinceau, saler et poivrer très légèrement, puis les déposer sur une plaque couverte de papier cuisson. Les cuire au four à 160 °C (th. 5-6) pendant 25 minutes ; les médaillons doivent être dorés. Émincer les oignons. Faire tremper les figues dans un bol d'eau tiède. Chauffer l'huile dans une petite poêle sur feu moyen-vif et y faire revenir les oignons quelques minutes. Ajouter les figues réhydratées coupées en morceaux, saler, poivrer et baisser à feu moyen-doux. Laisser compoter 15 à 20 minutes. Dresser en garnissant les médaillons de compotée, de fromage d'amande émietté et de noisettes concassées. Déguster bien chaud.

Soupe de betteraves rôties et croûtons au pesto

Pour 4 personnes

- 300 g de betteraves épluchées • 2 oignons rouges • 2 gousses d'ail • 1 petite pomme de terre épluchée • 2 c. à c. d'huile de sésame toasté • 800 ml de bouillon de légumes
- 2 grandes tranches de pain • 4 c. à s. de pesto au choix

Pour servir : crème végétale, graines de tournesol

Couper les betteraves en morceaux de taille moyenne. Émincer les oignons et l'ail. Couper la pomme de terre. Les faire sauter quelques minutes avec l'huile de sésame, sur feu vif, en mélangeant. Verser le bouillon, baisser à feu moyen et cuire 20 minutes. Vérifier que les légumes soient fondants, puis les mixer à l'aide d'un mixeur plongeant. Couper le pain en cubes, puis les mélanger avec le pesto pour bien les en enrober. Les déposer sur une plaque couverte de papier cuisson et les cuire 10 minutes au four à 180 °C (th. 6). Servir la soupe avec les croûtons, un filet de crème et quelques graines de tournesol.

Polenta aux asperges et pesto de roquette

Pour 2 à 4 personnes

- 20 asperges (1 botte) • Huile d'olive • 400 ml de bouillon de légumes • 80 g de polenta
- Pesto de roquette au citron (voir page 74)
- Sel

Pour accompagner : salade verte, tomates cerise…

Couper 10 asperges en tronçons ou grosses lamelles et les faire sauter quelques minutes à feu vif, avec un fin filet d'huile d'olive. Saler. Réserver. Dans une petite casserole, mélanger le bouillon et la polenta, porter à feu vif et cuire quelques minutes. Quand la polenta est bien épaisse, la déposer dans un petit plat et ajouter les morceaux d'asperge. Laisser refroidir ; la polenta va durcir. Trancher la polenta et faire dorer les morceaux dans une petite poêle huilée. Faire sauter les 10 asperges restantes, entières ou coupées en deux dans la longueur, avec un très fin filet d'huile d'olive. Servir la polenta et les asperges sautées avec du pesto de roquette et accompagner d'une salade, de tomates cerise…

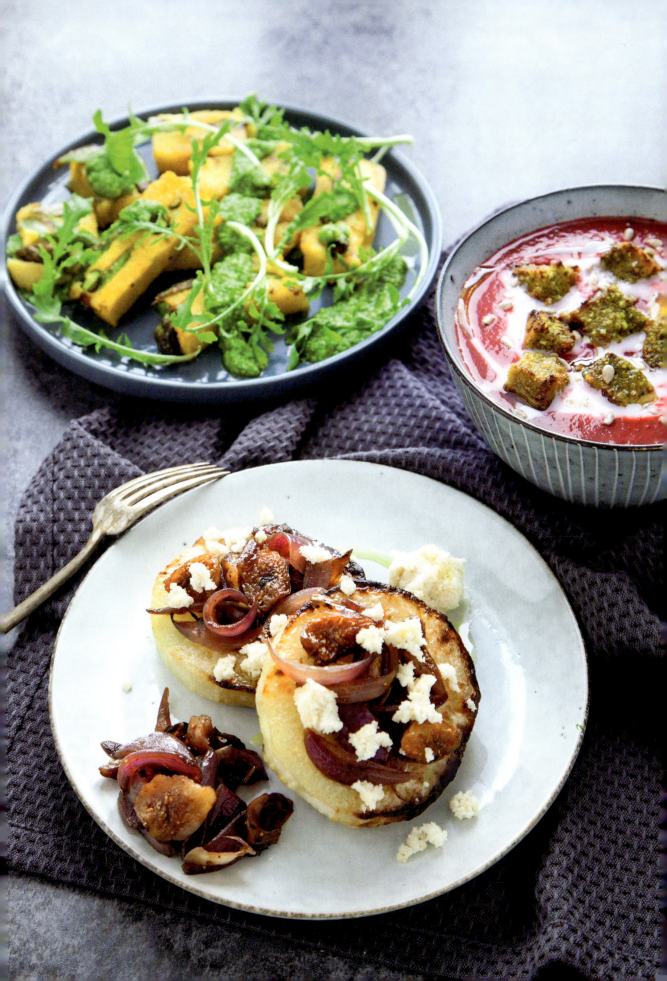

Curry de printemps

Pour 4 à 6 personnes

• 1,5 c. à s. de pâte de curry rouge (voir page 204) • 600 ml de lait de coco • 12 asperges vertes • 150 g de fèves blanchies et pelées • 3 cébettes • 1 poignée de feuilles de coriandre fraîche • 1 poignée de feuilles de basilic frais • 1 citron vert

Pour accompagner : riz thaï demi-complet

Dans une petite cocotte, mélanger la pâte de curry et le lait de coco, puis porter à feu moyen. Ajouter les asperges en tronçons, les fèves et les cébettes ciselées. Laisser mijoter doucement pendant 10 minutes environ. Ajouter les herbes ciselées, un filet de jus de citron vert et saler au goût. Servir avec 1 petit bol de riz thaï cuit par personne.

Quesadillas à la courge rôtie

Pour 4 quesadillas

• 100 g de courge delicata • 2 c. à s. d'huile d'olive • $1/_2$ c. à c. de coriandre en poudre • $1/_2$ c. à c. de graines de cumin • 4 tortillas de maïs (sans gluten) ou wraps complets (voir page 284) • 100 g de fromage vegan au choix (de préférence fondant)

Pour accompagner : guacamole, salade

Couper la courge en fines tranches, puis les déposer sur une plaque couverte de papier cuisson ou dans un plat. Arroser avec l'huile d'olive, ajouter les épices et mélanger pour bien répartir l'huile et les épices. Cuire le tout 10 minutes au four à 180 °C (th. 6). Dans une poêle chaude, déposer 1 tortilla ou 1 wrap, en garnir la moitié de fromage vegan en fines tranches ou en petits morceaux et déposer quelques tranches de courge rôtie sur le dessus. Replier la tortilla et la faire dorer à feu moyen-vif, 1 à 2 minutes de chaque côté. Renouveler l'opération avec le reste des ingrédients. Couper les quesadillas en 2 ou 4 parts puis les servir avec un peu de guacamole et de la salade.

Choux de Bruxelles poêlés à l'orientale

Pour 4 personnes

• 500 g de choux de Bruxelles • 1 c. à s. d'huile d'olive • 1 c. à s. de ras el hanout • $1/_2$ c. à c. de coriandre en poudre • 40 g de raisins secs • 1 c. à s. de tamari • 30 g de noisettes concassées • 2 c. à s. d'eau

Couper les choux de Bruxelles en deux ou quatre. Les faire sauter dans une grande poêle avec l'huile d'olive. Ajouter les épices, les raisins secs et cuire à feu moyen-vif pendant 5 bonnes minutes, en mélangeant. Ajouter le tamari, mélanger. Ajouter les noisettes et l'eau pour déglacer. Servir accompagné de boulgour ou de semoule.

Couscous express aux fèves et fruits secs

Pour 6 personnes

• 1 gros oignon • 2 carottes • 2 navets moyens • 1 grosse pomme de terre • 3 c. à s. d'huile d'olive • 1,5 c. à s. de ras el hanout • $1/_2$ c. à c. de cumin en poudre • 1 c. à c. de coriandre en poudre • 700 ml de bouillon de légumes • 1 c. à s. de tamari • 4 c. à s. de coulis de tomates • 130 g de fèves blanchies et pelées • 1 poignée de raisins secs • 1 poignée de pignons de pin

Pour accompagner : 12 boulettes aux épices (voir page 250), semoule de blé ou sans gluten, harissa

Dans une cocotte ou un couscoussier, faire revenir les légumes épluchés et taillés en morceaux de taille moyenne dans l'huile d'olive pendant 2 minutes, à feu vif, avec les épices. Ajouter le bouillon, le tamari et le coulis de tomates, et cuire à feu moyen pendant 30 minutes. Ajouter les fèves, les raisins et les pignons, et cuire 5 minutes supplémentaires. Servir avec de la semoule cuite, des boulettes et de la harissa pour assaisonner.

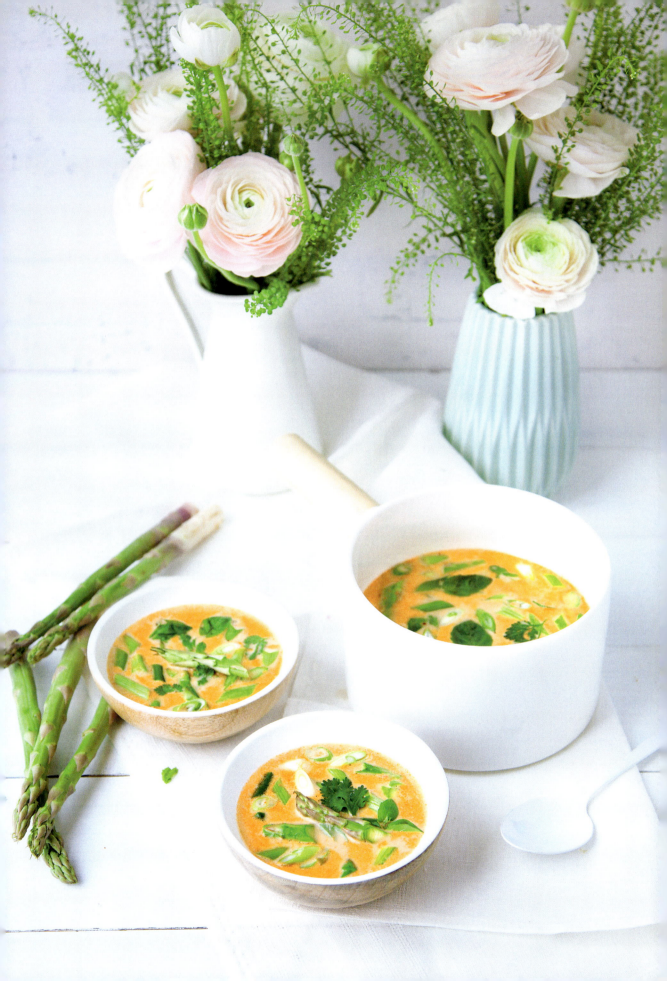

« Pain de viande » vegan

Pour 4 personnes

2 c. à s. d'huile d'olive
1 gros oignon
2 gousses d'ail
200 g de tofu
3 c. à s. de miso blanc
1 c. à c. de *liquid smoke*
2 c. à s. de ciboulette ciselée
3 c. à s. de tamari
30 g de tomates séchées à l'huile
Poivre
200 g de lentilles
85 g de mie de pain
3 c. à s. de fécule de maïs

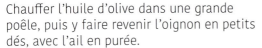

Chauffer l'huile d'olive dans une grande poêle, puis y faire revenir l'oignon en petits dés, avec l'ail en purée.
Ajouter le tofu émietté, le miso, le *liquid smoke* et bien mélanger. Cuire quelques minutes. Ajouter le tamari, la ciboulette et poivrer. Ajouter les lentilles et mélanger au écrasant grossièrement. Cuire encore quelques minutes. Ajouter la mie de pain et la fécule, bien mélanger, cuire 1 minute et sortir du feu. Emincer les tomates séchée en fines lamelles. En répartir la moitié dans le fond d'un petit moule à cake légèrement huilé (environ 15 x 20cm). Tasser la moitié de la préparation. Répartir le reste des lamelles de tomates séchées. Bien tasser le reste de la préparation, lisser la surface. Placer au frais pour une nuit. Démouler sur un plat de service. Le pain de viande vegan se dégustera idéalement tranché. Il peut être réchauffé, servi avec de la sauce tomate, poêlé, utilisé en sandwich et recyclé dans des farces, quiches, tourtes…

Panisse en salade

Pour 4 à 6 personnes

• 400 ml d'eau • 3 gousses d'ail • 1 c. à s. de ciboulette ciselée • 1 c. à s. de persil haché
• 150 g de farine de pois chiche • Huile d'olive • 2 tomates • 1 petit oignon rouge

Pour accompagner : sauce à la menthe (*mint sauce* anglaise), chutney d'oignons

Dans une casserole de taille moyenne, mélanger l'eau, l'ail en purée, les herbes et la farine de pois chiche. Saler légèrement et porter à feu vif. Cuire en mélangeant jusqu'à obtenir une purée très épaisse, difficile à mélanger. La déposer dans un petit plat huilé et laisser reposer 2 heures. Démouler, découper en tranches ou en morceaux et faire dorer à la poêle sur feu moyen, quelques minutes de chaque côté. Trancher finement les tomates et l'oignon. Servir la panisse avec les tomates et l'oignon, accompagnée de sauce à la menthe et de chutney d'oignons.

Poêlée de haricots verts à la forestière

Pour 4 personnes

• 150 g de chanterelles (ou d'autres champignons) • 2 c. à s. d'huile d'olive
• 400 g de haricots verts frais écossés
• 3 gousses d'ail • 2 c. à s. de persil haché
• Sel, poivre

Nettoyer et couper les champignons en gros morceaux. Les faire sauter à feu vif avec 1 cuillerée à soupe d'huile d'olive dans une grande poêle. Cuire les haricots verts à la vapeur pour qu'ils soient tendres mais encore fermes. Réduire l'ail en purée. Ajouter 1 cuillerée à soupe d'huile dans la poêle, avec l'ail et les haricots verts. Mélanger et faire sauter 5 minutes. Ajouter le persil haché et assaisonner selon le goût.

Courge rôtie aux marrons, *gravy* et fromage végétal

Pour 4 à 5 personnes

• 450 g de courge musquée (ou autre courge)
• Huile d'olive • 1 c. à c. d'ail en poudre
• 1 c. à c. de thym séché • 1,5 c. à c. d'huile
neutre • 250 g de marrons au naturel
• 2 échalotes • 1 c. à s. de ciboulette ciselée
• 1 petit bol de sauce gravy aux champignons
(voir page 199) • 1 petit bol de fromage
frais d'amande (voir page 288) ou de tofu
lactofermenté au tamari • Sel, poivre

Couper la courge en 8 à 10 tranches, puis
les masser avec un filet d'huile d'olive, l'ail
et le thym. Saler et poivrer légèrement,
puis déposer les tranches sur une plaque
couverte de papier cuisson ou dans un plat
et les cuire environ 15 minutes au four à
200 °C (th. 6-7) ; la courge doit être dorée
et fondante. Dans une sauteuse, chauffer
l'huile neutre à feu vif, puis ajouter les
marrons et les échalotes hachées. Cuire
quelques minutes en mélangeant. Ajouter la
ciboulette, saler et poivrer très légèrement.
Servir les tranches de courge rôties chaudes,
avec les marrons ; arroser de sauce gravy
chaude et parsemer de fromage végétal.

Courgettes gratinées au fromage d'amande

Pour 4 personnes

2 grosses courgettes
Huile d'olive
2 gousses d'ail
4 c. à s. de fromage d'amande (voir page 288)
Poivre

Couper les courgettes en deux dans la
longueur, puis les strier légèrement et les
arroser d'un fin filet d'huile d'olive. Les cuire
au four à 170 °C (th. 5-6) pendant 10 minutes
environ. Parsemer d'ail émincé. Couvrir
de fromage d'amande émietté et poivrer
légèrement. Cuire à nouveau 10 minutes
environ.

Conchiglionis aux artichauts, mozzarella et thym

Pour 4 personnes

1 citron
8 artichauts poivrade
1 petit oignon rouge émincé
2 gousses d'ail émincées
Huile d'olive
1 branche de thym frais
400 g de conchiglionis
100 ml de bouillon de légumes
1 boule de mozzarella vegan (voir page 288)
Sel, poivre

Presser le citron et verser son jus dans un
saladier, avec 500 ml d'eau froide. Casser
la tige des artichauts et retirer les feuilles
les plus dures. Trancher les feuilles à mi-
hauteur, puis couper les artichauts en quatre
et retirer le foin. Plonger les artichauts
dans l'eau citronnée. Les émincer un par un
et les remettre dans l'eau citronnée pour
qu'ils ne noircissent pas. Émincer l'oignon
et l'ail. Chauffer l'huile dans une poêle sur
feu moyen-vif, ajouter les artichauts bien
égouttés, laisser dorer quelques minutes
puis ajouter l'oignon, l'ail et le thym.
Mélanger, saler et poivrer. Laisser cuire
5 minutes à couvert, à feu moyen. Dans une
marmite remplie d'eau bouillante salée,
cuire les pâtes *al dente*. Égoutter. Séparer
les pâtes qui se seraient enchevêtrées.
Farcir les pâtes avec la poêlée d'artichauts,
puis les déposer dans un plat légèrement
huilé. Verser le bouillon de légumes
dedans. Parsemer de mozzarella émiettée
ou tranchée et mettre au four à 170 °C
(th. 5-6) pour 15 à 20 minutes afin de bien
faire gratiner la mozzarella.

Tofucakes à la provençale

Pour 3 à 6 personnes

80 g de crackers vegan
2,5 c. à s. d'huile de coco désodorisée
1 c. à c. d'herbes de Provence
125 g de tofu soyeux
200 g de tofu ferme
2 c. à s. de jus de citron
1 c. à s. de purée de noix de cajou
4 c. à s. de levure maltée
1 c. à s. de fécule de maïs
$^1/_2$ à 1 c. à c. de sel
$^1/_2$ courgette
1 c. à c. d'huile d'olive
1 grosse gousse d'ail
Sauce tomate maison
Quelques tomates cerise

Casser les crackers puis les mixer avec l'huile de coco et les herbes de Provence. Déposer 3 cercles en Inox d'environ 7 cm de diamètre sur une plaque couverte de papier cuisson et y tasser le mélange aux crackers. Mixer les tofus émiettés avec le jus de citron, la purée de noix de cajou, la levure et la fécule. Saler selon le goût. Râper très finement la courgette puis la faire sauter dans une petite poêle, avec l'huile d'olive et l'ail émincé, pendant quelques minutes. Mélanger avec le tofu mixé. Répartir dans les cercles et cuire au four à 160 °C (th. 5-6) pendant 15 minutes ; les tofucakes doivent être à peine dorés. Laisser refroidir et démouler délicatement. Servir avec un peu de sauce tomate (chaude ou froide) et des tomates cerise en quartiers.

Aubergines à la parmesane

Par personne

100 g d'aubergine
Huile d'olive
150 ml de sauce tomate maison
3 c. à s. de parmesan vegan en poudre
(voir page 292)

Couper l'aubergine en tranches d'environ 1 cm d'épaisseur, puis les masser avec un filet d'huile d'olive et les disposer sur une plaque couverte de papier cuisson. Les cuire 15 à 20 minutes au four, 180 °C ; l'aubergine doit être dorée et fondante. Couvrir le fond d'un plat de sauce tomate. Disposer dessus la moitié des tranches d'aubergine et saupoudrer d'un tiers du parmesan. Couvrir avec la moitié du reste de la sauce tomate. Disposer le reste des tranches d'aubergine, saupoudrer avec la moitié du reste du parmesan et recouvrir avec le reste de la sauce. Saupoudrer avec le reste du parmesan, arroser d'un fin filet d'huile d'olive et cuire 20 minutes au four à 180 °C (th. 6).

Bricks de légumes

Pour une vingtaine de bricks

1 gros oignon
1 grosse carotte
1 grosse courgette
2 c. à s. d'huile d'olive
1 c. à s. de graines de cumin
1 c. à c. de coriandre en poudre
2 pincées de muscade en poudre
2 pincées de cannelle en poudre
40 g de figues séchées
30 g de noisettes concassées
10 feuilles de brick
Huile neutre
Sel, poivre

Émincer l'oignon et râper les légumes. Faire sauter l'oignon à feu vif dans une grande poêle, avec l'huile d'olive et les épices, pendant 2 minutes. Ajouter les légumes râpés et mélanger. Cuire 5 minutes environ. Assaisonner. Ajouter les figues émincées et les noisettes concassées. Cuire encore 1 minute, puis ôter du feu. Couper les feuilles de brick en deux et confectionner 20 bricks avec la garniture, en pliant les feuilles en triangle comme pour des samossas. Les huiler légèrement des deux côtés avec un pinceau, puis les déposer sur une plaque couverte de papier cuisson. Cuire au four à 180 °C (th. 6) pendant 15 minutes. Déguster sans attendre.

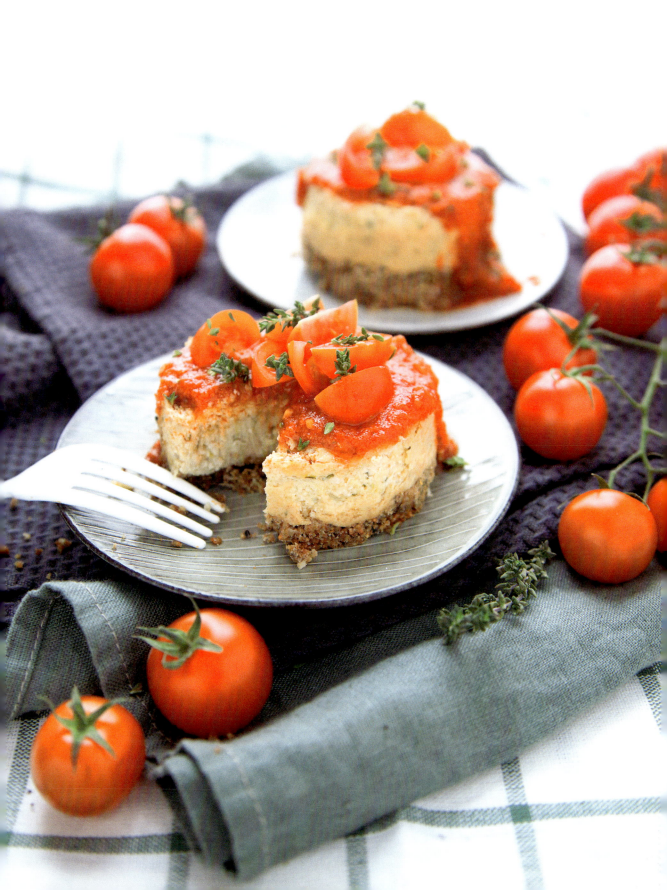

Gourmandises et desserts élégants

Layer cake choco-châtaigne

Pour 8 à 10 personnes

Très peu sucré

Gâteaux
• 8 c. à s. d'huile neutre • 2 c. à s. de purée d'amandes • 10 c. à s. de sucre complet • 1 sachet de poudre à lever • 8 c. à s. de yaourt végétal • 1 pincée de vanille en poudre • 1 pincée de sel • 300 ml de lait de riz • 450 g de farine de blé khorasan complet • 8 c. à s. de cacao en poudre

Glaçage
• 400 g de tofu soyeux • 200 g de crème de marrons • 6 c. à s. d'huile de coco désodorisée fondue • 3 sachets de préparation pour chantilly bio en poudre
Pour décorer : copeaux de chocolat noir
Pour accompagner : coulis ou sauce chocolat

Dans un grand saladier, mélanger l'huile, la purée d'amandes, le sucre, la poudre à lever et le yaourt, au fouet. Ajouter la vanille, le sel, puis le lait de riz en mélangeant. Incorporer la farine et le cacao à la spatule, bien mélanger. Répartir la pâte dans 3 bols (environ 430 g dans chaque bol). Chemiser un moule à charnière de 20 cm de diamètre avec du papier cuisson, puis y étaler la pâte contenue dans un bol ; bien lisser la surface et cuire 15 minutes au four à 180 °C (th. 6). Laisser tiédir, démouler et laisser refroidir complètement sur une grille. Préparer les deux autres gâteaux de la même façon. Mixer le tofu soyeux avec la crème de marrons et l'huile de coco. Ajouter petit à petit la préparation pour chantilly et mélanger au fouet. Placer au frais pour 1 à 2 heures. Monter le gâteau : déposer un gâteau sur un plat, le garnir de glaçage, déposer un deuxième gâteau, le garnir de glaçage, puis déposer le dernier gâteau et le garnir de glaçage sur le dessus et les côtés. Lisser à l'aide d'une spatule coudée. Conserver le gâteau au frais si on le prépare à l'avance. Parsemer de copeaux de chocolat noir pour décorer. Servir avec un coulis ou une sauce au chocolat. Pour un dessert encore plus gourmand, servir avec quelques brisures de marrons glacés.

Tartelettes pomme-amandine

Pour 6 personnes

• 1 pâte brisée ou biscuitée • 80 g de poudre d'amandes complètes • 150 ml de crème végétale • 2 c. à s. de sirop d'érable • 2 c. à s. de fécule de maïs • 2 c. à s. de purée d'amandes • 2 pommes acidulées

Découper 6 disques de pâte et foncer 6 moules à tartelettes. Mélanger la poudre d'amandes, la crème, le sirop, la fécule et la purée d'amandes. Répartir le mélange sur les fonds de tartelettes. Couper les pommes en quartiers, puis en fines tranches, et en garnir les tartelettes. Les cuire 20 à 25 minutes au four à 150 °C (th. 5).

Verrines de tiramisu

Pour 6 personnes

• ½ génoise sans gluten (voir page 313) • 1 tasse de café fort • 1 portion de mascarpone vegan (voir page 72) • 1 c. à s. de sirop d'agave • 1 pincée de vanille en poudre • Cacao en poudre

Couper la génoise en morceaux. En remplir le fond de 6 grandes verrines. Arroser généreusement avec le café. Mélanger le mascarpone avec le sirop d'agave et la vanille. Déposer une couche de ce mélange sur la génoise au café. Déposer une deuxième couche de génoise, l'imbiber de café, puis déposer dessus une couche de mascarpone. Déposer une troisième couche de génoise, l'imbiber avec le reste du café et déposer dessus une dernière couche de mascarpone. Saupoudrer de cacao et placer au frais pour 2 heures avant de servir.

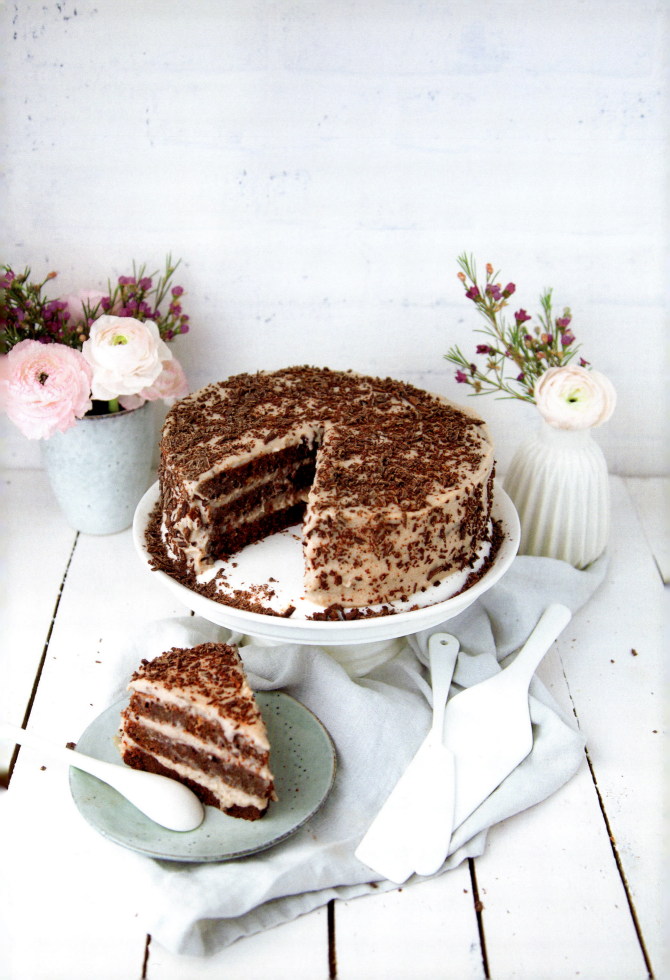

Panna cotta-cakes et coulis de mangue frais

Pour 4 personnes

Gâteaux
1 c. à s. de purée d'amandes
2 c. à s. d'huile neutre
4 c. à s. de yaourt de soja
1 c. à c. de poudre à lever
40 g de sucre de canne complet
2 c. à s. de fécule de maïs
40 g de farine de millet jaune
40 g de farine de teff complet
1 pincée de vanille en poudre

Panna cotta
300 ml de lait d'amande
200 ml de crème « riz cuisine »
1 c. à c. d'agar-agar
1 c. à s. de fécule de maïs
1 pincée de vanille en poudre
1 à 2 c. à s. de sirop d'agave (facultatif)

Coulis
• 1 mangue bien mûre • 1 c. à c. de jus de citron

Dans un saladier, mélanger la purée d'amandes, l'huile, le yaourt et la poudre à lever. Ajouter le sucre, la fécule et mélanger. Incorporer les farines et la vanille, bien mélanger, puis étaler sur une plaque couverte de papier cuisson. Cuire 10 minutes au four à 180 °C (th. 6). Laisser refroidir. À l'aide de 4 cercles en Inox de 8 cm de diamètre, découper 4 disques de gâteau. Placer les cercles avec le gâteau à l'intérieur dans un plat. Dans une casserole de taille moyenne, mélanger tous les ingrédients de la panna cotta au fouet et porter à feu vif en mélangeant constamment. Cuire 1 à 2 minutes une fois le mélange arrivé à ébullition. Laisser reposer 2 à 3 minutes, puis verser dans les cercles, sur les gâteaux. Laisser refroidir puis placer pour 1 heure au frais. Mixer la chair de la mangue avec le jus de citron, puis verser dans un petit pichet ou une petite bouteille. Démouler les panna cotta cakes, servir et arroser de coulis de mangue.

Tartelettes façon banoffee

Pour 6 tartelettes

2 bananes
6 fonds de tartelettes crus déshydratés (voir page 88) ou 6 fonds de tartelettes croustillants (voir page 182)
Nectar de fleur de coco
1 portion de crème fouettée coco-riz (voir page 308)

Éplucher les bananes puis les couper en rondelles. Déposer une couche de rondelles de banane sur les fonds de tartelettes, puis arroser d'un filet de nectar de coco. Garnir de crème fouettée, puis décorer avec quelques rondelles de banane et un filet de nectar de fleur de coco. À préparer juste avant de servir.

Crème fouettée coco-riz

1 boite de lait de coco (400 ml)
100 ml de crème « riz cuisine »
2 c. à s. de sucre glace de canne ou sucre de coco
1 sachet de préparation pour chantilly bio en poudre

La veille, placer la boite de lait de coco au frais. Récupérer la crème de coco figée sur le dessus à l'aide d'une cuillère. La fouetter dans un grand bol avec le reste des ingrédients pour obtenir une crème onctueuse et épaisse. Verser dans une poche munie d'une douille étoilée et conserver au frais avant l'utilisation.

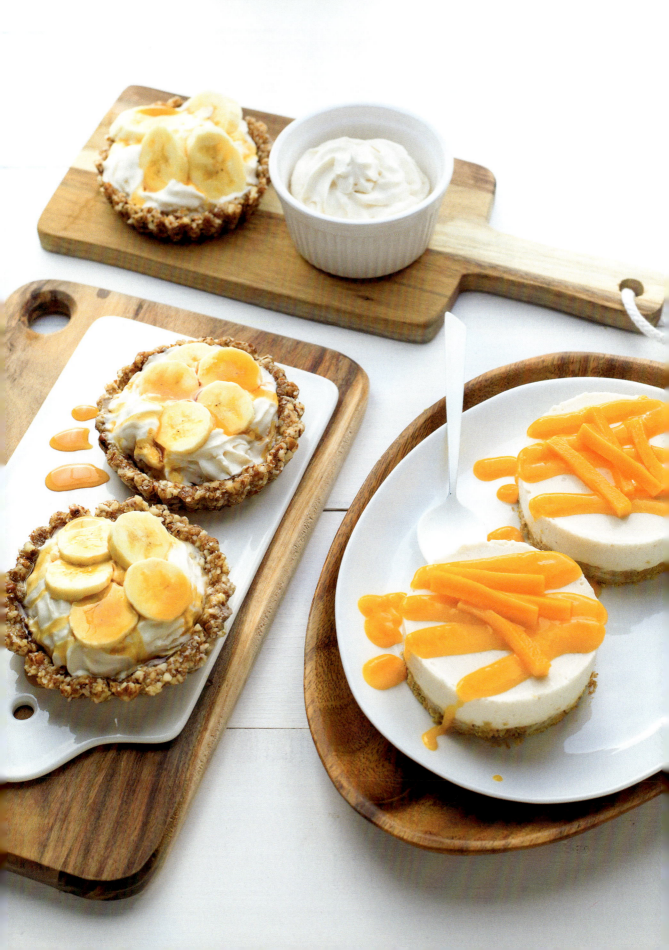

Cheesecake au sésame noir et framboises

Pour 6 à 8 personnes

200 g de biscuits ou sablés vegan
(sans gluten au besoin)
3 c. à s. d'huile de coco désodorisée fondue
200 g de tofu ferme
200 g de tofu soyeux
4 c. à s. de crème « amande cuisine »
5 c. à s. de purée de sésame noir
4 c. à s. de sucre de canne complet
100 g de framboises fraîches
Coulis de framboises

Émietter à la main ou au robot les biscuits, puis les mélanger avec l'huile de coco fondue. Chemiser un moule à charnière de 20 cm de diamètre avec du papier cuisson, puis y déposer le mélange à base de biscuits et bien tasser à l'aide d'un verre pour obtenir un fond plat et lisse. Laisser 30 minutes au frais. Mixer les tofus émiettés avec la crème, la purée de sésame et le sucre. Verser sur le fond de tarte et cuire le tout 25 minutes au four à 180 °C (th. 6). Laisser refroidir, démouler, décorer avec des framboises fraîches et servir avec du coulis de framboises.

Mousse chocolat-cacahouète

Pour 4 personnes

100 ml d'*aquafaba*
170 g de chocolat noir pâtissier
Quelques gouttes de jus de citron
4 c. à s. de sucre de canne complet
5 c. à s. de purée ou de beurre de cacahuètes
2 c. à s. de sirop d'agave
1/2 c. à c. de sel (un peu moins si le beurre de cacahuètes est salé)

À l'aide d'un batteur électrique, battre l'*aquafaba* quelques minutes à puissance moyenne. Pendant ce temps, faire fondre le chocolat au bain-marie. Ajouter le jus de citron. Quand une mousse épaisse se forme, ajouter le sucre complet et battre en augmentant la puissance pour bien serrer la mousse. Quand le chocolat est fondu, le mélanger avec le beurre de cacahuètes, le sirop d'agave et le sel. Verser dans un saladier, ajouter un tiers de l'*aquafaba* en neige et mélanger au fouet pour obtenir un mélange bien lisse. Ajouter le reste de la « neige » et mélanger délicatement à l'aide d'une spatule souple jusqu'à obtenir un mélange homogène. Répartir dans 4 ramequins et placer au frais pour quelques heures. Déguster dans les jours suivants.

Fondants au chocolat

Pour 4 personnes

200 g de chocolat noir pâtissier
3 c. à s. d'huile de coco désodorisée ramollie
2 c. à s. de purée de cacahuètes
2 c. à s. de sirop d'agave
3 c. à s. de fécule de maïs
2 c. à c. de poudre à lever sans gluten
Optionnel : 1 à 2 pincées de piment fumé (pimenton ou chipotle)
5 c. à s. de sucre de canne complet
5 c. à s. de farine de riz complet
Fleur de sel

Réserver 4 carrés de chocolat. Faire fondre le reste au bain-marie. Dans un saladier, mélanger l'huile de coco, la purée de cacahuètes et le sirop d'agave à l'aide d'une spatule. Ajouter la fécule et la poudre à lever, mélanger. Verser le chocolat fondu et bien mélanger. Ajouter éventuellement 1 ou 2 pincées de piment fumé pour une note étonnante, puis ajouter le sucre et mélanger. Ajouter la farine et mélanger. Huiler et fariner 4 ramequins. Y répartir la pâte et insérer 1 carré de chocolat dans chaque ramequin (l'enfoncer pour que la pâte le recouvre). Déposer les ramequins sur un plat ou une plaque et cuire au four à 180 °C (th. 6) pendant 15 à 20 minutes. Laisser refroidir 5 minutes, puis démouler les fondants sur 4 petites assiettes. Servir sans attendre, avec 1 pincée de fleur de sel.

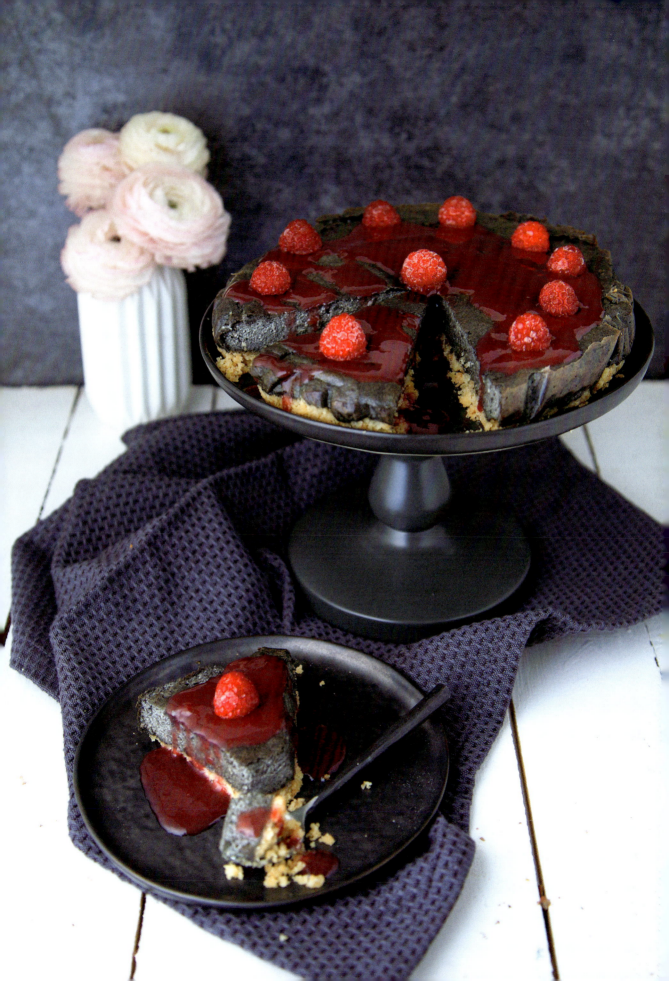

Pâte à tarte gourmande

Pour 1 tarte moyenne

1 c. à s. de purée d'amandes, de noix de cajou ou de noisettes
3 c. à s. d'huile neutre ou parfumée (coco, noisette, sésame, olive…)
3 c. à s. de sucre de canne complet
175 g de farine de petit épeautre complet
4 c. à s. de lait d'amande

Dans un saladier, mélanger la purée d'amandes, l'huile et le sucre. Ajouter la farine et mélanger. Ajouter le lait et pétrir pour obtenir une boule de pâte. La filmer et la placer pour 30 minutes au frais avant utilisation. Cuisson à blanc : 15 minutes au four à 150 °C (th. 5).

Tarte aux deux noix et amandes

Pour 6 à 8 personnes

1 pâte brisée ou biscuitée
150 ml de lait d'amande
3 c. à s. de fécule de maïs
100 ml de sirop d'agave
1 pincée de vanille en poudre
1 c. à c. d'eau de fleur d'oranger
5 c. à s. de poudre d'amandes
100 g de noix
1 poignée de noix de pécan

Foncer un moule à tarte d'environ 25 cm de diamètre avec la pâte. Mélanger le lait d'amande avec la fécule, le sirop, la vanille, l'eau de fleur d'oranger et la poudre d'amandes. Verser sur le fond de tarte. Concasser grossièrement les noix et les répartir sur la tarte ; les enfoncer dans le mélange liquide. Répartir les noix de pécan de manière graphique (cercles, lignes…) pour décorer la tarte. La cuire au four à 150 °C (th. 5) pendant 30 à 35 minutes. La tarte doit être bien dorée. Laisser tiédir avant de découper. Parfait avec une glace à la vanille ou avec la glace *pumpkin spice* (voir page 184).

Tarte mirabelles-amandes

Pour 6 à 8 personnes

1 pâte à tarte gourmande (voir page 312) ou 1 pâte brisée sans gluten (voir page 60)
100 ml de crème d'avoine
50 g de poudre d'amandes
3 c. à s de sucre de canne complet
2 pincées de cannelle en poudre
1 pincée de vanille en poudre
1 c. à s. de fécule de maïs
200 g de mirabelles
Pour dorer : 2 c. à s. de sucre de canne complet

Foncer un moule à tarte de 20 à 25 cm de diamètre avec la pâte à tarte. Piquer le fond de tarte à la fourchette. Mélanger la crème d'avoine, la poudre d'amandes, le sucre, la cannelle, la vanille et la fécule dans un bol. Verser ce mélange sur la pâte et bien le répartir. Couper les mirabelles en deux, puis les disposer régulièrement sur la pâte. Saupoudrer de 2 cuillerées à soupe de sucre et cuire au four à 170 °C (th. 5-6) pendant 30 minutes environ. Le bord de la tarte doit être bien cuit et les fruits doivent être tendres.

Tarte choco-coco

Pour 6 à 8 personnes

200 g de chocolat noir pâtissier
400 g de tofu soyeux
2 à 3 c. à s. de sucre complet
3 c. à s. d'huile de coco vierge
1 pincée de sel
1 pâte à tarte cuite à blanc (pâte brisée sans gluten, page 60, ou pâte à tarte gourmande, page 312)
1 poignée de noix de coco râpée ou en copeaux

Faire fondre le chocolat au bain-marie. Le mixer avec le tofu soyeux, le sucre et l'huile de coco fondue. Ajouter le sel et mixer. Verser sur le fond de tarte. Placer la tarte au réfrigérateur pour 2 à 4 heures avant de servir. Parsemer de noix de coco râpée.

Tatin aux poires et pralin

Pour 6 personnes

350 g de poires épluchées
Huile neutre
1 c. à s. de sucre de canne complet
1 pâte brisée ou biscuitée
3 c. à s. de pralin

Couper les poires en fines tranches. Huiler le fond d'un moule à tarte de 20 à 25 cm de diamètre. Saupoudrer de sucre complet et le pralin. Y déposer les tranches de poire, en serrant bien, de façon à remplir toute la surface du moule. Déposer la pâte par-dessus, en rabattant les bords vers l'intérieur. Cuire au four à 150 °C (th. 5) pendant 30 à 35 minutes ; la tarte doit être dorée. Décoller délicatement les bords à l'aide d'une spatule et retourner la tarte sur un plat de service, toujours délicatement, en s'aidant de la spatule. Déguster tiède. Parfait avec un peu de crème de cajou-pignon (voir page 206) ou de la glace à la vanille.

Génoise sans gluten

Pour 4 à 6 personnes

2 c. à s. de graines de lin moulues
150 ml de lait de riz
4 c. à s. d'huile neutre
50 g de sucre complet
1 pincée de vanille en poudre
10 g de poudre à lever
1 c. à c. de vinaigre de cidre
100 g de farine de millet jaune
100 g de farine de maïs

Dans un saladier, mélanger les graines de lin moulues avec le lait de riz. Ajouter l'huile et le sucre, bien mélanger au fouet. Ajouter la vanille, la poudre à lever et le vinaigre, mélanger. Incorporer les farines et bien mélanger. Verser dans un moule à génoise de 20 × 30 cm chemisé de papier cuisson et cuire au four à 175 °C (th. 6) pendant 15 minutes. Utiliser pour les recettes nécessitant une génoise. Pour une cuisson dans un moule à manqué ou d'épaisseur plus importante, adapter le temps de cuisson.

Cupcakes citron-framboise

Pour 8 cupcakes

Très peu sucré

Topping
300 g de tofu soyeux
150 g de confiture de framboises sans pépins (à 65 % de fruits)
80 g d'huile de coco désodorisée fondue
Optionnel : poudre de betterave pour colorer

Gâteaux
5 c. à s. d'huile neutre
4 c. à s. de yaourt de soja
90 g de sucre complet
6 c. à s. de lait végétal
10 g de poudre à lever
Le zeste de 1 citron
200 g de farine de blé T80
8 à 16 framboises

Mixer les ingrédients du *topping* pour obtenir une crème épaisse et homogène. La verser dans une poche munie d'une grosse douille (après avoir fermé la douille avec un clip ou un élastique), fermer la poche et la placer au frais pour 2 à 4 heures. Dans un saladier, mélanger l'huile, le yaourt et le sucre au fouet. Ajouter le lait tout en mélangeant au fouet. Ajouter la poudre à lever et le zeste de citron finement râpé. Incorporer enfin la farine, petit à petit. Répartir la pâte dans 8 moules à muffins chemisés de caissettes en papier. Enfoncer 1 framboise au cœur des muffins et bien la couvrir de pâte. Cuire 20 minutes au four à 180 °C (th. 6). Sortir les caissettes des moules et laisser refroidir totalement. Garnir le dessus des cupcakes de *topping*. Pour des cupcakes encore plus mignons, déposer une framboise sur le sommet du *topping*.

Frozen cake aux fruits rouges

Pour 6 à 8 personnes

Fruits rouges pour garnir
Couche 1 • 4 bananes • 150 g de poudre
d'amandes • 5 c. à s. de sucre complet
• 2 c. à s. d'huile de coco désodorisée
Couche 2 • 200 g de noix de cajou • 200 ml
de lait végétal • 100 g de fruits rouges
• 4 c. à s. de sirop d'agave

Faire tremper les noix de cajou dans un
grand bol d'eau pendant 6 heures. Mixer les
ingrédients de la couche 1. Verser le mélange
dans un moule à charnière de 20 cm de
diamètre (après avoir déposé une feuille de
papier cuisson dans le fond ou filmé le fond)
et placer pour 30 minutes au congélateur.
La couche doit être suffisamment solide
pour pouvoir verser la deuxième couche par-
dessus sans qu'elle ne bouge. Égoutter les
noix de cajou et mixer les ingrédients de la
couche 2, puis verser dans le plat et placer au
congélateur. Laisser prendre plusieurs heures,
jusqu'à obtenir la texture d'une glace. On
peut préparer ce gâteau la veille. Pour servir,
démouler le gâteau (passer le tour du moule
sous l'eau chaude au besoin), puis garnir le
dessus de fruits rouges et couper des parts à
l'aide d'un couteau passé sous l'eau chaude.

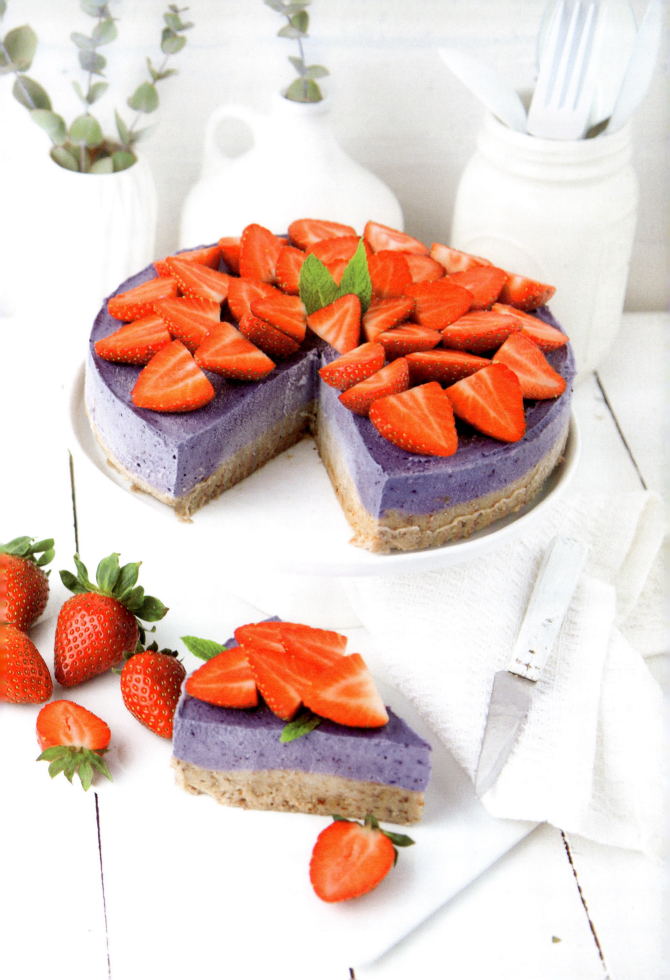

Crème gourmande chocolat-noisette

Sans Soja

Pour 4 à 6 personnes

• 750 ml de lait de riz • 3 c. à s. de fécule de maïs • 3 c. à s. de purée de noisettes • 3 c. à s. de cacao en poudre • 3 à 4 c. à s. de sucre de canne complet

Mélanger les ingrédients au fouet dans une casserole de taille moyenne et porter à feu vif en mélangeant constamment au fouet. Cuire environ 5 minutes ; quand le mélange prend la consistance d'une crème, le répartir dans des ramequins et laisser refroidir. Conserver au frais.

Blondies aux haricots blancs

Sans blé

Pour 8 personnes

• 200 g de gros haricots blancs cuits
• 4 c. à s. d'huile neutre • 4 c. à s. de purée de noix de cajou • 4 c. à s. de lait d'amande
• 115 g de sucre de canne complet • 2 c. à s. de graines de lin moulues • 75 ml d'eau
• 90 g de farine d'avoine • 70 g de farine de petit épeautre complet • $\frac{1}{2}$ c. à c. de vanille en poudre • 2 c. à s. de sirop d'érable
• $\frac{1}{4}$ de c. à c. de sel
Optionnel : pépites de chocolat, noix, noix de pécan, amandes, copeaux de noix de coco, cacahuètes...

Mixer les haricots blancs, l'huile, la purée de noix de cajou et le lait d'amande. Dans un petit saladier, mélanger le sucre, les graines de lin et l'eau à l'aide d'une spatule, puis incorporer le mélange aux haricots blancs. Incorporer ensuite

les farines petit à petit, ajouter la vanille et le sirop d'érable pour aromatiser, ainsi que le sel. Ajouter environ 2 poignées d'ingrédients au choix pour garnir au goût. Transvaser dans un moule de 20 × 20 cm et cuire au four à 180 °C (th. 6) pendant 25 minutes environ.

Naked cake aux fraises

Pour 6 à 8 personnes

• 200 ml de crème d'avoine • 45 ml d'huile neutre + pour le moule • 100 g de xylitol cristallisé • 1 sachet de poudre à lever
• 1 c. à c. de jus de citron • 150 g de farine de blé khorasan complet • 1 bol de crème fouettée (voir page 308) • 200 g de fraises

Dans un saladier, mélanger la crème et l'huile au fouet. Ajouter le xylitol, la poudre à lever et le jus de citron, bien mélanger. Ajouter la farine petit à petit. Transvaser dans un moule à charnière de 20 cm de diamètre huilé, puis cuire 20 minutes au four à 180 °C (th. 6). Laisser refroidir, démouler et couper en deux dans l'épaisseur. Déposer un demi-gâteau sur un plat de service, puis le garnir de crème fouettée et de fraises. Déposer le deuxième demi-gâteau par-dessus et décorer de crème fouettée et de fraises en morceaux. Servir sans attendre, avec un coulis de fraises ou de framboises si on le désire.

Index alphabétique des recettes

Les recettes signalées en gras dans cet index contiennent du gluten. Toutes les autres recettes sont sans gluten* ou facilement réalisables sans gluten**.

** Pour les recettes contenant du pain (tartines, sandwichs) une pâte brisée ou des pâtes simples (spaghettis, penne) on pourra utiliser du pain ou des pâtes sans gluten disponibles facilement dans le commerce (plusieurs recettes de pain sans gluten sont proposées dans le livre ainsi qu'une recette de pâte brisée sans gluten). Les recettes utilisant du pain de mie ou des wraps n'ont pas été listées, considérant que les alternatives sans gluten du commerce ne sont quasiment jamais vegan.
** Pour les recettes contenant de la levure maltée on pourra utiliser une levure diététique certifiée sans gluten telle que la levure de riz en flocons de Rapunzel ou la levure nutritionnelle sans gluten de Bob's Red Mill (disponibles sur Internet) ou d'autres marques disponibles dans le commerce.
* Les recettes contenant de l'avoine ont été listées comme «sans gluten», considérant que l'on trouve désormais des flocons d'avoine certifiés sans gluten.

A

Aïoli d'avocat 200
Ajvar 199
Artichauts rôtis 230
Asperges poêlées, feta vegan 226
Aubergines à la parmesane 304
Aubergine farcie 234
Avocat farci 233

B

Bacon de champignons 58
Bacon de noix de coco 40
Bagel au portobello 134
Bagels façon BLT au tempeh fumé 50
Barres de granola aux fruits secs 160
Barres cacahuète-datte-chocolat 162
Bâtonnets glacés « *green* » 184
Bâtonnets glacés yaourt et açaï 76
Beurre coco-amande et vanille 68
Beurre de courge érable et épices 76
Beurre pomme-poire 168
Bibimbap aux légumes 138
Biscuits crus salés façon curry coco 86
Blinis aux légumes et pleurotes 212
Blondies aux haricots blancs 316
Bol BBQ 145
Bol couscous 144
Bol de chia aux fruits frais 174
Bol de polenta à la tomate rôtie 141
Bol de riz à la noix de coco 142
Bol d'hiver : nouilles soba 142
Bol express à la mangue 118
Bol façon chirashi à l'avocat 138
Bol « fresh chili » 144
Bouchées de tempeh saveur chorizo 293
Bouchées tarte aux noix de pécan 163
Boules d'énergie datte-caroube-cajou 160
Boulettes aux haricots blancs 250
Boulettes de lentilles épicées 250
Boulettes au tofu lactofermenté 296
Boulgour à l'aubergine et au poivron 244
Boulgour d'épeautre 233
Bowl cake 122
Bricks de légumes 304
Brochettes fraises-mangue et graines 174
Brownie sans gluten aux haricots 43
Brownies crus 163
Bruschettas à la courgette 212
Buns salés aux topinambours 154
Burgers de lentilles au kale... 280
Burrito chipotle 152
Burritos à la patate douce 237

C

Cake à la carotte, noisette 170
Cake à la courge 146
Cake de polenta à l'orange 166
Cake moelleux au citron bergamote 50
Cannellonis d'aubergines 260
Cannellonis de courgette 96
Caramel de dattes 70
Carpaccio de betteraves 228
Carpaccio de trois radis 92
Carrés aux noix et cranberries 160
Caviar d'aubergine et courgette 156
Ceviche de radis noir 227
Chana masala 246
Cheesecake sésame noir/framboises 310
Cheesecakes sans cuisson 45
Cheese fries à la patate douce 280
Chia fresca menthe-concombre 48
Chili aux haricots noirs 248
Chips de betterave 88
Chips de kale à l'italienne 86
Chips de kale « cheddar » 218
Chips de pita au four 218
Chips de pomme à la cannelle 172
Chocolat chaud à la maca 196
Chou-fleur teriyaki 264
Choux de Bruxelles à l'orientale 300
Chutney de figues et garam massala 202
Clafoutis aux abricots 188
Club sandwich à la crème de tomate 136
Cobbler pomme-framboise 160
Coleslaw aux framboises 224
Compote crue pommes-kakis 172
Compote pommes-coings-cannelle 184
Compote pommes-myrtilles-vanille 188
Conchiglionis aux artichauts 303
Confiture crue fraises-framboises 74
Cookies flocons d'avoine-raisins 176
Cookies noix-choco-petit épeautre 176
Cookies aux noix de pécan et chocolat 62
Coulis de mangue cru 82
Courge rôtie marrons-gravy-fromage 303
Courgettes gratinées au fromage 303
Couscous aux fèves et fruits secs 300
Crackers crus tomate et herbes 158
Crackers de graines de lin 86
Crème cajou-pignon salée 206
Crème cajou sucrée 188
Crème chocolat à l'avocat 43
Crème d'aubergine au miso 214
Crème d'avocat aux fruits frais 174
Crème de betterave poêlée au sésame 220
Crème de chou-fleur 259
Crème de fruits au psyllium 174
Crème de haricot blanc au sésame, 158
Crème de roquette à la moutarde 136
Crème de tomates et champignons 259
Crème épaisse fermentée 103
Crème express praliné et poire 180
Crème fouettée coco-riz 308
Crème gourmande chocolat-noisette 316
Crème menthe-coriandre-citron 158
Crème « no tuna » aux herbes 137
Crème pâtissière amande-cajou 180
Crêpes à la farine de pois chiches 246
Crêpes petit épeautre-agrumes 190
Croque à l'aubergine poêlée 137
Croque tofu fumé, courge rôtie 134
Croque tomate-pesto 158
Croquettes d'avoine et petits pois 244
Croquettes de lentilles-patate douce 153
Croquettes de quinoa au four 60
Crostinis au fromage d'amande 212
Crottins de cajou au thym 288
Croustillant sarrasin-noix de pécan 88
Crumble cru 186
Crumble poires-amande-avoine 167
Crumble pêche-abricot à l'avoine 184
Cuir de fruits mangue-citron 90
Cuir de fruits rouges 86
Cupcakes citron-framboise 313

317

Curd d'orange 178
Curry de printemps 300
Curry vert de brocoli 260

Donburi au tofu, shiitakés, épinards 140
Donuts au four 282
Duo de frites vertes 242

Eau gourmande melon-fraise 78
Eau fraise-concombre-menthe 191
Eau matcha-citron 198
Eau vitaminée ananas-basilic-cerise 198
Energy drink 191
Entremets amande-pistache 190

Falafels au four 278
Fattoush 232
Fenouil pamplemousse-menthe 293
Flans de courgette au sésame et thym 232
Fondants au chocolat 310
Fonds de tartelettes crus déshydratés 88
Fougasse aux olives et tomates cerise 284
Fromage à gratiner 290
Fromage d'amande 288
Fromage de cajou au piment fumé 288
Fromage de lupin aux herbes fraîches 292
Fromage frais au miso 102
Fromage frais poivre noir-cranberries 292
Fromage végétal avec probiotiques 103
Frozen cake aux fruits rouges 314
Fudge coco-vanille à l'okara 50

Galettes de millet et brocoli 243
Galettes de muesli à la banane 124
Galettes de riz aux légumes 152
Galettes de sarrasin aux légumes 61
Gâteau pommes-noix de pécan 120
Gâteau tout simple à l'épeautre 188
Gâteaux moelleux au chocolat 62
Gaufres au blé khorasan 168
Gaufres sans gluten 170
Génoise sans gluten 313
Ginger beer 102
Glace fraise-banane-yaourt 80
Glace melon-pêche-citron 174
Glace minute à la mangue 180
Glace *pumpkin spice* 184
Glaces 100 % fruits 172
Gnocchis à la patate douce 270
Go green bowl 140
Golden bread au curcuma 64
Gomasio oméga-3 204
Graines germées maison 98
Granité de gaspacho 71
Granola cru sarrasin-chocolat 114
Gratin de purée de patates douces 293
Gravy aux champignons et miso 199
Green bananice cream 124

Green tartinade aux fèves 134
Greenola au kale 40
Green pizza 274
Green shots herbe de blé-gingembre 78
Green smoothie 72
Green smoothie bowl 70
Green wraps 64
Gressins au seigle et sésame noir 221
Grilled cheese aux épinards 132
Guacamole doux coriandre et tomate 208

Haché végétal maison 246
Houmous de pois chiches germés 98

Infusion bien-être 196
Infusion digestion légère 196
Infusion citron-menthe-gingembre 118

Jus de pomme-gingembre-épices 196
Jus « green love » 192
Jus multivitaminé 80
Jus pomme-carotte-gingembre 192
Jus « reboost » 192
Jus « red velvet » 192
Jus vert façon mojito 80

Kéfir verveine et citron bergamote 106
Ketchup cru 202
Kimchi au pak choï 100
Kimchi rose 100
Kombucha nature 106

Labneh végétal 290
Lait amande-cajou 66
Lait avoine-noisette 112
Lait d'amande à l'extracteur 82
Lait de chanvre 66
Lait d'oléagineux express 54
Lait d'or au curcuma 42
Lasagnes potimarron-champignons 269
Lasagnes vertes au kale et épinards 268
Lassi à la fleur d'oranger et pistache 74
Latte à la caroube 167
Layer cake choco-châtaigne 306
Layer cakes salés à la polenta 294
Layer dip 215
Layer smoothie 46
Légumes lactofermentés 104
Lentilles germées, oranges et radis 130
Limonade à la rhubarbe 82
Linguines et sauce Alfredo 266

Makis californiens roses 148
Makis crus aux légumes 71

Mascarpone végétal 72
Matcha balls 164
Maté glacé à la menthe 191
Mayonnaise à la betterave 200
Mayonnaise de noix de cajou 53
Médaillons de chou-rave 298
Mélange gourmand pour bols sucrés 122
Mezze bowl 145
Mijoté lait de coco-épices douces 237
Milkshake avoine-matcha 74
Milkshake banane-amande-maca 50
Milkshake choco-coco 112
Milkshake d'automne à la figue 167
Minestrone aux fèves, petits pois… 258
Mini-cookies crus coco-raisins 84
Mini-pizzas crues 84
Mini-pizzas d'aubergine 218
Mini-quiches au kale 221
Mini-tortillas espagnoles 250
Mousse au chocolat à l'*aquafaba* 56
Mousse chocolat-cacahouète 310
Mousse de framboises 190
Mozzarella au lait de riz 288
Muffins à la pulpe de fruits et légumes 80
Muffins choco-betterave 170
Muffins façon pain de maïs 148
Muffins muesli aux fruits rouges 118
Muffins sans gluten au psyllium blond 52

Naked cake aux fraises 316
Nice cream à la framboise 47
Nœuds ail et fines herbes au seigle 286
Nœuds briochés à la cannelle 168
Noix et amandes au sirop d'érable 164
Nuggets de légumes 278

Omelette végétale 58
Onigiris tempeh-avocat-concombre 150
Onion rings au four 282
Orangeade à l'eau de coco 48
Orge perlé sauté à la butternut 242

P

Pad thaï aux nouilles de courgettes 94
Paella au riz noir 240
Pain de mie au blé complet 284
Pain de viande vegan 302
Pain d'épeautre aux fruits secs 286
Pains à burgers 280
Pain sans gluten riz-sarrasin 284
Pains seigle et blé complet 286
Panais rôtis sauce balsamique 262
Pancakes à la farine de noix 116
Pancakes coco 116
Pancakes sans farine 62
Pancakes sans gluten à l'indienne 61
Panisse en salade 302
Panisse poêlée ail-herbes de Provence 150
Panna cotta-cakes et coulis de mangue 308
Parfait aux griottes 178

Parfait chocolat-mangue-kaki 120
Parfait d'automne pommes-poire 186
Parmentier au tofu fumé et shiitakés 238
Parmentier haricots azuki-potimarron 248
Parmesan en poudre 292
Pâte à pizza à la betterave 78
Pâte à pizza à l'épeautre 276
Pâte à pizza au chou-fleur 44
Pâte à tarte gourmande 312
Pâte à tartiner amande-datte-caroube 178
Pâte à tartiner coco-nut 178
Pâte brisée sans gluten 60
Pâte de curry rouge 204
Pâte de curry verte 204
Pâté d'hiver marrons-topinambours 214
Pâté olives, tournesol, herbes 132
Pâtes fraîches à la farine d'épeautre 268
Pâtes sans gluten au curcuma 266
Pennes champignons-crème-herbes 269
Pesto de kale, pignons et noix 206
Pesto de roquette au citron 74
Pesto de tomates séchées 202
Petit épeautre aux tomates et poivron 242
Petits pains vapeur sans gluten 286
Pico de gallo 202
Pink lemonade 196
Pizza de pastèque 228
Pizza mix 206
Pizza thaïe 274
Pizzettes aux herbes sans gluten 274
Poêlée de haricots verts à la forestière 302
Poêlée tofu-shiitakés-noix de cajou 234
Poivronade aux graines de chia 218
Poivrons farcis 265
Polenta asperges-pesto de roquette 298
Polenta façon cheddar 244
Pomelos rôtis aux épices 186
Pommes au four gourmandes 190
Pommes et sauce cacahuète-caroube 172
Porridge avoine et chia à la cannelle 120
Porridge de seigle au chocolat 124
Porridge « overnight » 112
Porridge « *pumpkin pie* » cuit au four 124
Poudre pour crème instantanée 112
Poutine végétale 280
Préparation pour cubes de bouillon 254
Pudding de chia 66
***Pumpkin spice cake* 166**
Purée butternut–patate douce 262
Purée pommes de terre-céleri-rave 262
Purple rolls 146
Pyttipanna aux légumes-racines 236

Quesadillas à la courge rôtie 300
Quiche au brocoli saveur cheddar 276
Quiche aux artichauts et thym 272
Quinoa bowl de printemps 145

R

Ravioles ricotta-petits pois-menthe 294
Raviolis crus 92
Red bowl 141

Rémoulade chou-rave-patate douce 232
Rillettes de shiitakés et noix 220
Risotto crémeux betterave-chanterelles 296
Risotto demi-complet 243
Riz au lait au matcha 180
Riz sauté au kimchi et tofu 237
Rochers au cacao cru et à la noisette 88
Rochers coco et chocolat 164
Rôti de noix 296
Rouleaux aux légumes d'hiver 154
Rouleaux de printemps vegan 56
Roulés de concombre 215

Sablés à l'okara 64
Salade César au kale 224
Salade d'agrumes à la fleur d'oranger 174
Salade de brocoli cru à la pomme 222
Salade de chou-fleur rôti 131
Salade de chou mariné 227
Salade de choux de Bruxelles 128
Salade fenouil-mandarine-orange 222
Salade haricots noirs-mangue-avocat 224
Salade lentilles corail-citron-herbes 126
Salade lentille-tomates-menthe 246
Salade millet-carottes-agrumes 131
Salade de pâtes au brocoli 131
Salade de petit épeautre 126
Salade de pommes de terre rôties 128
Salade de riz sauvage 128
Salade de sarrasin aux poivrons 130
Salade de spaghettis de betterave 94
Salade d'hiver acidulée 233
Salade d'hiver à la courge delicata 227
Salade d'orge perlé 130
Salade en quartiers 226
Salade fraîche et gourmande au kale 48
Salade au chou-fleur et boules d'or 222
Salade vitaminée aux choux de Bruxelles 68
Salade vitaminée et vinaigrette à l'açaï 230
Salade wasabina-pomme-grenade 233
Sandwich à la crème de champignon 137
Sandwich crème d'avocat à la menthe 134
Sarrasin aux petits légumes 240
Sauce pois chiches-curcuma-chipotle 199
Sauce cacahuète et citron vert 206
Sauce « cheesy » aux haricots blancs 206
Sauce dragon 142
Sauce cajou-choco-cannelle 120
Sauce « *green dream* » 140
Sauce « queso » à la butternut 290
Sauce salade à la mangue 204
Sauce salade au sésame toasté 209
Sauce salade au yaourt et aux herbes 209
Sauce tahini au citron 208
Sauce tomate herbe-balsamique 208
Sauce tomate crue au poivron 71
Scones à l'avoine et aux fruits rouges 166
Scones complets baies de goji et noix 170
Seitan aux herbes 58
Sirop de gingembre 196
Smoothie fruits rouges et mulberries 72
Smoothie banane-myrtille-orange 194
Smoothie bowl banane-noisette-maca 122

Smoothie fraise-ananas-framboise 198
Smoothie fraise-mangue-banane 122
Smoothie « overnight oats » 116
Soda pamplemousse-orange 192
Soda pomme-cranberry 191
Soupe aux lentilles corail et curry 259
Soupe crue à la patate douce 82
Soupe crue aux légumes du soleil 76
Soupe de betteraves rôties 298
Soupe de courge musquée au thym 258
Soupe glacée concombre-pomme 228
Soupe miso à la butternut et quinoa 252
Soupe pho 256
Soupe poireau-pomme de terre 254
Soupe verte au lait de coco 256
Soupe verte aux courgettes grillées 256
Spaghettis de concombre à la crème 94
Spaghettis de patate douce 96
Spaghettis et sauce tomate aux olives 269
Steak de pois chiches à la courgette 152
Steaks de champignons 278
Steaks de chou-fleur à la provençale 265
Super-muesli 116
Sushis aux légumes 216

T

Taboulé graines de chanvre-grenade 52
Taboulé cru au chou-fleur 70
Taboulé de quinoa, épinards, fraises 126
Tacos aux pois chiches et chipotle 248
Tajine de légumes-racines et tofu 238
Tapenade de kalamatas à la menthe 215
Tapioca caroube et cacahuète 186
Tartare de melon et pêche à la menthe 226
Tarte arc-en-ciel aux légumes 276
Tarte aux deux noix et amandes 312
Tarte choco-coco 312
Tarte fine aux légumes et pesto 272
Tartelettes à la courge delicata 214
Tartelettes croustillantes aux fruits 182
Tartelettes de polenta 272
Tartelettes façon banoffee 308
Tartelettes pomme-amandine 306
Tarte mirabelles-amandes 312
Tartinade aux algues 52
Tartinade aux tomates séchées 214
Tartinade tofu, petits pois et menthe 132
Tartine de houmous-carotte-roquette 136
Tartine des champions 178
Tartine fromagère aux crudités 156
Tartine gourmande figues et olives 156
Tartines fromage d'amande-betterave 132
Tatin aux poires et pralin 313
Temakis au quinoa et légumes 148
Terrine tournesol-légumes marinés 68
Terrine de printemps 230
Terrine estivale 220
Thé vert glacé à la grenade 198
Tian aux fruits d'hiver 184
Toast à l'avocat 42
Tofucakes à la provençale 304
Tofu croustillant au four 282
Tofu doré 153
Tomates farcies quinoa-fruits secs 236

Tom kha taohu au bok choy 254
Tourte aux légumes d'hiver 265
Trail mix aux noix et superbaies 164

Velouté carotte-coco au gingembre 252
Velouté de céleri-rave-pommes-panais 258
Velouté de patate douce et poivron 252
Verrines de tiramisu 306

Wok de nouilles de carotte 96
Wok de nouilles de courgette 264
Wraps crème d'artichaut-courgette 150
Wraps à la farine complète 284

Vinaigrette au miso et noix 209
Vinaigrette au sirop d'érable 209

Yaki soba au kale 268
Yaourt glacé fraise-menthe 180
Yaourts de noix de cajou 54
Yaourts de noix de coco 54
Yaourts de soja 53

Index **par ingrédients**

Amandes

Brownies crus 163
Crumble cru 186
Fromage d'amande 288
Granola cru sarrasin-chocolat 114
Lait amande-cajou 66
Lait d'amandes à l'extracteur 82
Pain d'épeautre aux fruits secs 286
Trail mix aux noix et superbaies 164

Asperge

Asperges poêlées, feta vegan 226
Curry de printemps 300
Go green bowl 140
Green pizza 274
Polenta asperges-pesto de roquette 298
Quesadillas à la courge rôtie 300
Salade d'orge perlé 130
Tarte arc-en-ciel aux légumes 276

Aubergine

Ajvar 199
Aubergine farcie 234
Aubergines à la parmesane 304
Boulgour à l'aubergine et au poivron 244
Cannellonis d'aubergines 260
Caviar d'aubergine et courgette 156
Crème d'aubergine au miso 214
Croque à l'aubergine poêlée 137
Mezze bowl 145
Mini-pizzas d'aubergine 218
Salade de riz sauvage 128

Avocat

Aïoli d'avocat 200
Artichauts rôtis 230
Avocat farci 233
Bâtonnets glacés « green » 184
Bol « fresh chili » 144
Crème chocolat à l'avocat 43
Croque tofu fumé, courge rôtie 134
Go green bowl 140
Layer dip 215

Makis californiens roses 148
Makis crus aux légumes 71
Onigiris tempeh-avocat-concombre 150
Pizza thaïe 274
Salade haricots noirs-mangue-avocat 224
Salade fraîche et gourmande au kale 48
Sandwich crème d'avocat à la menthe 134
Sandwich à la crème de champignons 37
Sauce « *green dream* » 140
Temakis au quinoa et légumes 148
Toast à l'avocat 42

Avoine

Bouchées tarte aux noix de pécan 163
Bowl cake 122
Carrés aux noix et cranberries 160
Cookie flocons d'avoine-raisins 176
Croquette d'avoine et petits pois 244
Crumble pêche-abricot à l'avoine 184
Crumble poires-amande-avoine 167
Galettes de muesli à la banane 124
Galettes de riz aux légumes 152
Gâteau pommes-noix de pécan 120
Lait avoine noisette 112
Layer smoothie 46
Milkshake avoine-matcha 74
Mini-cookies crus coco-raisins 84
Pain d'épeautre aux fruits secs 286
Pancakes sans farine 62
Parfait chocolat-mangue-kaki 120
Porridge « overnight » 112
Porridge avoine et chia à la cannelle 120
Scones à l'avoine aux fruits rouges 166
Smoothie « overnight oats » 116
Super muesli 116
Tartelettes croustillantes aux fruits 182

Banane

Cuir de fruits rouges 86
Frozen cake aux fruits rouges 314
Galettes de muesli à la banane 124
Glace fraise-banane-yaourt 80
Green bananice cream 124
Green smoothie 72
Green smoothie bowl 70

Layer smoothie 46
Milkshake banane-amande-maca 50
Milkshake d'automne à la figue 167
Nice cream à la framboise 47
Pancakes sans farine 62
Smoothie bowl banane-noisette-maca 122
Smoothie fraise-mangue-banane 122
Tartine des champions 178

Betterave

Carpaccio de betteraves 228
Caviar d'aubergine et courgette 156
Chips de betterave 88
Crème de betterave poêlée au sésame 220
Jus « *red velvet* » 192
Makis californiens roses 148
Muffins choco-betterave 170
Pâte à pizza à la betterave 78
Purple rolls 146
Red bowl 141
Salade de spaghettis de betterave 94
Soupe de betteraves rôties 298
Tarte arc-en-ciel aux légumes 276
Tartines fromage d'amande-betterave 132

Brocoli

Curry vert de brocoli 260
Galettes de millet et brocoli 243
Go green bowl 140
Nuggets aux légumes 278
Quiche au brocoli saveur cheddar 276
Salade de brocoli cru à la pomme 222
Salade de pâtes au brocoli 131
Tarte arc-en-ciel aux légumes 276

Carotte

Bol couscous 144
Bol de riz à la noix de coco 142
Bricks de légumes 304
Cake à la carotte, noisette 170
Coleslaw aux framboises 224
Green wraps 64
Jus pomme-carotte-gingembre 192
Layer dip 215

320

Makis cru aux légumes 71
Minestrone aux fèves, petits pois… 258
Nuggets aux légumes 278
Pad thaï aux nouilles de courgettes 94
Pancakes sans gluten à l'indienne 61
Pizza thaïe 274
Rouleaux de printemps vegan 56
Salade lentilles corail-citron-herbes 126
Salade millet-carottes-agrumes 131
Sarrasin aux petits légumes 240
Soupe aux lentilles corail et curry 259
Soupe crue à la patate douce 82
Spaghettis de patate douce 96
Tajine de légumes-racines et tofu 238
Tarte arc-en-ciel aux légumes 276
Tartine de houmous-carotte-roquette 136
Temakis au quinoa et légumes 148
Tourte aux légumes d'hiver 265
Velouté carotte-coco au gingembre 252
Wok de nouilles de carotte 96
Wok de nouilles de courgette 264
Yaki soba au kale 268

Champignon

Bacon de champignons 58
Bagel au portobello 134
Bibimbap aux légumes 138
Blinis aux légumes et pleurotes 212
Bol BBQ 145
Croquettes de quinoa au four 60
Donburi au tofu, shiitakés, épinards 140
Gravy aux champignons et miso 199
Lasagnes potimarron-champignons 269
Parmentier au tofu fumé et shiitakés 238
Pennes champignons-crème-herbes 269
Poêlée tofu-shiitakés-noix de cajou 234
Rillettes de shiitakés et noix 220
Risotto demi-complet 243
Rôti de noix 296
Rouleaux de printemps vegan 56
Salade lentille-tomates-menthe 246
Sandwich à la crème de champignons 137
Spaghettis de patate douce 96
Steaks de champignons 278

Chou rouge

Green wraps 64
Purple rolls 146
Red bowl 141
Salade de chou mariné 227
Tacos aux pois chiches et chipotle 248
Temakis au quinoa et légumes 148

Chou de Bruxelles

Choux de Bruxelle à l'orientale 300
Curry vert de brocoli 260
Salade de choux de Bruxelles 128
Salade vitaminée aux choux de Bruxelles 68

Chou-fleur

Chou-fleur teriyaki 264
Crème de chou-fleur 259
Linguine et sauce Alfredo 266
Pâte à pizza au chou-fleur 44
Salade au chou-fleur et boules d'or 222
Salade de chou-fleur rôti 131
Steak de chou-fleur à la provençale 265
Taboulé cru au chou-fleur 70

Courges

Beurre de courge érable et épices 76
Cake à la courge 146
Courge rôtie marrons-*gravy*-fromage 303
Croque tofu fumé, courge rôtie 134
Glace *pumpkin spice* 184
Lasagnes potimarron-champignons 269
Orge perlé sauté à la butternut 242
Parmentier haricots azuki-potimarron 248
Porridge « *pumpkin pie* » cuit au four 124
Pumpkin spice cake 166
Purée butternut-patate douce 262
Salade d'hiver à la courge delicata 227
Salade de petit épeautre 126
Sauce « queso » à la butternut 290
Soupe de courge musquée au thym 258
Soupe miso à la butternut et quinoa 252
Sushis aux légumes 216
Tartelettes à la courge delicata 214

Courgette

Biscuits crus salés façon curry coco 86
Bol BBQ 145
Bol couscous 144
Bricks de légumes 304
Bruschettas à la courgette 121
Cannellonis de courgette 96
Flans de courgette au sésame et thym 232
Galettes de sarrasin aux légumes 61
Mini-tortillas espagnoles 250
Pad thaï aux nouilles de courgettes 94
Pancakes sans gluten à l'indienne 61
Soupe crue aux légumes du soleil 76
Soupe verte aux courgettes grillées 256
Steak de pois chiches à la courgette 152
Tartelettes de polenta 272
Terrine estivale 220
Wok de nouilles de courgette 264
Wraps crème d'artichauts-courgette 150

Curcuma

Golden bread au curcuma 64
Lait d'or au curcuma 42
Pancakes sans gluten à l'indienne 61
Pâtes sans gluten au curcuma 266

Dattes

Barres cacahuète-dattes-chocolat 162
Bouchées tarte aux noix de pécan 163
Boules d'énergie dattes-caroube-cajou 160
Brownies crus 163
Caramel de dattes 70
Cheesecakes sans cuisson 45
Crumble cru 186
Matcha balls 164
Rochers au cacao cru et à la noisette 88

Épinard

Bibimbap aux légumes 138
Donburi au tofu, shiitakés, épinards 140
Green smoothie 72
Green smoothie bowl 70
Green tartinade aux fèves 134
Grilled cheese aux épinards 132
Lasagnes vertes au kale et épinards 268
Layer smoothie 46
Mijoté lait de coco-épices douces 237
Salade de chou-fleur rôti 131
Salade de petit épeautre 126
Sandwich à la crème de champignons 137
Taboulé de quinoa, épinards, fraises 126

Farine de coco

Bowl cake 122
Cake de polenta à l'orange 166
Cake moelleux au citron bergamote 50
Fonds de tartelettes crus déshydratés 88
Fudge coco-vanille à l'okara 50
Layer smoothie 46
Milkshake choco-coco 112
Mini-cookies crus coco-raisins 84
Pancakes coco 116

Graines de chia

Barres de granola aux fruits secs 160
Bol de chia aux fruits frais 174
Bol express à la mangue 118
Brochettes fraise-mangue et graines 174
Carrés aux noix et cranberries 160
Chia fresca menthe-concombre 48
Confiture crue fraises-framboises 74
Gâteau pommes-noix de pécan 120
Layer dip 215
Mélange gourmand pour bols sucrés 122
Parfait chocolat-mangue-kaki 120
Pâte à pizza au chou-fleur 44
Pâte à tarte gourmande 312
Poivronade aux graines de chia 218
Porridge avoine et chia à la cannelle 120
Pudding de chia 66
Rochers coco et chocolat 164
Rôti de noix 296
Steak de pois chiches à la courgette 152
Super-muesli 116
Tartine des champions 178
Temakis au quinoa et légumes 148

Graines de tournesol

Mini-cookies crus coco-raisins 84
Pâté olives, tournesol, herbes 132
Pesto de tomates séchées 202
Ravioli crus 92
Red bowl 141
Rôti de noix 296
Tartinade aux algues 52
Terrine au tournesol-légumes marinés 68

Grenade

Salade de riz sauvage 128
Salade de sarrasin 130
Salade vitaminée aux choux de Bruxelles 68
Salade wasabina-pomme-grenade 233
Taboulé graines de chanvre-grenade 52

Kale

Burgers de lentille au kale… 280
Chips de kale « cheddar » 218
Chips de kale à l'italienne 86
Green pizza 274
Greenola au kale 40
Lasagnes vertes au kale et épinards 268
Mini-quiches au kale 221
Salade César au kale 224
Salade fraîche et gourmande au kale 48
Yaki soba au kale 268

Lait de coco

Cheesecakes sans cuisson 45
Crème fouettée coco-riz 308
Curry de printemps 300
Pancakes sans gluten à l'indienne 61
Soupe verte au lait de coco 256
Tom Kha Taohu au bok choy 254
Velouté carotte-coco au gingembre 252
Yaourt de noix de coco 54

Lentilles

Boulettes de lentilles épicées 250
Burgers de lentille au kale… 280
Croquettes de lentilles-patate douce 153
Lentilles germées, orange et radis 130
Pain de viande vegan 302
Salade lentille-tomates-menthe 246
Salade lentilles corail-citron-herbes 126
Soupe aux lentilles corail et curry 259

Miso

Crème d'aubergine au miso 214
Fromage frais au miso 102
Gravy aux champignons et miso 199
Haché végétal maison 246
Kimchi rose 100
Pain de viande vegan 302

Préparation pour cubes de bouillon 254
Ravioli crus 92
Seitan aux herbes 58
Soupe miso à la butternut et quinoa 252
Sushis aux légumes 216
Terrine estivale 220
Vinaigrette au miso et noix 209

Noix de cajou

Barres de granola aux fruits secs 160
Boules d'énergie datte-caroube-cajou 160
Cheesecakes sans cuisson 45
Crème cajou sucrée 188
Crème cajou-pignon salée 206
Crème épaisse fermentée 103
Crottins de cajou au thym 288
Fromage de cajou au piment fumé 288
Fromage frais au miso 102
Fromage frais poivre noir-cranberries 292
Fromage végétal avec probiotiques 103
Frozen cake aux fruits rouges 314
Lait amande-cajou 66
Lait d'or au curcuma 42
Layer cake salé à la polenta 294
Mascarpone végétal 72
Mayonnaise de noix de cajou 53
Mini-cookies crus coco-raisins 84
Parmesan en poudre 292
Pesto de roquette au citron 74
Pesto de tomates séchées 202
Pizza mix 206
Poêlée tofu-shiitakés-noix de cajou 234
Ravioli crus 92
Rôti de noix 296
Yaourts de noix de cajou 54

Noix de coco

Bacon de noix de coco 40
Beurre coco-amande et vanille 68
Lait d'or au curcuma 42
Pâte à tartiner coco-nut 178

Patate douce

Burritos à la patate douce 237
Cheese fries à la patate douce 280
Croquettes de lentilles-patate douce 153
Gnocchis à la patate douce 270
Gratin de purée de patates douces 293
Mijoté lait de coco-épices douces 237
Purée butternut-patate douce 262
Rémoulade chou-rave-patate douce 232
Rouleaux aux légumes d'hiver 154
Sandwich à la crème de champignons 137
Soupe crue à la patate douce 82
Spaghettis de patate douce 96
Tajine de légumes-racines et tofu 238
Velouté de patate douce et poivron 252

Petits pois

Croquettes d'avoine et petits pois 244
Green pizza 274
Minestrone aux fèves, petits pois… 258
Paella au riz noir 240
Quinoa bowl de printemps 145
Ravioles ricotta-petits pois-menthe 294
Salade d'orge perlé 130
Tartinade tofu, petits pois et menthe 132
Terrine de printemps 230

Pois chiches

Bol BBQ 145
Bol d'hiver : nouilles soba 142
Chana masala 246
Crème «no tuna» aux herbes 137
Falafels au four 278
Houmous de pois chiche germés 98
Roulés de concombre 215
Salade de riz sauvage 28
Sauce pois chiches-curcuma-chipotle 199
Steak de pois chiches à la courgette 152
Tacos aux pois chiches et chipotle 248

Poivron

Ajvar 199
Bol de polenta à la tomate rôtie 141
Bol de riz à la noix de coco 142
Boulgour à l'aubergine et au poivron 244
Fattoush 232
Galettes de sarrasin aux légumes 61
Granité de gaspacho 71
Mini-pizzas crues 84
Mini-tortillas espagnoles 250
Muffins façon pain de maïs 148
Paella au riz noir 240
Pancakes sans gluten à l'indienne 61
Petit épeautre aux tomates et poivron 242
Pizza de pastèque 228
Pizza thaïe 274
Poivronade aux graines de chia 218
Poivrons farcis 265
Roulés de concombre 215
Salade de sarrasin 130
Sauce « queso » à la butternut 290
Sauce tomate crue au poivron 71
Soupe crue à la patate douce 82
Soupe crue aux légumes du soleil 76
Sushis aux légumes 216
Tarte arc-en-ciel aux légumes 276
Tarte fine aux légumes et pesto 272
Temakis au quinoa et légumes 148
Terrine estivale 220
Velouté de patate douce et poivron 252
Wok de nouilles de courgette 264

Polenta

Bol de polenta à la tomate rôtie 141
Cake de polenta à l'orange 166
Cake moelleux au citron bergamote 50

Croquettes de lentilles-patate douce 153
Layer cake salé à la polenta 294
Muffins façon pain de maïs 148
Polenta asperges-pesto de roquette 298
Polenta façon cheddar 244

Purée d'amande

Beurre coco-amande et vanille 68
Bowl cake 122
Cake moelleux au citron bergamote 50
Clafoutis aux abricots 188
Cobbler pomme-framboise 160
Crêpes petit épeautre-agrumes 190
Gâteau pommes-noix de pécan 120
Gaufres au blé korashan 168
Gaufres sans gluten 170
Pâte à tarte gourmande 312
Pâte à tartiner amande-datte-caroube 178
Petits pains vapeur sans gluten 286
Pomme au four gourmandes 190
Tartelettes pomme-amandine 306

Purée de noix de cajou

Beurre pomme-poire 168
Club sandwich à la crème de tomates 136
Crème de chou-fleur 259
Crème pâtissière amande-cajou 180
Fromage à gratiner 290
Lasagnes vertes au kale et épinards 268
Linguine et sauce Alfredo 266
Noeuds briochés à la cannelle 168
Pâte à tarte gourmande 312
Polenta façon cheddar 244
Rochers coco et chocolat 164
Sauce « cheesy » aux haricots blancs 206
Sauce « queso » à la butternut 290
Sauce cajou-choco-cannelle 210
Terrine estivale 220
Tofucakes à la provençale 304

Purée de sésame

Caviar d'aubergine et courgette 156
Crème de betterave poêlée au sésame 220
Crème de haricots blancs au sésame 158
Flans de courgette au sésame et thym 232
Mini-tortillas espagnoles 250
Omelette végétale 58
Sauce salade au sésame toasté 209
Sauce tahini au citron 208

Quinoa

Croquettes de quinoa au four 60
Quinoa bowl de printemps 145
Salade de choux de Bruxelles 128

Salade fraîche et gourmande au kale 48
Soupe miso à la butternut et quinoa 252
Taboulé de quinoa, épinards, fraises 126
Temakis au quinoa et légumes 148
Tomates farcies quinoa-fruits secs 236

Tempeh

Bagels façon BLT au tempeh fumé 50
Buns salés aux topinambours 154
Onigiris tempeh-avocat-concombre 150
Sandwich crème d'avocat à la menthe 134

Tofu

Cheesecake sésame noir/framboises 310
Crème de roquette à la moutarde 136
Croque à l'aubergine poêlée 137
Donburi au tofu, shiitakés, épinards 140
Go green bowl 140
Haché végétal maison 246
Pad thaï aux nouilles de courgettes 94
Pain de viande vegan 302
Parmentier au tofu fumé et shiitakés 238
Poêlée tofu-shiitakés-noix de cajou 234
Purple rolls 146
Quiche aux artichauts et thym 272
Ravioles ricotta-petits pois-menthe 294
Rouleaux de printemps vegan 56
Salade de petit épeautre 126
Sandwich à la crème de champignons 137
Tajine de légumes-racines et tofu 238
Tartinade tofu, petits pois et menthe 132
Tofu croustillant au four 282
Tofu doré 153
Tofucakes à la provençale 304
Tom Kha Taohu au bok choy 254

Tofu lactofermenté

Boulettes au tofu lactofermenté 296
Cake à la courge 146
Cannellonis de courgette 96
Galettes de millet et brocoli 243
Galettes de sarrasin aux légumes 61
Layer cake salé à la polenta 294
Nuggets aux légumes 278
Salade au chou-fleur et boules d'or 222
Tartelettes à la courge delicata 214
Tartinade aux tomates séchées 214

Tofu soyeux

Cheesecake sésame noir/framboises 310
Crème express praliné et poire 180
Cupcakes citron-framboises 313
Layer cake choco-châtaigne 306
Mascarpone végétal 72
Mini-tortillas espagnoles 250
Omelette végétale 58
Tarte choco-coco 312
Tofucakes à la provençale 304

Tomate

Asperges poêlées, feta vegan 226
Bagels façon BLT au tempeh fumé 50
Bol de polenta à la tomate rôtie 141
Crème de tomate et champignons 259
Croque tomate-pesto 158
Fattoush 232
Fougasse aux olives et tomates cerise 284
Granité de gaspacho 71
Ketchup cru 202
Mezze bowl 145
Mini-pizzas crues 84
Petit épeautre aux tomates et poivron 242
Pico de gallo 202
Pizza de pastèque 228
Salade au chou-fleur rôti 131
Salade lentille-tomates-menthe 246
Sandwich crème d'avocat à la menthe 134
Sauce tomate crue au poivron 71
Sauce tomate herbe-balsamique 208
Soupe crue aux légumes du soleil 76
Taboulé cru au chou-fleur 70
Taboulé graines de chanvre-grenade 52
Tarte arc-en-ciel aux légumes 276
Tarte fine aux légumes et pesto 272
Tomates farcies quinoa-fruits secs 236

Tomates séchées

Boulettes aux haricots blancs 250
Club sandwich à la crème de tomates 136
Crakers crus tomate et herbes 158
Ketchup cru 202
Paella au riz noir 240
Pain de viande vegan 302
Pesto de tomates séchées 202
Pizza mix 206
Salade en quartiers 226
Sauce tomate crue au poivron 71
Tartinade aux tomates séchées 214
Terrine estivale 220
Terrine tournesol-légumes marinés 68

323

Glossaire et tableau des équivalences pour l'Amérique du Nord

aquafaba	liquide de pois chiches en conserve
batavia	type de laitue croquante
blette	bette à carde
cranberries	canneberges
farine T110	farine complète
farine T80	farine semi-complète
griottes	cerises de France

mulberries	mures blanches
myrtilles	bleuets
okara	résidu retrouvé dans le coton fromage après avoir fabriqué du lait végétal
pastèque	melon d'eau
xylitol	sucre de bouleau
yaourt	yogourt

Ingrédient	Quantité	Équivalent	Ingrédient	Quantité	Équivalent	Ingrédient	Quantité	Équivalent
abricots dénoyautés	180 g	1 tasse/250 ml	farine de lupin	100 g	1 tasse/250 ml	panais	125 g	1 tasse/250 ml
amandes	170 g	1 tasse/250 ml	farine de maïs	110 g	1 tasse/250 ml	patate douce	200 g	1 tasse/250 ml
ananas	200 g	1 tasse/250 ml	farine de noix	100 g	1 tasse/250 ml	pêche	150 g	1 pêche
aquafaba	250 g	1 tasse/250 ml	farine de petit épeautre	160 g	1 tasse/250 ml	pêches	225 g	1 tasse/250 ml
asperges	125 g	1 tasse/250 ml	farine de pois chiche	135 g	1 tasse/250 ml	petits pois blanchis	150 g	1 tasse/250 ml
avocat	200 g	1 avocat	farine de riz	130 g	1 tasse/250 ml	pois chiches cuits	165 g	1 tasse/250 ml
baies goji	110 g	1 tasse/250 ml	farine de sarrasin	125 g	1 tasse/250 ml	pois chiches secs	200 g	1 tasse/250 ml
banane	125 g	1 banane	farine de teff	125 g	1 tasse/250 ml	poivron vert	100 g	1 poivron
betteraves	150 g	1 tasse/250 ml	figues fraîches	200 g	1 tasse/250 ml	polenta	200 g	1 tasse/250 ml
beurre de cacahuète	250 g	1 tasse/250 ml	flocons d'avoine	75 g	1 tasse/250 ml	pommes	225 g	1 tasse/250 ml
boulgour	250 g	1 tasse/250 ml	flocons d'épeautre	75 g	1 tasse/250 ml	pommes de terre	250 g	1 tasse/250 ml
brocoli	175 g	1 tasse/250 ml	flocons de quinoa	75 g	1 tasse/250 ml	pommes de terre	180 g	1 moyenne
cantaloup	200 g	1 tasse/250 ml	flocons de riz	75 g	1 tasse/250 ml	potimarron	225 g	1 tasse/250 ml
carottes	125 g	1 tasse/250 ml	flocons seigle	75 g	1 tasse/250 ml	poudre d'amande	135 g	1 tasse/250 ml
céleri-rave	150 g	1 tasse/250 ml	fruits rouges	50 g	1 tasse/250 ml	pulpe de fruits	240 g	1 tasse/250 ml
chair de fruit	140 g	1 tasse/250 ml	gingembre	50 g	1 tasse/250 ml	quinoa cuit	150 g	1 tasse/250 ml
champignons de Paris	200g	1 casseau	graines de lin	160 g	1 tasse/250 ml	quinoa sec	60 g	1 tasse/250 ml
chocolat	200 g	1 tasse/250 ml	graines de tournesol	140 g	1 tasse/250 ml	quinoa soufflé	30 g	1 tasse/250 ml
chou	100 g	1 tasse/250 ml	graines sésame	150 g	1 tasse/250 ml	racine de lotus	120 g	1 tasse/250 ml
chou-fleur	100 g	1 tasse/250 ml	grains maïs doux	175 g	1 tasse/250 ml	radis noir	250 g	1 tasse/250 ml
chou-rave	150 g	1 tasse/250 ml	haricots rouges,			radis roses	250 g	1 tasse/250 ml
chou Bruxelles	100 g	1 tasse/250 ml	noirs ou blancs	200 g	1 tasse/250 ml	raisins secs	150 g	1 tasse/250 ml
cœur artichaut	260 g	1 tasse/250 ml	huile de noix de coco	125 g	1 tasse/250 ml	rhubarbe	150 g	1 tasse/250 ml
coing	100 g	1 coing	kale dénervuré	30 g	1 feuille	riz cru	190 g	1 tasse/250 ml
compote de pomme	255 g	1 tasse/250 ml	lait	250 g	1 tasse/250 ml	riz cuit	200 g	1 tasse/250 ml
concombre	500 g	1 concombre anglais	lentilles cuites	75 g	1 tasse/250 ml	roquette	225 g	1 tasse/250 ml
concombres	150 g	1 tasse/250 ml	lentilles germées	75 g	1 tasse/250 ml	sarrasin	80 g	1 tasse/250 ml
coriandre	50 g	1 tasse/250 ml	lentilles sèches	200 g	1 tasse/250 ml	semoule	170 g	1 tasse/250 ml
courge (cuite)	225 g	1 tasse/250 ml	mangue	400 g	1 mangue	shiitakes	200 g	1 tasse/250 ml
courgettes	150 g	1 tasse/250 ml	millet	200 g	1 tasse/250 ml	sucre	200 g	1 tasse/250 ml
cranberries	120 g	1 tasse/250 ml	navets	150 g	1 tasse/250 ml	tapioca	130 g	1 tasse/250 ml
dattes (sans noyau)	175 g	1 tasse/250 ml	noix de cajou	145 g	1 tasse/250 ml	tomates	200 g	1 tasse/250 ml
endive	110 g	1 endive	noix de coco	200 g	1 tasse/250 ml	tomates séchées	55 g	1 tasse/250 ml
épinards	225 g	1 tasse/250 ml	noix, noisettes	170 g	1 tasse/250 ml	topinambours	150 g	1 tasse/250 ml
farine de blé	160 g	1 tasse/250 ml	okara	160 g	1 tasse/250 ml	yaourt	245 g	1 tasse/250 ml
farine de coco	100 g	1 tasse/250 ml	olives	135 g	1 tasse/250 ml			
farine de gluten	125 g	1 tasse/250 ml	orge perlé	200 g	1 tasse/250 ml			

Tous nos remerciements à Élise Desaulniers auteure et conférencière canadienne spécialisée dans l'éthique animale (penseravantdouvrirlabouche.com) qui nous a aidés à mettre au point ce tableau des équivalences.

Achevé d'imprimer en mai 2017